Interdisziplinäre Gastroenterologie

Herausgeber: J.R. SIEWERT und A.L. BLUM

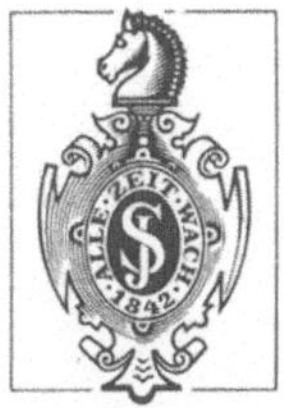

Gastroenterologische Pathophysiologie

Herausgegeben von
H. R. Koelz und P. Aeberhard

Unter Mitarbeit von
P. Aeberhard, W. Berges, A. L. Blum, D. W. Burdon, W. Domschke, K. Ewe, F. Halter, K.-J. Hengels, H.-W. von Heyden, R. A. Hinder, U. Keller, H. R. Koelz, G. J. Krejs, P. G. Lankisch, H. Lorenz-Meyer, M.-C. Marti, S. A. Müller-Lissner, F. Nöthiger, M. Pirovino, N. W. Read, M. C. Reinhardt, H. Ruppin, U. Scheurer, R. Schiessel, H. Schomerus, A. Sonnenberg, G. Stacher, B. M. Stadler, A. Stiehl, K. Weigand, M. Wienbeck

Mit 75 Abbildungen

Springer-Verlag
Berlin Heidelberg New York
London Paris Tokyo

Reihenherausgeber:

Prof. Dr. ANDRÉ L. BLUM
Division de Gastroentérologie
Centre Hospitalier Universitaire Vaudois
CH-1011 Lausanne

Prof. Dr. JÖRG RÜDIGER SIEWERT
Direktor der Chirurgischen Klinik und Poliklinik der Technischen Universität München, Klinikum rechts der Isar,
Ismaninger Straße 22, D-8000 München 80

Bandherausgeber:

PD Dr. med. HANS R. KOELZ
Medizinische Klinik, Stadtspital Triemli,
Birmensdorferstraße 497,
CH-8063 Zürich

Prof. Dr. med. PETER AEBERHARD
Chirurgische Klinik, Kantonsspital,
CH-5001 Aarau

CIP-Kurztitelaufnahme der Deutschen Bibliothek:
Gastroenterologische Pathophysiologie / hrsg. von H. R. Koelz u. P. Aeberhard. Unter Mitarb. von P. Aeberhard ... – Berlin; Heidelberg; New York; London; Paris; Tokyo: Springer, 1987.
(Interdisziplinäre Gastroenterologie)

ISBN-13: 978-3-642-71877-9 e-ISBN-13: 978-3-642-71876-2
DOI: 10.1007/978-3-642-71876-2

NE: Koelz, Hans R. [Hrsg.]; Aeberhard, Peter [Mitverf.]

Softcover reprint of the hardcover 1st edition 1987

2121/3130-543210

Vorwort

Die experimentelle und klinische Forschung der letzten Jahre hat zu neuen Konzepten über die Pathophysiologie gastrointestinaler Störungen und damit auch zur Entwicklung neuartiger diagnostischer und therapeutischer Prinzipien der klinischen Gastroenterologie geführt.
Dem Grundsatz entsprechend, daß eine rationale Medizin entscheidend auf dem Verständnis pathophysiologischer Zusammenhänge beruht, wendet sich das vorliegende Buch in erster Linie an Medizinstudenten, gastroenterologisch interessierte Internisten und Chirurgen. Neben den klassischen gastroenterologischen Krankheiten werden erstmals auch iatrogene Störungen besprochen. Dagegen mußte sich die Diskussion von Leberkrankheiten auf Störungen der Gallenwege beschränken. In bewußt knapper Darstellung und nach einem einheitlichen Muster soll das Buch eine rasche Orientierung über die aktuellen Konzepte der gastroenterologischen Pathophysiologie vermitteln und damit eine Hilfe in der täglichen Praxis bieten.
Als Gebiet zwischen physiologischer Grundlagenforschung und klinischer Medizin kommt der Pathophysiologie besonders deutlich ein interdisziplinärer Charakter zu. Es reiht sich damit auch besonders gut in die durch Prof. A. L. Blum und Prof. J. R. Siewert gegründete Buchserie der „Interdisziplinären Gastroenterologie“ ein. Wir freuen uns, daß dieses Buch als gemeinsames Werk von Experten aus den verschiedensten Disziplinen entstehen konnte.

Zürich, Aarau, Frühjahr 1987

Hans Rudolf Koelz
Peter Aeberhard

Inhalt

Mitarbeiterverzeichnis

AEBERHARD, P., Prof. Dr.
Chirurgische Klinik
Kantonsspital
CH-5001 Aarau

BERGES, W., Prof. Dr.
Medizinische Klinik und Poliklinik
Universität Düsseldorf
Moorenstr. 5
D-4000 Düsseldorf

BLUM, A.L., Prof. Dr.
Division de Gastroentérologie
Centre Hospitalier Universitaire
Vaudois
CH-1011 Lausanne

BURDON, D.W., Dr.
The General Hospital
Steelhouse Lane
GB-Birmingham B4 6NH

DOMSCHKE, W., Prof. Dr.
Medizinische Universitätsklinik
Erlangen
Krankenhausstr. 12
D-8520 Erlangen

EWE, K., Prof. Dr.
I. Medizinische Klinik
und Poliklinik
der Joh.-Gutenberg-Universität
Langenbeckstr. 1
D-6500 Mainz

HALTER, F., Prof. Dr.
Abteilung für Gastroenterologie
Inselspital
CH-3010 Bern

HENGELS, K.-J., PD Dr.
Medizinische Klinik D
Universität Düsseldorf
Moorenstr. 5
D-4000 Düsseldorf

VON HEYDEN, H.-W., Prof. Dr.
Medizinische Abteilung mit
Schwerpunkt Hämatologie/
Onkologie
Zweckverband-Krankenhaus
Einbeck
Lehrkrankenhaus
der Universität Göttingen
Andershäuser Str. 8
D-3352 Einbeck 1

HINDER, R.A., PhD, FRCS
Department of Surgery
Creighton University
601 North 30th St.
Omaha, Nebraska, USA

KELLER, U., PD Dr.
Abteilung Endokrinologie
und Stoffwechsel
Kantonsspital
CH-4031 Basel

KOELZ, H.R., PD Dr.
Stadtspital Triemli
Medizinische Klinik
Birmensdorferstr. 497
CH-8063 Zürich

KREJS, G.J., Prof. Dr.
Medizinische Klinik
Karl-Franzens-Universität
Auenbruggerplatz 15
A-8036 Graz

LANKISCH, P.G., Prof. Dr.
Städtisches Krankenhaus
Medizinische Abteilung
Bögelstr. 1
D-2120 Lüneburg

LORENZ-MEYER, H., Prof. Dr.
Städtisches Lehrkrankenhaus
Medizinische Klinik 1
Röntgenstr. 2
D-7990 Friedrichshafen

MARTI, M.-C., PD Dr.
Policlinique de Chirurgie et Clinique de Chirurgie digestive
Hôpital cantonal universitaire de Genève
CH-1211 Genève 4

MÜLLER-LISSNER, S.A., PD Dr.
Medizinische Universitätsklinik Innenstadt
Gastroenterologisches Labor
Ziemssenstr. 1
D-8000 München 2

NÖTHIGER, F., PD Dr.
Chirurgische Klinik
Tiefenau-Spital
Tiefenaustr. 112
CH-3004 Bern

PIROVINO, M., Dr.
Medizinische Universitätsklinik
Inselspital
CH-3010 Bern

READ, N.W., M.D., M.R.C.P.
Clinical Research Unit
The Royal Hallamshire Hospital
Glossop Road
GB-Sheffield S10 2JF

REINHARDT, M.C., Dr.
Ch. des Croix-Rouges 14
CH-1007 Lausanne

RUPPIN, H., PD Dr.
Medizinische Universitätsklinik Erlangen
Krankenhausstr. 12
D-8520 Erlangen

SCHEURER, U., Prof. Dr.
Abteilung für Gastroenterologie
Inselspital
CH-3010 Bern

SCHIESSEL, R., PD Dr.
Allgemeines Krankenhaus der Stadt Wien
I. Chirurgische Universitätsklinik
Alser Str. 4
A-1090 Wien

SCHOMERUS, H., Prof. Dr.
II. Medizinische Klinik
Diakoniekrankenhaus
D-2720 Rotenburg (Wümme)

SONNENBERG, A., M.D.
VA Medical Center
Section of Gastroenterology
5000 W. National Avenue
Milwaukee
Wisconsin 53295, USA

STACHER, G., Prof. Dr.
Psychophysiologisches Laboratorium an der Psychiatrischen und an der 1. Chirurgischen Klinik der Universität Wien
A-1090 Wien

STADLER, B.M., PD Dr.
Institut für Klinische Immunologie
Inselspital
CH-3010 Bern

STIEHL, A., Prof. Dr.
Medizinische Universitätsklinik
Bergheimer Str. 58
D-6900 Heidelberg

WEIGAND, K., Prof. Dr.
Kreiskrankenhaus
Schwäbisch Gmünd
Akademisches Lehrkrankenhaus
der Universität Ulm
Wetzgauer Str. 85
D-7075 Mutlangen

WIENBECK, M., Prof. Dr.
Medizinische Klinik und Poliklinik
Universität Düsseldorf
Moorenstr. 5
D-4000 Düsseldorf

1 Allgemeines

1.1 Ernährung

U. KELLER

Eine der wichtigsten Aufgaben des Gastrointestinaltraktes ist die Aufnahme und Verdauung von Nahrung und damit die Zufuhr von Brenn- und Baustoffen (Makronährstoffe). Eine Vielzahl von weiteren Nährstoffen, wie Spurenelemente und Vitamine, sind für die Gesundheit ebenfalls unentbehrlich (Mikronährstoffe). Eine bedarfsdeckende Ernährung ermöglicht den Erhalt von Strukturen und Funktionen des Körpers. Über- und Unterernährung gehören zu unseren häufigsten klinischen Störungen.

1.1.1 Nahrungsbedarf

Essentielle und nichtessentielle Nährstoffe; Minimalbedarf; empfohlener Bedarf und maximale Toleranz

Obwohl unser Körper aus Tausenden von *organischen* Bestandteilen besteht, sind nur 23 organische Verbindungen essentiell (9 Aminosäuren, 1 Fettsäure, 13 Vitamine). Essentiell bedeutet, daß der Körper auf ihre Zufuhr von außen angewiesen ist. Eine Reihe von *anorganischen* Elementen, insbesondere Kalzium, Phosphor, Jod, Eisen, Magnesium, Zink, Kalium, Kupfer und Chlorid, sind ebenfalls essentiell.

Der Energiebedarf liegt beim ruhenden Menschen bei 25 kcal/Tag. Bei mittelschwerer körperlicher Aktivität steigt er bis auf 40 kcal/Tag an; dieser Energieverbrauch entspricht auch demjenigen, der beim ruhenden Schwerkranken gemessen wird. Der Eiweißbedarf wird beim Erwachsenen mit 0,8 g/kg/Tag angegeben. Schwerkranke haben einen gesteigerten Eiweißbedarf; er steigt relativ stärker an als der Kalorienbedarf, bis auf 2 g/kg/Tag [2].

Der Minimalbedarf an einzelnen Nährstoffen ist individuell verschieden; ein allgemein empfohlener minimaler Bedarf kann z. B. Richtlinien der amerikanischen Gesundheitsbehörde entnommen werden (Recommend-

ed dietary allowances) [6]; er entspricht den Nahrungsmengen, die bei mindestens 90% der Individuen unserer Bevölkerung für die Gesundheit ausreichend sind. Alle Nahrungsbestandteile haben eine maximale Toleranz; eine überschüssige Zufuhr führt zu Komplikationen; z. B. kann ein akuter Kalorienüberschuß eine Fettleber oder eine Hyperlipidämie verursachen.
Neben den verdaubaren Nährstoffen spielen auch nichtresorbierbare Nahrungsbestandteile eine wichtige Rolle für die normale Verdauungstätigkeit, insbesondere Pflanzenfasern, enthaltend Zellulose, Lignin, Pektin oder Phytinsäure. Pflanzenfasern regulieren die Darmmotilität und senken den postprandialen Blutzucker und die Serumlipide (s. 2.3 u. 2.4).

1.1.2 Regulation von Appetit, Sättigung und Körpergewicht

Abbildung 1 zeigt eine schematische Darstellung der Regulation des Körpergewichts; viele Zusammenhänge sind beim Menschen allerdings noch nicht genau abgeklärt. Das Körpergewicht ergibt sich aus der Bilanz von Energiezufuhr und -verbrauch, somit aus der Nahrungszufuhr und der verbrauchten Energie in Form von Bewegung und Wärme. Die Nahrungszufuhr wird im Kortex durch das Appetitzentrum im ventrolateralen Hypothalamus (VLH) stimuliert; es wird seinerseits durch hemmende Einflüsse aus dem Sättigungszentrum im ventromedialen Hypothalamus (VMH) unter Kontrolle gehalten. Eine Appetithemmung unter Vermittlung des Sättigungszentrums kommt z. B. durch die Magendehnung beim Essen zustande. Das Sättigungszentrum wird auch durch Hormone, wie Cholezystokinin (CCK), die bei der Nahrungsaufnahme ausgeschüttet werden, angeregt, so daß die Nahrungszufuhr eingestellt wird [5]. Katecholamine, die Überträgersubstanzen des Sympathikus, regulieren ebenfalls die Nahrungszufuhr; eine β-adrenerge Stimulation wirkt sättigend, α-adrenerge Reize sind appetitsteigernd. Auch lokale „Hormone" können im Hypothalamus Appetit oder Sättigung beeinflussen; dazu gehören endogene Opiate (Endorphine), die das Sättigungszentrum hemmen und somit den Appetit stimulieren. Andererseits fördern Morphinantagonisten, wie Naloxone, die Sättigung. Ein Abfall der Plasmaglukose oder des Insulins im Serum während eines Fastens regt den Appetit via Sättigungszentrum an. Phenothiazine sind Psychopharmaka mit appetitsteigernder Wirkung; sie können als Nebenerscheinung eine Gewichtszunahme auslösen. Ein noch großenteils hypothetischer Regulator des Appetitzentrums ist die Körperfettmasse („Adipostat"). Diese hat die Fähigkeit, sich selbst durch Beeinflussung der Nahrungszufuhr konstant zu halten. Ein weiteres Steuerprinzip hält

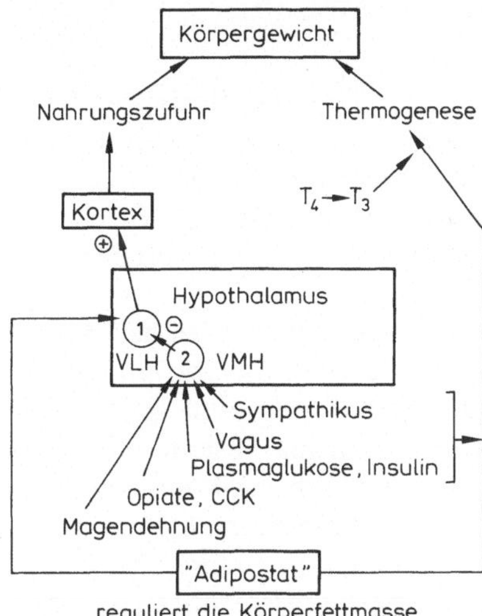

Abb. 1. Schema der Regulation des Körpergewichtes/Das Körpergewicht resultiert aus der Bilanz zwischen zugeführter Energie (Nahrung) und verbrauchter Energie als Bewegung und als Wärme (Thermogenese). Die Nahrungszufuhr wird im Hypothalamus durch ein stimulierendes Zentrum (Appetitzentrum; VLH) und durch ein hemmendes Zentrum (Sättigungszentrum; VMH) reguliert. Neurale, metabolische und endokrine Einflüsse steuern die Nahrungszufuhr unter Vermittlung des Sättigungszentrums. Die Körperfettmasse reguliert unter Vermittlung eines Zentrums mit noch unbekannter Lokalisation („Adipostat") das Appetitzentrum mit dem Ziel der Konstanthaltung der Menge Körperfett; dieses hypothetische Gewichtsregulationszentrum sorgt auch für eine Anpassung der Thermogenese an die Nahrungszufuhr

die Körperfettmasse durch Änderung der Wärmeproduktion (Thermogenese) ebenfalls innerhalb gewisser Grenzen konstant. Dieses Zentrum wirkt beispielsweise bei verminderter Nahrungszufuhr appetitstimulierend, gleichzeitig sinkt der Energieverbrauch durch Verminderung der Thermogenese. Die Fähigkeit zur Anpassung der Wärmeproduktion erklärt die Tatsache, daß das Körpergewicht auch bei unterschiedlicher Nahrungszufuhr nicht sofort zu- oder abnimmt. Dies ist belegt durch eine Studie bei Gefängnisinsassen, die sich freiwillig über Wochen hyperkalorisch ernährten und dabei meist nicht wesentlich an Gewicht zunahmen (Vermont-Studie). Ein wichtiger Mechanismus der Langzeitanpassung der Thermogenese an die Nahrungszufuhr ist die Steuerung der extrathyreoidalen Synthese des aktiven Schilddrüsenhormones Trijodthyronin durch die Ernährung. Die Serumkonzentration des Trijodthyronins steigt bei übermäßiger Nahrungszufuhr an und fällt beim Fasten ab. Dies hat eine Zu- oder Abnahme der Thermogenese zur Folge.

1.1.3 Unter- und Überernährung

Unterernährung. Die wichtigste Ursache der Unterernährung ist weltweit die ungenügende Versorgung mit Nahrungsmitteln. Auch in Ländern mit einer ausreichenden Nahrungsversorgung kommt es bei verschiedenen Krankheiten zu einer Unterernährung. Sie liegt vor, wenn das Gewicht mehr als 15% unterhalb des idealen Körpergewichtes [(Größe in cm minus 100)·0,9] liegt.
Eine Unterernährung ohne organische Erkrankung liegt bei der *Anorexia mentalis* vor. Diese psychogene Störung der Nahrungszufuhr ist eine vorwiegend *quantitative* (kalorische) Unterernährung ohne schwerwiegenden Mangel an Eiweiß oder essentiellen Nahrungsbestandteilen.
Eine chronische Fehlernährung, wie man sie z. B. bei Alkoholikern antrifft, führt zu einer Unterernährung v. a. *qualitativer* Art. Insbesondere kommen Eiweiß- und Vitaminmangelzustände vor (Vitamine B_1, B_2, B_6, B_{12}, Folsäure, C). Solche qualitativen Ernährungsstörungen können auch bei normalem Körpergewicht vorliegen.
Bei Krankheiten des *Gastrointestinaltrakts,* wie z. B. M. Crohn, chronischer Pankreatitis und nach Darmresektionen treten qualitative und quantitative Ernährungsstörungen auf [4]. Insbesondere sind es Mangelzustände an Eiweiß (Proteinmalnutrition), eine Unterversorgung an essentiellen Fettsäuren, Vitaminen oder Spurenelementen. Eine Malabsorption (s. 3.2) führt zu einem Mangel an fettlöslichen Vitaminen A, D und K. Eine Hypokalzämie und Hypomagnesiämie entsteht durch Kalkseifenbildung im Darm infolge Fettmalabsorption; die Hypokalzämie wird durch einen gleichzeitig vorliegenden Vitamin-D-Mangel verstärkt. Besonders gehäuft ist bei gastrointestinalen Erkrankungen auch ein Zinkmangelzustand, v. a. bei Sekretverlusten. Dieser führt zu Wachstumsstörungen, Haarverlust, Hypogonadismus und Hautläsionen [1].

Krankheitsbedingte Malnutrition bei intaktem Magen-Darm-Trakt
Schwere Krankheiten, wie Karzinome, chronische Infekte, Kollagenosen und Urämie können zu einer Unterernährung bis zur Protein-Kalorie-Malnutrition führen. Der Mechanismus dieser krankheitsbedingten Unterernährung ist nicht genau geklärt; oft spielt eine verminderte Nahrungszufuhr eine Rolle. Es kommt aber auch zu einer Zunahme des Energieverbrauchs und des Eiweißabbaus. Die krankheitsbedingte Malnutrition ist der hauptsächliche Grund dafür, daß in westlichen Ländern viele stationär behandelte Patienten unterernährt sind, auf medizinischen Abteilungen etwa 30% der Patienten. Die krankheitsbedingte Mangelernährung unterscheidet sich vom Fasten des Gesunden dadurch, daß der Körper nicht effizient Fett und Fettabbauprodukte (Ketokörper) mobilisieren und verbrennen kann und gleichzeitig überstürzt

Tabelle 1. Kennzeichen der Proteinmalnutrition

Parameter	Malnutrition			
	Keine	Leicht	Mäßig	Stark
Serum Albumin (g/dl)	>3,4	3,4–3,0	3,0–2,1	<2,1
Lymphozyten (mm^{-3})	>1 500	1 500–1 201	1 200–800	<800
Kreatinin-Größe-Index (% Norm; Norm: ♂ 8,5, ♀ 5,9)[a]	>90	90–81	80–71	70–60
Trizeps Hautfaltendicke (% Norm; Norm: ♂ 12,5 cm, ♀ 16,5 cm)	>90	90–51	50–31	<30
Armmuskelumfang (% Norm; Norm: ♂ 29,3 cm, ♀ 28,5 cm)	>90	90–81	80–70	<70
Gewichtsverlust pro Monat	>2%	2%	5%	>5%

[a] mg Kreatinin (Urin)/24 h/cm Körpergröße.

Muskulatur abbaut (Protein-Kalorie-Malnutrition). Diese äußert sich neben dem Verlust an Gewicht und Körperfett in Symptomen des Eiweißmangels. Unter den klinischen Merkmalen der Proteinmalnutrition (Tabelle 1) ist der Abfall des Serumalbumins ein wichtiger Indikator. Allerdings nimmt die Serumalbuminkonzentration bei akuten Eiweißmangelzuständen wegen der langen Halbwertszeit des Albumins (17 Tage) nur langsam ab; ein rascherer Abfall ergibt sich beim Serumtransferrin, das eine Halbwertszeit von 7 Tagen hat. Bei akuten katabolen Zuständen kann es auch zu einem Anstieg des Transferrins kommen; dessen Synthese wird – wie diejenige anderer viszeraler Proteine – auf Kosten von Muskeleiweiß stimuliert. Die Schwäche des Immunsystems äußert sich durch eine Lymphopenie und durch eine gestörte zelluläre Immunität. Die Kreatininausscheidung im Urin ist ein wichtiger Spiegel der Gesamtkörpermuskelmasse; der Kreatinin-Größe-Index nimmt bei Eiweißmangelzuständen ab.

Die Proteinmalnutrition spielt eine wichtige Rolle bei der Entstehung von Komplikationen bei Schwerkranken. Sie ist verantwortlich für eine verlangsamte Wundheilung, Dekubitus, verzögerte Mobilisation und Resistenzschwäche gegenüber bakteriellen Infekten; sie ist somit Ursache für weitere Komplikationen und schließlich letalen Ausgang.

Überernährung. Die Überernährung mit der Folgeerscheinung Übergewicht ist bei einem ambulanten Krankengut bei uns die häufigste Ernährungsstörung. Bei einem Übergewicht von mehr als 30% über dem idealen Körpergewicht steigt das Risiko für Komplikationen infolge Adipositas steil an. Auslösender Mechanismus des Übergewichtes ist wahrscheinlich meistens eine Störung des Eßverhaltens, die zu einem kalorischen Überkonsum führt. Eine somatische Ursache der Adipositas liegt äußerst selten vor, z. B. bei Tumoren im Bereich des Sättigungszentrums im Hypothalamus (Dystrophia adiposogenitalis). Hormonelle Störungen, wie Schilddrüsenhormonmangel oder Glukokortikoidüberschuß (Cushing-Syndrom) können vorübergehend eine gewisse Gewichtszunahme oder eine Fettumverteilung bewirken; sie führen jedoch nicht zu erheblichem Übergewicht [3]. Komplikationen der Adipositas sind Diabetes mellitus, Hyperlipidämie, Hypertonie, Gallensteine, Rücken- und Beinbeschwerden. Eine Adipositas verkürzt die Lebenserwartung, zum Teil durch Auslösung von anderen Risikofaktoren, wie Diabetes und Hypertonie, zum Teil aber auch durch das Übergewicht selbst.

Literatur

1. Burch RE, Hahn HKJ (1979) Trace elements in human nutrition. Med Clin North Am 63:1057–1068
2. Elwyn DH, Kinney JM, Askanazi J (1981) Energy expenditure in surgical patients. Med Clin North Am 61:545–556
3. Keller U, Staub JJ, Hauenstein M, Müller J (1983) Schilddrüsen- und Nebennierenabklärungen bei Adipositas permagna lohnen sich nicht. Schweiz Med Wochenschr 113:17–19
4. Levine GM (1981) Nutritional support in gastrointestinal disease. Med Clin North Am 61:701–708
5. Morley JE, Levine AS (1983) The central control of appetite. Lancet 1:398–401
6. Recommended dietary allowances, 9th revised Edition (1980), National Academy of Scienes, Washington, D.C., USA

1.2 Mikroflora und Infektionen des Magen-Darm-Traktes

D. W. Burdon

1.2.1 Definitionen

Infektion ist das Resultat des Eindringens pathogener Mikroorganismen, ihrer Vermehrung und metabolischen Aktivität und der dadurch im Makroorganismus ausgelösten pathophysiologischen Vorgänge. Bei den Infektionskrankheiten des Magen-Darm-Traktes ist zu unterscheiden zwischen dem Befall der Mukosa und der reinen Toxinwirkung durch im Darmlumen gebildete Enterotoxine. Das klinische Krankheitsbild kann durch Mukosabefall, Enterotoxine oder eine Kombination beider verursacht werden. Eine Infektion mit Metazoen (mehrzellige Parasiten) wird oft auch als Infestation bezeichnet.

Unter *Mikroflora* versteht man die Gesamtheit der auf den äußeren und inneren Oberflächen des menschlichen Körpers lebenden Mikroorganismen. Die einzelnen Spezies der Mikroflora stehen untereinander und die Mikroflora wiederum mit der Oberfläche des Körpers in einer komplizierten und vielfältigen Wechselbeziehung. Der Aufbau einer lokalen Mikroflora erfolgt durch *Besiedelung* ("colonization") mit Mikroorganismen aus der Umwelt. Von *pathologischer Besiedelung* spricht man bei der Bildung einer Mikroflora in einem normalerweise keimfreien Organ sowie bei der Zunahme der Mikroorganismen in einem normalerweise keimarmen Organ.

Eine *bakterielle Überwucherung* ("overgrowth") ist eine Veränderung der Zusammensetzung der Mikroflora durch Überhandnehmen einzelner Spezies auf Kosten von anderen. Dies kann beispielsweise unter dem Selektionsdruck von Antibiotika geschehen.

1.2.2 Normale Flora

Die Bakterienflora eines gesunden Menschen besteht aus ungefähr 10^{14} lebenden Bakterien, deren Mehrheit sich im Magen-Darm-Trakt findet. Sie bilden ein höchst kompliziertes Ökosystem, welches aus schätzungsweise 500 verschiedenen Spezies besteht. Die Mehrheit dieser Arten findet sich in Konzentrationen von weniger als 10^5/g Darminhalt [17]. Das bakteriologische Studium dieses komplexen Systems ist schwierig und muß normalerweise auf diejenigen Spezies beschränkt werden, welche am häufigsten vorkommen oder welche am leichtesten auf selektiven Nährmedien angezüchtet werden können. Die etablierte Bakterienflora bleibt recht stabil und widersteht der Kolonisierung durch neue Spezies einschließlich pathogener Bakterien. Über die Regulierung dieser Bakterienpopulation ist wenig bekannt; auf jeden Fall sind daran sowohl Interaktionen zwischen Bakterien wie auch Milieufaktoren beteiligt. Wichtig ist das physikalisch-chemische Milieu im Darmlumen (pH, pO_2, Redox-Potential), die Sekrete des Magen-Darm-Kanals (Antikörper, bakterizide Enzyme, Galle) sowie die Transportgeschwindigkeit des Darminhaltes. Die Verfügbarkeit von Nährstoffen aus der aufgenommenen Nahrung, aus dem Abbau abgeschilferter Zellen und aus Sekreten trägt ebenfalls zur Regulation der Flora bei. Bakterielle Faktoren sind die Fähigkeit, der Inaktivierung durch Antikörper und den bakteriziden Enzymen des Darminhaltes zu widerstehen, ferner die Fähigkeit zur Adhärenz an die Zellen der Schleimhaut und die Resistenz gegen Bakteriophagen sowie Bakteriozine und Antibiotika, welche durch andere Bakterien der Darmflora produziert werden. Die Stabilität der etablierten Flora zeigt, daß Bakterien, welche den Darm im Säuglingsalter besiedeln, für die spätere Zusammensetzung der Darmflora von entscheidender Bedeutung sind. Die Flora kann durch Antibiotikaexposition, durch das Erscheinen pathogener Keime sowie durch Veränderungen des Darminhaltes infolge Krankheit, Streß und Alterung verändert werden. Neben Krankheiten scheint der Streß den größten Einfluß auf die Zusammensetzung der Darmflora auszuüben, wahrscheinlich durch Veränderungen der Physiologie des Magen-Darm-Traktes. Es scheint deshalb wahrscheinlich, daß individuelle Variationen in der Darmphysiologie die Zusammensetzung der bakteriellen Flora entscheidend beeinflussen [18].

1.2.3 Entwicklung der Magen-Darm-Flora

Vor der Geburt ist der Magen-Darm-Trakt steril. Postpartal kommt es rasch zur Besiedelung mit Keimen aus dem mütterlichen Geburtskanal. Dazu kommt die Kontamination mit Keimen der Mutter und anderer

Kontaktpersonen und der übrigen Umwelt des Säuglings. Am Ende der 1. Lebenswoche finden sich im Mekonium und den Fäzes der meisten Säuglinge vorwiegend Anaerobier, vor allem Bifidobakterien, Bakteroides und Clostridien. In geringeren Konzentrationen finden sich Laktobazillen, Streptokokken, Enterokokken, anaerobe Kokken, Staphylokokken und koliforme Bazillen [20]. Die Konzentration der Bifidobakterien wird durch die Art der Ernährung nicht beeinflußt, während Clostridien, Koliforme und Enterokokken bei Brustkindern in geringeren Konzentrationen gefunden werden als bei Flaschenkindern [11].

1.2.4 Die Magen-Darm-Flora des Erwachsenen

Der Mageninhalt des Gesunden ist meist steril, kann aber Pilze, Laktobazillen und grampositive Kokken in kleiner Anzahl enthalten. Kommensale Bakterien der Mundflora, welche mit dem Speichel geschluckt werden, werden nur zeitweise angetroffen, vor allem nach den Mahlzeiten. Sie werden durch den sauren Magensaft rasch abgetötet [6]. Patienten mit hohem Magen-pH zeigen eine reichlichere und vielfältigere Bakterienflora mit bis zu 16^6 Keimen/ml. Solche Verhältnisse findet man bei Patienten mit perniziöser Anämie und in einem hohen Prozentsatz der Patienten mit Ulcus ventriculi, Gallerefluxgastritis und Magenkarzinom. Erhöhte Bakterienkonzentrationen werden oft auch im operierten Magen gefunden, vor allem nach Magenresektion [14]. Die häufigsten Bakterien im Mageninhalt von Patienten mit verminderter Azidität sind Streptokokken und Neisserien der Mundflora, *Escherichia coli, Klebsiella sp.* und *Streptococcus faecalis.* Unter den selteneren anaeroben Keimen findet man *Bacteroides melaninogenicus, Bacteroides fragilis, Clostridium perfringens* und anaerobe Streptokokken.

Der obere Dünndarm enthält Laktobazillen, Streptokokken und Pilze in Konzentrationen von meist weniger als 10^4 Keimen/ml [9]. Die Bakterienkonzentration nimmt im Dünndarm distalwärts zu und gleicht sich bis zur Ileozökalklappe immer mehr der Flora des Dickdarms an, mit Bakterienkonzentrationen zwischen 10^5 und 10^8 Keimen/ml im terminalen Ileum. Chirurgische Eingriffe, bei denen Darmsegmente aus der Passage ausgeschaltet werden, Strikturen und Adhäsionen verschiedener Ursache wie M. Crohn, Tuberkulose und Bestrahlung sowie Divertikel des Darms führen zu Veränderungen der Darmphysiologie, welche sich auf die Zusammensetzung und Konzentration der Bakterien auswirken und zum Syndrom der blinden Schlinge führen können (s. auch 3.2.3 u. 3.2.8).

Jenseits der Ileozökalklappe findet sich eine eindrückliche Veränderung der Darmflora. Die Anaerobier herrschen vor und finden sich in mehr als 1000mal höherer Konzentration als die aeroben Bakterien. Die hauptsächlichen Bakterien sind Bifidobakterien und Bakteroides, welche sich in Konzentrationen von 10^{10}–10^{11}/g Stuhl finden [9]. *Peptostreptococcus sp., Clostridium sp.* und *Fusobacterium sp.* werden in Konzentrationen von 10^3–10^6/g Stuhl gefunden. *Escherichia coli* ist der häufigste aerobe Keim und findet sich in Konzentrationen bis zu 10^5/g. *Streptococcus faecalis* und verwandte galletolerante Streptokokken finden sich regelmäßig, während Staphylokokken, Pilze, Proteus, Pseudomonas und andere gramnegative aerobe Bakterien in stark schwankenden Konzentrationen angetroffen werden. In Stuhlproben, welche intraoperativ aus dem Kolon und aus dem Rektum entnommen wurden, fanden sich keine wesentlichen Unterschiede in der Flora der beiden Entnahmestellen.

1.2.5 Das Syndrom der blinden Schlinge (s. auch 3.2.8. u. 3.2.4)

Das Syndrom der blinden Schlinge tritt auf, wenn die bakterielle Besiedelung des Dünndarms in den Bereich von 10^5–10^{11} Keime/ml ansteigt [8]. Die gewöhnlich vorgefundenen Bakterien sind *Escherichia coli, Streptococcus faecalis, Clostridium perfringens, Bacteroides fragilis* und andere Anaerobier [21]. Diese Flora gleicht im Ganzen der Kolonflora. Die Auswirkungen dieser bakteriellen Kolonisierung hängen von der Dichte der Bakterienpopulation und deren Beziehung zur hauptsächlichen Resorptionsfläche des Dünndarms ab. Hauptfolge ist die Malabsorption infolge verstärkter Kompetition um Nährstoffe, Störung des Verdauungsprozesses und möglicherweise auch durch Schleimhautschädigung. Verschiedene Bakterienspezies wie *Bacteroides fragilis, Clostridium perfringens* und *Streptococcus faecalis* können Gallensalze abbauen und dadurch die Fettabsorption beeinträchtigen. Vitamin-B_{12}-Mangel ist ebenfalls charakteristisch für das Syndrom der blinden Schlinge und ist eine Folge der Kompetition der abnormen Bakterienflora um das Vitamin B_{12} in der Nahrung.

1.2.6 Einfluß der Ernährung auf die Magen-Darm-Flora

Beim Erwachsenen ist der Effekt der Ernährung auf die Bakterienflora nicht so offensichtlich wie beim Neugeborenen. In einer älteren Studie wurde gezeigt, daß Engländer und Amerikaner, die viel Fleisch essen und eine hohe Erkrankungswahrscheinlichkeit für das Kolonkarzinom aufweisen, höhere Konzentrationen von nicht sporenbildenden Anaerobiern im Stuhl aufweisen als Probanden aus Uganda, Indien und Japan, welche wenig Fleisch essen und weniger häufig an Kolonkarzinom erkranken [12]. Eine neuere Studie konnte diese Befunde allerdings nicht bestätigen [19]; es wurden aber immerhin bei individuellen Probanden entsprechende Veränderungen der Bakterienflora nachgewiesen. Die unterschiedlichen Resultate der beiden Studien können z. T. durch Probleme bei der Aufbewahrung und dem Transport der Stuhlproben erklärt werden. Es wurde auch festgestellt, daß drastische Umstellungen der Ernährung, wie z. B. der Wechsel von Normalkost auf chemisch definierte Astronautenkost die Zusammensetzung der Flora verändern [13]. Dies wurde nicht durch alle Untersucher bestätigt [1]. Die Komplexität der Magen-Darm-Flora und die gegenwärtigen Grenzen der bakteriologischen Methodik erlauben es wahrscheinlich nicht, geringfügigere Veränderungen zu erfassen. Die Rolle der Ernährung für die Zusammensetzung der Darmflora bleibt deshalb ungeklärt. Sicher können Variationen in der Ernährung die den Bakterien zur Verfügung stehenden Substrate verändern und damit auch die Endprodukte des bakteriellen Stoffwechsels beeinflussen. Bakterielle Metaboliten können bei der Entstehung maligner Tumoren und anderer Darmkrankheiten eine Rolle spielen. Die Klärung der Zusammenhänge zwischen Ernährung und Bakterienflora bleibt ein wichtiges Feld für zukünftige Studien [18].

1.2.7 Antibiotika und Magen-Darm-Flora

Die Verabreichung von Antibiotika führt zu einer partiellen Suppression der Magen-Darm-Flora [10], vor allem nach oraler Verabreichung, aber auch wenn parenteral applizierte Antibiotika mit der Galle oder den Darmsekreten ausgeschieden werden. Der Effekt auf die Bakterienflora hängt vom Wirkungsspektrum des betreffenden Antibiotikums ab und kann bis 3 Wochen nach Absetzen desselben nachweisbar sein. Infolge dieser Suppression wird das natürliche Gleichgewicht zwischen den verschiedenen Arten gestört, was dazu führt, daß in der Minderzahl vorhandene Keime überhand nehmen und vorher nicht vorhandene Spezies in der Darmflora erscheinen können. Auf diese Weise erklärt sich die Pathogenese der pseudomembranösen Kolitis, welche durch ein Enterotoxin und Zytotoxin von Clostridium difficile verursacht wird, eines Keims, der normalerweise in den Fäzes nicht gefunden wird [4]. Das Überwuchern von heute noch nicht identifizierten Bakterien ist wahrscheinlich die Ursache der ziemlich häufigen Episoden von Diarrhö unter antibiotischer Therapie.

1.2.8 Virusinfektionen

Virusbedingte Durchfallerkrankungen sind äußerst häufig. Die meisten Infektionen werden durch Viren der Rotavirusgruppe oder der Norwalk-like-Virusgruppe verursacht [3]. Rotavirusinfektionen sind weltweit verbreitet, hauptsächlich bei Kindern im Alter von 6 Monaten bis 2 Jahren. Das Virus vermehrt sich in den Epithelzellen des Dünndarms, wobei eher die Zellen der Zotten als diejenigen der Krypten befallen werden. Die histologischen Veränderungen sind geringfügig und unspezifisch: Abstumpfung der Zotten, Abflachung der Epithelzellen und eine Vermehrung von entzündlichen Zellen in der Lamina propria. Die Norwalk-like-Viren befallen vor allem ältere Kinder und Erwachsene, oft in Form kleiner Epidemien. Die Symptome sind Durchfall, Nausea, Erbrechen und Fieber während 24–48 h. Die Infektion ist im oberen Dünndarm lokalisiert, wo charakteristische aber unspezifische histologische Veränderungen gefunden werden. Die Krankheit wird begleitet von Fett- und Kohlehydratmalabsorption, welche trotz der kurzen Dauer der klinischen Symptome über mehrere Tage anhalten kann. Die Adenylatzyklasekonzentration wird durch diese Infektion nicht beeinflußt, und die Ursache der Diarrhö ist unbekannt, möglicherweise eine Folge der Malabsorption (s. 3.1).

1.2.9 Bakterielle Infektionen

Bakterielle Infektionen des Gastrointestinaltraktes sind meist akut und eher kurzdauernd, können aber bei Kleinkindern und bei Patienten in hohem Alter eine hohe Mortalität haben. Die hauptsächlichen Erreger und ihre Eigenschaften sind in Tabelle 2 aufgeführt.

Die Besiedelung des Darms durch pathogene Bakterien wird durch die normale Flora erschwert. Pathogene Bakterien haben aber die Fähigkeit zur Haftung an der Schleimhaut. Der genaue Mechanismus dieser Haftung ist nicht bekannt. Es scheint sich um eine spezifische Interaktion zwischen den Schleimhautzellen und Strukturen an der Oberfläche des Bakteriums zu handeln. Für das Vorliegen spezifischer Rezeptorstellen spricht die selektive Adhäsion gewisser Pathogene an bestimmte Darmregionen. So fixieren sich *Salmonella typhi* und *Vibrio cholerae* im Dünndarm, während *Shigella flexneri* und die enteroinvasiven *Escherichia coli* sich im Kolon festsetzen. Das beschränkte Wirtsspektrum einiger pathogener Bakterien ist wahrscheinlich ebenfalls durch deren Abhängigkeit von der Bindung an bestimmte Rezeptorstellen zu erklären. Die für die Adhärenz verantwortlichen Faktoren sind vor allem bei Escherichia coli studiert worden. Es handelt sich um filamentöse Proteinstrukturen. Die

Tabelle 2. Pathogenetische Mechanismen und Wirkungsort verschiedener pathogener Bakterien

Erreger	Pathogenetischer Mechanismus	Lokalisation der Infektion
Salmonella typhi	Allgemeininfektion	Dünndarm
Salmonella paratyphi A, B, C	Allgemeininfektion	Dünndarm
Salmonella sp.	Lokal invasiv	Ileum und Kolon
Shigella dysenteriae	Zellbefall, Toxin	Kolon
Shigella flexneri	Zellbefall	Kolon
Shigella boydii	Zellbefall	Kolon
Shigella sonnei	Zellbefall	Kolon
Vibrio cholerae	Enterotoxin	Dünndarm
Vibrio parahaemolyticus	Zytotoxin	Dünndarm
Campylobacter jejuni	Lokal invasiv	Ileum und Kolon
Escherichia coli (EPEC)	Toxin	Duodenum und Ileum
Escherichia coli (ETEC)	Enterotoxin	Dünndarm
Escherichia coli (EIEC)	Zellbefall	Kolon
Yersinia enterocolitica	Lokal invasiv	Kolon
Aeromonas hydrophila	Zytotoxin	Dünndarm
Clostridium perfringens (Typ A)	Enterotoxin	Dünndarm
Clostridium perfringens (Typ C)	Zytotoxin	Dünndarm
Clostridium difficile	Zytotoxine	Kolon
Staphylococcus aureus	Enterotoxin	Dünndarm
Bacillus casei	Enterotoxin	Dünndarm

genetischen Determinanten der Adhäsionsfaktoren von Escherichia coli sind an Plasmide gebunden und deshalb übertragbar. Nach der klinischen Erholung von der Infektion kann der pathogene Keim noch einige Zeit im Magen-Darm-Trakt nachweisbar bleiben, wird aber in den meisten Fällen schließlich wieder eliminiert.

Auf die Adhäsion folgt die Vermehrung und schließlich eine Anzahl sekundärer Effekte, welche zu Störungen der Darmfunktion und zu Krankheitssymptomen führen. Die am besten studierten Effekte sind diejenigen der Enterotoxine [7]. Andere Keime dringen in die Zellen der Schleimhaut ein (Zellinvasion), in einigen Fällen ist die Pathogenese nicht bekannt. Escherichia coli ist insofern besonders interessant, als verschiedene Stämme verschiedene pathogenetische Wirkungen haben. Es gibt enteropathogene Stämme (EPEC), zu welchen nur relativ wenige Serotypen gehören, enterotoxische (ETEC) und enteroinvasive Stämme (EIEC).

Enteropathogene Stämme wurden früher oft bei Ausbrüchen von Säuglingsenteritis in Europa und Nordamerika festgestellt. Sie sind jetzt in diesen Ländern selten geworden, während sie in den Entwicklungsländern weiterhin eine bedeutende Rolle spielen. Ihre Pathogenese ist nicht geklärt, scheint aber an ein Toxin gebunden, welches in der Ileumschlinge des Kaninchens zur Flüssigkeitsansammlung führt. Es unterscheidet sich von den Toxinen der enterotoxischen Stämme dadurch, daß es bei der Säuglingsmaus und mit den üblichen Zytotoxintests nicht nachgewiesen werden kann. Bei einigen EPEC-Stämmen ist das Toxin zytopathisch für Verozellen und scheint identisch mit dem Shigatoxin von Shigella dysenteriae zu sein. Es bestehen heute Anhaltspunkte dafür, daß dieses Verozytotoxin für das hämolytisch-urämische Syndrom beim Kind verantwortlich ist.

Enterotoxische Escherichia coli sind eine der häufigsten Ursachen des Durchfalls bei Reisenden und von tödlich verlaufenden Säuglingsdurchfällen in den Entwicklungsländern. Sie führen zu einem wäßrigen Durchfall, welcher ebenso schwer sein kann wie derjenige der Cholera.

Es wurden 2 Toxine beschrieben: Das hitzelabile Toxin (LT) besteht aus den Untereinheiten A und B und ist möglicherweise identisch mit dem Choleraenterotoxin. Die Untereinheit B bindet sich an Epithelzellen, während die Untereinheit A die Adenylatzyklaseaktivität stimuliert und damit zu einer Erhöhung der Konzentration von zyklischem AMP in den Zellen führt. Der Effekt der erhöhten cAMP-Konzentration ist ein verstärkter Flüssigkeits- und Elektrolytverlust durch die Hemmung der Absorption von Na^+ und begleitenden Cl^- und Wasser durch die Zellen der Zotte und durch Vergrößerung der Na^+-Sekretion zusammen mit Cl^- und Wasser durch die Zellen der Krypten. Das andere Toxin (ST) ist hitzestabil und hat eine kürzere Wirkungsdauer als das LT. Es stimuliert die Guanylatzyklase, welche die Konzentration des zyklischen GMP erhöht. Dies führt zu einem Verlust von Wasser und Elektrolyten. Die Produktion der beiden Toxine steht unter der Kontrolle von Plasmiden und die Übertragung dieser Plasmide auf andere gramnegative Bakterien mag die gelegentliche Feststellung von Enterotoxinproduktion bei anderen Spezies wie Salmonellen und Pseudomonas erklären.

Enteroinvasive Stämme von Escherichia coli führen zu einer fiebrigen Erkrankung, welche sich klinisch von den oben beschriebenen unterscheidet. Die häufigen Stühle sind typischerweise nicht so voluminös wie die wäßrigen Stühle der ETEC-Stämme, sie können aber Blut und Schleim enthalten. Die Schleimhaut des Kolons kann ulzeriert sein. Wenn EIEC-Stämme auf Gewebekulturen geimpft werden, dringen sie in die Zellen ein und werden intrazellulär. Es ist wahrscheinlich, daß in der Kolonschleimhaut das gleiche geschieht und daß es dann zur Ulzeration kommt, wenn viele nahe beieinander liegende Zellen befallen und zerstört werden. Shigellen führen auf die gleiche Weise zur Dysenterie, allerdings sind die Symptome meist schwerer. *Shigella dysenteriae* und einige Stämme von *Shigella flexneri* produzieren auch ein Zytotoxin, welches in der Pathogenese der Shigellosen möglicherweise eine wenn auch

ungewisse Rolle spielt. Invasive, nicht toxinbildende Stämme können nämlich das Krankheitsbild der Shigellose hervorrufen, während nichtinvasive toxinbildende Stämme harmlos sind.
Ein invasiverer Infektionstypus findet sich bei den Infektionen mit *Salmonella typhi* und *Salmonella paratyphi*. Nach einem ersten Stadium der Vermehrung im Dünndarm dringen die Salmonellen in den Blutstrom und in das retikuloendotheliale System ein. Darauf folgt eine diarrhöische Phase der Krankheit, in der Salmonellen im Kolon gefunden werden. Andere Salmonellenserotypen, welche gewöhnlich bei Lebensmittelvergiftungen auftreten, führen ebenfalls zu einer invasiven Infektion, aber diese beschränkt sich auf die Lamina propria der Dünndarm- und Kolonschleimhaut. *Campylobacter jejuni* und *Yersinia enterocolitica* verursachen ähnliche invasive Infektionen. Man findet dabei Entzündung, Ödem und Kongestion der Lamina propria aber wenig Gewebsdestruktion. Yersinia produziert wahrscheinlich ein Enterotoxin, und neuere Arbeiten sprechen dafür, daß einige Stämme von Campylobacter ein Zytotoxin produzieren.
Einige andere Toxine sind ebenfalls von Interesse, obwohl über ihre Wirkungsweise wenig bekannt ist: *Clostridium perfringens Typ A* produziert ein Enterotoxin, welches ein Bestandteil der Spore ist und bei der Sporulation freigesetzt wird. Die Infektion erfolgt typischerweise in Ausbrüchen nach Aufnahme von kontaminierter Nahrung. Die Clostridien vermehren sich rasch im Dünndarm und setzen das Toxin frei, das zu Erbrechen, Krämpfen und Diarrhö führt. Das Toxin wirkt wahrscheinlich durch Hemmung der Absorption durch die Epithelzellen der Zotten. Eine viel schwerere und oft tödliche Krankheit wird durch den *Typus C von Clostridium perfringens* verursacht und wird v. a. in Neuguinea beobachtet. Das Toxin schädigt die Schleimhaut und führt zu einer hämorrhagischen Enteritis und Nekrose der Darmwand. *Clostridium difficile* produziert 2 Zytotoxine A und B. Toxin A ist etwa 1000mal weniger zytotoxisch als Toxin B, führt aber zu einer starken Flüssigkeitsansammlung in der Ileumschlinge des Kaninchens. Toxin B führt nicht zur Flüssigkeitsansammlung. Beide Toxine schädigen die Zellen an der Zottenspitze im Ileum des Kaninchens. Es ist nicht bekannt, ob beide Toxine in der Pathogenese der pseudomembranösen Kolitis des Menschen eine Rolle spielen, aber im Tierversuch vermag jedes dieser Toxine allein eine tödliche Enterokolitis auszulösen.
Die *Staphylokokkennahrungsmittelvergiftung* ist eine Folge der Aufnahme von Lebensmitteln, die das bereits gebildete Toxin enthalten. Die Krankheit ist durch das Auftreten von Brechdurchfall 1–6 h nach Genuß der kontaminierten Lebensmittel charakterisiert. Beim Primaten führt die orale Toxinaufnahme zu einer Entzündung der Schleimhaut des Magens und des Dünndarms. Diese Effekte, vor allem das Erbre-

chen, werden auch nach intravenöser Injektion des Toxins beobachtet und scheinen über den N. vagus vermittelt zu werden. Eine ähnliche Erkrankung tritt nach dem Genuß von Reisgerichten auf, die massiv mit *Bacillus cereus* kontaminiert sind. Sie wird durch ein emetisches Toxin ausgelöst. Die Symptome sind Nausea und Erbrechen ohne Diarrhö ca. 1–5 h nach dem Genuß der kontaminierten Lebensmittel. *Bacillus cereus* ist auch für eine andere Form der Lebensmittelvergiftung verantwortlich, die durch das Auftreten von Durchfall und Bauchkrämpfen 8–16 h nach der Nahrungsaufnahme charakterisiert ist. Im Filtrat von Kulturen des Erregers wurde ein Enterotoxin identifiziert, das die Adenylatzyklase aktiviert und in der Ileumschlinge des Kaninchens zur Flüssigkeitsansammlung führt (s. 3.2).

1.2.10 Parasitäre Infektionen

Die Pathogenese der parasitären Infektionen des Magen-Darm-Traktes ist nur ungenügend erforscht. Im allgemeinen hängt die Schwere der Symptome von der Anzahl der vorhandenen Parasiten ab. Da nur wenige Parasiten ihren Lebenszyklus innerhalb des menschlichen Wirtes vollenden können, hängt diese Zahl von der Anzahl der aufgenommenen Parasiten ab. Ausnahmen sind Protozoeninfektionen, bei denen die Trophozoiten sich im Darmlumen vermehren können, sowie Infektionen mit Strongyloides stercoralis.

Zwei Protozoeninfektionen sind klinisch bedeutsam: *Giardia lamblia* ist ein Flagellate, der im Dünndarm lebt, und *Entamoeba histolytica* ist eine Amöbe, welche den Dickdarm bewohnt. Giardia saugt sich an der Mukosa des Duodenums und Jejunums fest. Die Vermehrung findet vor allem in den Krypten statt. Die Infektion ist oft asymptomatisch, kann aber zu Durchfall und Malabsorption führen. Der Mechanismus der Malabsorption ist nicht genau bekannt. Man hat die Kompetition um Nährstoffe, Schädigung des Epithels sowie Abdeckung der Zottenoberfläche durch einen Parasitenrasen verantwortlich gemacht. Verschiedene *Amöbenspezies* leben als harmlose Bewohner im menschlichen Darmtrakt, wo sie sich von Bakterien ernähren. Eine dieser Arten, Entamoeba histolytica, kann gelegentlich pathogen werden und ein Spektrum von Symptomen von geringfügigen Verdauungsstörungen bis zur schweren Dysenterie verursachen. Bei symptomatischen Infektionen findet man eine größere Form der Amöben, die intrazytoplasmatische Viren enthalten. Sie produzieren zytotoxische und enterotoxische Substanzen, deren Zusammenhang mit den Symptomen der Krankheit nicht gesichert ist [16]. Bei der Pathogenese der symptomatischen Infektion scheinen auch Wirtsfaktoren wie Mangelernährung und Immunsuppression eine Rolle zu spielen. Bei symptomatischen Infektionen fixieren sich die Amöben an die Darmschleimhaut. Wenn dies zur Ulzeration des Epithels führt, können die Amöben in den Pfortaderkreislauf gelangen und Amöbenabszesse in der Leber verursachen. Die *Zestoden* oder Bandwürmer sind ausschließlich Parasiten. Mehrere Spezies können den Dünndarm des Menschen bewohnen. Sie können sich mittels Saugnäpfen an ihrem Kopfende an die Schleimhaut des Darms fixieren. Einige Arten haben auch ein Rostellum, das mit Haken versehen ist. *Diphylobothrium latum,* der Fischbandwurm, kann eine Länge von 10 m erreichen und 80–100% des mit der Nahrung zugeführten Vitamin B_{12} resorbieren und damit zu einer Vitamin-B_{12}-Mangelanämie führen. Der Rinderbandwurm, *Taenia saginata*, ist der größte der Bandwürmer. Meist mißt er bis etwa 5 m, kann aber auch noch bedeutend länger werden. Wegen seiner Größe kann er die Darmfunktion beeinträchtigen und gelegentlich sogar zum Ileus führen. Durch Kompetition um Nährstoffe kann er Gewichtsverlust verursachen. *Taenia solium* ist kleiner; dadurch entstehen seltener schwerere Krankheitssymptome. Der Zwergbandwurm *Hymenolepis nana* lebt ebenfalls im Dünndarm. Er kann in großer Zahl vorhanden sein, aber die klinischen Symptome sind meist unbedeutend.

Die häufigsten *Nematoden* des Menschen sind *Hakenwürmer, Ascaris* und *Strongyloides* im Dünndarm sowie *Enterobius vermicularis* im Rektum. Die 3 erstgenannten haben alle einen Zyklus mit Larvenmigration durch die Lunge. Die Larven von Ascaris durchdringen die Wand des Dünndarms, und diejenigen der Hakenwürmer und Strongyloides dringen über die Haut in den Körper ein. Der erwachsene Strongyloides lebt verborgen in den Schleimhautfalten. Die Eier entwickeln sich so rasch bis zum Larvenstadium weiter, daß sie bis zum Durchtritt durch den Anus bereits infektionsfähig sind. Bei schweren Infektionen kann es durch Ödem und Verdickung der Darmwand zur Malabsorption, Passagebehinderung und Ulzeration kommen. Die Hakenwürmer saugen sich an der Schleimhaut fest und ernähren sich von Blut und Gewebsflüssigkeit. Bei schweren Infekten ist Anämie das führende Symptom. Ascaris haben keine speziellen Haftorgane, können sich aber mit Hilfe ihrer kräftigen Muskulatur im Darmlumen verklemmen und an Ort und Stelle halten.

Die pathologischen Veränderungen bei Parasiteninfektionen sind Abflachung der Schleimhaut, Ödem und Entzündung der Lamina propria und Hypertrophie der glatten Muskulatur. Man findet auch Veränderungen der Darmmotilität, Verlust von Bürstensaumenzymen und Veränderungen in der Konzentration der gastrointestinalen Peptidhormone [5]. Dafür verantwortlich sind wahrscheinlich verschiedene Enzyme, Proteaseinhibitoren, Stoffwechselprodukte und Oberflächenantigene der Parasiten. Es ist nicht klar, ob diese Veränderungen für die Elimination der Parasiten oder für die Verhinderung weiterer Infektionen eine Bedeutung haben. Die Immunreaktion auf die Parasiten umfaßt sowohl humorale wie zelluläre Mechanismen [2]. Die Fortschritte in der Immunologie der parasitären Erkrankungen sind vor kurzem durch Lloyd zusammengefaßt worden [15]. Bei immunen Tieren kann man bei Infektion mit Helminthen verschiedene Schutzreaktionen beobachten, wie die rasche Elimination der lebenden Würmer per vias naturales, Schädigung von deren inneren Organen, Verminderung von deren Fertilität und Wachstum sowie Umverteilung der Parasiten nach Regionen proximal und distal ihrer bevorzugten Aufenthaltsgebiete.

Zusammenfassung
Der Körper des gesunden Menschen beherbergt ca. 10^{14} lebende Bakterien, die ein Ökosystem von ungefähr 500 verschiedenen Spezies darstellen. Die Mehrheit findet sich im Magen-Darm-Trakt. Der Magen-Darm-Kanal des Erwachsenen beherbergt eine von oral nach aboral an Dichte und Vielfalt zunehmende Mikroflora. Jenseits der Ileozökalklappe finden sich Anaerobier in mehr als 1000fach höherer Konzentration als die aeroben Bakterien. Das Syndrom der blinden Schlinge tritt auf, wenn die bakterielle Besiedelung des Dünndarms in den Bereich von 10^5–10^{11} Bakterien/ml ansteigt. Qualitativ gleicht diese Flora der Kolonflora. Die Zusammenhänge zwischen Ernährung und Mikroflora des Magen-Darm-Traktes sind noch weitgehend ungeklärt. Die Verabreichung von Antibiotika führt zu einer partiellen Suppression der Magen-Darm-Flora mit Überhandnehmen von vorher nur in geringer Zahl vertretenen oder fehlenden Stämmen. Episoden von Diarrhö unter Antibiotikaverabreichung sind wahrscheinlich meist durch Überwuchern von nicht identifizierten Bakterien bedingt. Clostridium difficile führt zum Krankheitsbild der pseudomembranösen Kolitis. Virusbedingte Durchfallerkrankungen werden meist durch Viren der Rotavirus- und der Norwalk-like-Virusgruppe verursacht. Die Viren vermehren sich bevorzugt in den Zellen der Dünndarmzotten. Bakterielle Infektionen des Magen-Darm-Traktes sind meist akut und kurzdauernd. Die hauptsächlichen Erreger sind Salmonellen, Shigellen, Vibrio cholerae, Campylobacter jejuni, Yersinia enterocolitica, Clostridium perfringens, Clostridium difficile, Staphylococcus aureus und Escherichia coli, wobei bei letzterem enteropathogene, enterotoxische und enteroinvasive Stämme unterschieden werden. Enterotoxische Escherichia-coli-Stämme besitzen ein hitzelabiles Toxin, welches möglicherweise identisch ist mit dem Choleraenterotoxin, sowie ein hitzestabiles Toxin. Die Staphylokokkennahrungsmittelvergiftung ist eine Folge der Aufnahme von Lebensmitteln, die das bereits gebildete Toxin enthalten. Eine ähnliche Erkrankung tritt nach Genuß von mit Bacillus cereus kontaminierter Nahrung auf. Parasitäre

Infektionen des Magen-Darm-Traktes erfolgen durch Protozoen (Giardia lamblia, Entamoeba histolytica), durch Zestoden und durch Nematoden. In der Pathogenese der symptomatischen Amöbeninfektion spielen Wirtsfaktoren wie Mangelernährung und Immunsuppression eine Rolle. Die großen Bandwürmer können durch Kompetition um Nährstoffe zur Malnutrition und zu einer Vitamin-B_{12}-Mangelanämie führen. Über die Immunreaktion auf Parasitenbefall ist noch wenig bekannt.

Literatur

1. Attebery HR, Sutter VL, Finegold SM (1972) Effect of a partially chemically defined diet on normal human fecal flora. Am J Clin Nutr 25:1391–1392
2. Befus AD, Bienenstock J (1982) Factors involved in symbiosis and host resistance at the mucosa-parasite interface. Prog Allergy 31:76–177
3. Blacklow NR, Cukor G (1981) Viral gastroenteritis. N Engl J Med 304:397–406
4. Boriello SP (ed) (1984) Antibiotic associated diarrhoea and colitis. Nijhoff, Boston/The Hague
5. Castro GA (1981) Physiology of the gastro-intestinal tract in the parasitized host. In: Johnson LR (ed) Physiology of the gastrointestinal tract. Raven Press, New York, pp 1381–1406
6. Drasar BS, Shiner M, McLeod GM (1969) Studies on the intestinal flora. 1. The bacterial flora of the intestinal tract in health and achlorhydric persons. Gastroenterology 56:71–79
7. Field M (1979) Modes of action of enterotoxins from *Vibrio cholerae* and *Escherichia coli*. Rev Infect Dis 1:918–925
8. Goldstein F, Mandle RJ, Schaedler RW (1973) The blind-loop syndrome and its variants. Am J Gastroenterol 60:255–264
9. Gorbach SL (1971) Intestinal microflora. Gastroenterology 60:1110–1129
10. Heimdahl A, Kager L, Malmborg AS, Nord CE (1982) Impact of different beta-lactam antibiotics on normal human flora and colonisation of the oral cavity throat and colon. Infection 10:120–124
11. Hentges DJ (1980) Does diet influence human fecal flora composition? Nutr Rev 38:329–336
12. Hill MJ, Drasar BS, Aries V, Crowther JS, Hawksworth G, Williams REO (1975) Bacteria and the aetiology of cancer of the large bowel. Lancet 1:95–100
13. Holdemann LV, Good IJ, Moore WEC (1976) Human fecal flora: variation in bacterial composition within individuals and a possible effect of emotional stress. Appl Environ Microbiol 31:359–375
14. Keighley MRB, Burdon DW (1979) Antimicrobial prophylaxis in surgery. Pitman Medical, Tunbridge Wells, pp 62–64
15. Lloyd S (1981) Progress in immunization against parasitic helminths. Parasitology 83:225–242
16. Lushbaugh WB, Kairalla AB, Cantey JR, Hofbauer AF, Pittman FE (1979) Isolation of a cytotoxin-enterotoxin from *Entamoeba histolytica*. J Infect Dis 139:9–17
17. Moore WEC, Holdeman LV (1974) Human fecal flora: the normal flora of 20 Japanese-Hawaiians. Appl Microbiol 27:961–979

18. Moore WEC, Holdeman LV (1975) Discussion of current bacteriological investigations of the relationships between intestinal flora, diet and colon cancer. Cancer Res 35:3418–3420
19. Moore WEC, Cato EP, Holdeman LV (1978) Some current concepts in intestinal bacteriology. Am J Clin Nutr 31:s33–s42
20. Rotimi VO, Duerden BI (1981) The development of the bacterial flora in normal neonates. J Med Microbiol 14:51–62
21. Tabaqchali S (1970) The pathophysiological role of small intestinal bacterial flora. Scand J Gastroenterol 5:139–163

1.3 Gastrointestinales Gas

N. W. Read

1.3.1 Definition

Klagen über gastrointestinales Gas wie übermäßiges Rülpsen, störendes Entweichen von Wind aus dem Anus, Bauchschmerzen und Blähungsgefühl gehören zu den häufigsten Symptomen von Patienten einer Magen-Darm-Klinik.

Die hier besprochenen Störungen sind durch Gas bedingt, das sich im Lumen oder Gewebe der gastrointestinalen Organe befindet.

1.3.2 Physiologische Grundlagen

Zusammensetzung, Ursprung und Eliminationswege von gastrointestinalem Gas

Der Gastrointestinaltrakt des normalen Menschen enthält zwischen 30 und 200 ml Gas [13]. Dieses setzt sich hauptsächlich aus Stickstoff, Wasserstoff, CO_2 und Methan zusammen, wobei das Verhältnis der verschiedenen Komponenten stark variiert. Schwefelwasserstoff und andere Gase mit unangenehmem Geruch werden am leichtesten wahrgenommen, doch sind sie nur in Spuren vorhanden [10].

In den Gastrointestinaltrakt gelangen die Gase entweder durch Schlukken, durch Diffusion aus dem Blut, oder sie werden durch chemische Reaktionen wie Gärung oder Neutralisation von Säure mit Alkali gebildet (Abb. 2). Die Gase verlassen den Magen-Darm-Trakt als Rülpser, als Wind, oder sie werden ins Blut absorbiert. Das tägliche Volumen, das den Darm als Wind verläßt, beträgt bei normalen Personen zwischen 200 ml und 2000 ml [10].

Wasserstoff und Methan werden durch bakterielle Gärung von nichtabsorbierten Kohlenhydraten im Kolon produziert. Keimfreie Ratten und neugeborene Kinder bilden weder Methan noch Wasserstoff [3]. Bis 3 l

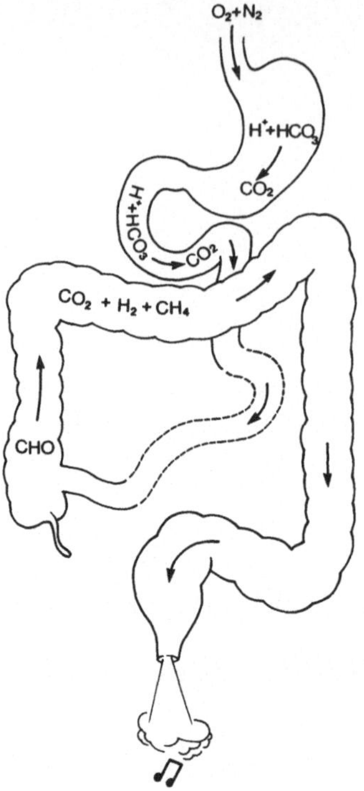

Abb. 2. Ursprung und Elimination von gastrointestinalem Gas

CO_2 können täglich im oberen Gastrointestinaltrakt durch Reaktion der Magensäure mit duodenalem Bikarbonat gebildet werden. Dieses wird jedoch im Dünndarm rasch absorbiert. Das als Flatus freigesetzte CO_2 entsteht im Kolon, entweder durch Gärung von Kohlenhydraten oder durch Neutralisation flüchtiger Fettsäuren mit sezerniertem Bikarbonat. Es wird angenommen, daß der meiste Stickstoff im Darm aus geschluckter Luft stammt, doch weisen Auswaschprofile mit inerten Gasen darauf hin, das bis 100 ml Stickstoff/h vom Blut in den Darm diffundieren können [13]. Sauerstoff kann auf dem Blutweg oder durch den Mund in den Darm gelangen, doch wird er durch Epithelzellen und Bakterien rasch verbraucht.

1.3.3 Klinische Gassyndrome

Übermäßiges Rülpsen

Wahrscheinlich führt bei den meisten Patienten Aspiration von Luft in den Magen zum Symptom des übermäßigen oder wiederholten Aufstoßens. Eine gewisse Luftmenge wird während der Aufnahme von Flüssigkeiten oder fester Nahrung immer geschluckt. Luft kann auch in der Nahrung eingeschlossen sein; ein Apfel enthält bis zu 20% Luft [6], und noch mehr ist in geschlagenem Eiweiß, Kuchen oder Brot enthalten. Beim Hinunterstürzen von Flüssigkeiten kann 2- bis 3mal mehr Luft als Flüssigkeit in den Magen gelangen [1].

Es ist gezeigt worden, daß bei Patienten mit chronisch wiederholtem Aufstoßen jedem Rülpsen ein Aspirationsmanöver vorausgeht, womit Luft in den Ösophagus gelangt [1]. Luftschlucken wird durch Angst und Unbehagen verstärkt [14].

Große Mengen von CO_2 können im Magen oder Duodenum durch die Reaktion von Salzsäure mit Bikarbonat entstehen, das von den Speicheldrüsen, dem Magen, dem Duodenum, dem Pankreas und dem Gallesystem sezerniert wird [5, 21]. Bei gewissen Patienten mit Gastritis oder Ulcus ventriculi mit erhöhtem duodenogastrischem Reflux [16] könnte dieser Mechanismus die häufigen Klagen über Blähungen und übermäßiges Aufstoßen erklären.

Bei Patienten mit Magenentleerungsstörungen oder Hypoazidität können Magenbakterien Nahrungsstoffe vergären und brennbare Gase wie Wasserstoff und Methan bilden.

Meteorismus und Schmerz durch gastrointestinales Gas

Patienten mit Meteorismus oder Abdominalschmerzen führen ihre Beschwerden häufig auf eine übermäßige Gasmenge im Darm zurück. Volumen und Zusammensetzung der Gase im Darm [12] und im Flatus [10] dieser Patienten sind jedoch oft normal. Es scheint somit, das Klagen über Blähungen, Schmerz und Gas eher durch eine gestörte intestinale Motilität und eine erniedrigte Schmerzschwelle als durch erhöhte Gasmengen im Darm bedingt sind [12], s. auch 2.4.

Einige Patienten entwickeln eine Überfüllung des Magens mit Gas, weil sie nicht rülpsen können. Das Rülpsen kann dadurch erleichtert werden, daß sich die Patienten vornüber beugen, wodurch die Magenblase an die Kardia anstößt. Nach Fundoplikation kann sich durch „Superkontinenz" der Kardia ein Gas-Bloat-Syndrom entwickeln.

Exzessive Flatulenz

Der normale Mensch windet 14±6mal (Mittelwert±SD) täglich und entleert damit zwischen 200 und 2000 ml Gas per anum. Die Expulsionen steigen kurz nach dem Essen oft an, wahrscheinlich als Folge des Transportes von vergärbaren Kohlenhydraten in das Kolon (gastroileale Reaktion) [10, 14, 25]. Nahrung wie Bohnen [27], Fruchtsäfte [12], Rosenkohl [17], Apfel- oder Zwetschgensaft, die viel nichtabsorbierbare Kohlenhydrate enthält, verstärkt die Gärung im Dickdarm, was zu vermehrtem Abgang von Gas per anum führt.

Gewisse Patienten produzieren infolge Malabsorption von Kohlenhydraten große Gasmengen. Exzessive Flatulenz ist eine häufige Klage bei Patienten mit Sprue, Pankreaskrankheiten und vor allem bei Laktasemangel. Patienten mit Colon irritabile können unter abnormer Flatulenz leiden, weil ihr Darm auf Dehnung durch Gas abnorm empfindlich ist [25]. Das kann zu einer häufigeren Entleerung kleinerer Gasvolumina führen, wobei das tägliche Totalvolumen nicht abnorm zu sein braucht. Außerdem können gewisse Patienten aufgrund größerer verschluckter Gasmengen an Flatulenz leiden.

Pneumatosis intestinalis

Pneumatosis cystoides intestinalis
Es handelt sich um einen seltenen Zustand, bei dem sich Gas unter der Serosa oder der Mukosa des Dünn- oder Dickdarmes ansammelt. Bei manchen Patienten handelt es sich lediglich um einen radiologischen Zufallsbefund, während andere unter schweren Abdominalschmerzen und Entleerungen von Blut und Schleim per anum leiden. Zur Erklärung dieser Erscheinung sind mehrere Hypothesen aufgestellt worden. Eine Assoziation mit obstruktiven Lungenkrankheiten [7, 16] weist darauf hin, daß Luft aus Emphysemblasen über das Mediastinum den Weg zum Darm finden kann; diese Möglichkeit ist auch experimentell bestätigt worden[16]. Die Anwesenheit von gasgefüllten Zysten zusammen mit Ulcera duodeni [18], in Nachbarschaft von chirurgischen Nähten [26] und in der Gegend von Mukosabiopsien [22] zeigt, daß Gas über Mukosadefekte in die Darmwand eindringen kann.

Pneumatosis coli
Bei diesem Zustand sammelt sich Gas in Blasen oder Zysten in der Submukosa des Kolons an. Das Gas dieser Kolonzysten weist hohe Konzentrationen an Wasserstoff auf [8, 13, 15] und wird wahrscheinlich durch gasbildende Mikroorganismen gebildet, die in die Kolonwand eingedrungen sind. Ähnliche Zysten konnten experimentell durch Injektion von Bakterien unter die Darmschleimhaut hervorgerufen werden [29]. Die Zysten können nach Antibiotikatherapie [9] oder auf Atmung von sauerstoffangereicherter Luft [8, 13] verschwinden. Die Sauerstofftherapie wirkt vermutlich durch Erhöhung der Sauerstoffspannung in der Mukosa, wodurch ein für anaerobe gasproduzierende Bakterienarten ungünstiges Milieu entsteht.

Intestinale Obstruktion (s. auch 2.5)
Eine der wichtigsten Komplikationen einer akuten intestinalen Obstruktion ist die beträchtliche Dilatation durch Gas, die proximal des Ver-

schlusses entsteht. Es wird oft angenommen, daß dieses Gas hauptsächlich aus geschluckter Luft besteht, was ältere Messungen der Zusammensetzung des gastrointestinalen Gases bei Obstruktion und Ileus zu bestätigen schienen [11]. Andererseits ist bekannt, daß Bakterien sich proximal einer Obstruktion vermehren und damit der Inhalt des oberen Dünndarmes fäkulent wird („Miserere"). Diese Bakterien könnten nichtabsorbierte Kohlenhydrate oder Schleim vergären und dadurch große Mengen von Wasserstoff, Methan und CO_2 bilden. Wenn diese Spekulation stimmt, könnte ein gezielter Einsatz entsprechender Antibiotika die hohe Morbidität und Letalität dieses Zustandes verringern.

Explosionen im Kolon

Im Kolon bilden Wasserstoff und Methan zusammen mit Luft potentiell explosive Mischungen. Durch elektrochirurgische Eingriffe sind Explosionen ausgelöst worden, die zu schweren Verletzungen (einschließlich Perforation) des Kolons führten. Dies wurde bisher nur bei Patienten beschrieben, bei denen der Darm entweder ungenügend oder mit Mannitol vorbereitet wurde. Mannitol, ein Zuckeralkohol, kann durch Kolonbakterien abgebaut werden, wobei große Mengen von Wasserstoff und Methan entstehen. Das Explosionsrisiko kann durch andere Vorbereitungsmethoden wie Natriumsulfat oder während des Eingriffes durch die Insufflation von CO_2 statt Sauerstoff oder Luft vermindert werden [3].

Literatur

1. Alvarez WC (1940) An introduction to gastroenterology. Hoeber, New York
2. Bigard MA, Gaucher P, Lassalle C (1979) Fatal colonic explosion during colonoscopic polypectomy. Gastroenterology 77:1307–1310
3. Bond JH, Levitt MD (1978) Gaseousness and intestinal gas. Med Clin North Am 62:155–163
4. Bond JH, Levitt MD (1979) Colonic gas explosion – is a fire extinguisher really necessary? Gastroenterology 77:1349–1350
5. Danhof IE (1968) The clinical gas syndromes – a pathophysiologic approach. Ann NY Acad Sci 150:127–140
6. Dunn AD, Thompson W (1923) The carbon dioxide and oxygen content of stomach gas in normal persons. Arch Intern Med 31:1–8
7. Elliott GB, Elliott KA (1963) The roentgenologic pathology of so-called pneumatosis cystoides intestinalis. Am J Roentgen 89:720–729
8. Forgacs P, Wright PH, Wyatt AP (1973) Treatment of intestinal gas cysts by oxygen breathing. Lancet I:579–581
9. Gillon J, Tadesse K, Logan RFA, Holt S, Sircus W (1979) Breath hydrogen in pneumatosis cystoides intestinalis. Gut 20:1008–1011
10. Hertz AF, Newton A (1913) The normal movements of the colon in man. J Physiol (Lond) 47:57–65

11. Hibberd JS (1936) Gaseous distension associated with mechanical obstruction of the small intestine. Arch Surg 33:146–167
12. Hickey CA, Calloway DH, Murphy EL (1972) Intestinal gas production following ingestion of fruits and fruit juices. Am J Dig Dis 17:383–389
13. Höflin F, van den Linden W (1974) Pneumatosis cystoides intestinalis treated by oxygen breathing. Scand J Gastroenterol 9:427–430
14. Holdstock DS, Misiewicz JJ, Smith T, Rowlands EN (1970) Propulsion (mass movements) in the human colon and its relationship to meals and somatic activity. Gut 11:91–99
15. Hughes DTD, Gordon KCD, Swann JC, Bolt GL (1966) Pneumatosis cystoides intestinalis. Gut 7:553–557
16. Keyting WS, McCarver RR, Kovrik JL, Daywit AL (1961) Pneumatosis intestinalis: a new concept. Radiology 76:733–741
17. Kirk E (1949) The quantity and composition of human colonic flatus. Gastroenterology 12:782–794
18. Koss LG (1952) Abdominal gas cysts (pneumatosis cystoides intestinum hominis). Arch Pathol 53:537–547
19. Lasser RB, Bond JH, Levitt MD (1975) The role of intestinal gas in functional abdominal pain. N Engl J Med 293:524–526
20. Levitt MD (1971) Volume and composition of human intestinal gas determined by means of an intestinal washout technique. N Engl J Med 284:1394–1398
21. Maddock WG, Bell JL, Tremaine MJ (1949) Gastrointestinal gas. Observations on belching during anaesthesia, operations and pyelography; and rapid passage of gas. Ann Surg 130:512–535
22. Marshak RH, Blum SD, Eliasoph J (1956) Pneumatosis involving the left side of the colon. JAMA 161:1626–1628
23. Rhodes J, Barnardo DE, Phillips SF, Rovelstad RA, Hoffman AF (1969) Increassed reflux of bile into the stomach in patients with gastric ulcer. Gastroenterology 57:241–252
24. Ritchie JA (1968) Colonic motor activity and bowel function. II. Distribution and incidence of motor activity at rest and after food and carbachol. Gut 9:502–511
25. Ritchie JA (1973) Pain from distension of the pelvic colon by inflating a balloon in the irritable bowel syndrome. Gut 14:125–132
26. Sicard GA, Vaughan R, Wise L (1976) Pneumatosis cystoides intestinalis: an unusual complication of jejuno-ileal bypass. Surgery 79:480–484
27. Steggerda FR (1968) Gastrointestinal gas following food consumption. Ann NY Acad Sci 150:57–66
28. Woodyatt RT, Graham EA (1912) Alimentary respiration. Trans Chicago Path Soc 8:353
29. Yale CE, Batish E, Wu JR (1974) The bacterial etiology of pneumatosis cystoides intestinalis. Arch Surg 109:89–94

1.4 Immunologie des Gastrointestinaltraktes

M. C. Reinhardt, B. M. Stadler

1.4.1 Definitionen

Allergen: Antigen, das für eine Hypersensitivitätsreaktion verantwortlich ist, insbesondere eine atopische oder IgE-vermittelte Reaktion.
Allergie: Hypersensitivität, oft beschränkt auf Reaktionen vom Soforttyp, welche durch IgE bedingt sind.
Antikörper: Immunglobulinmolekül mit spezifischer Aminosäuresequenz und Tertiärstruktur, die eine spezifische Reaktion mit einem homologen Antigen ermöglichen.
Antigen: Substanz, die sich mit einem Antikörper verbinden kann und dadurch eine spezifische humorale oder zelluläre Immunantwort auslöst.
Atopie: Ererbte Tendenz zur Entwicklung von IgE-vermittelter Hypersensitivität gegenüber Antigenen, die bei den meisten Personen nicht zu Immunreaktionen führen. Beispiele: Asthma, Heufieber.
B-Zelle: Antikörper produzierender Lymphozyt, der beim Menschen aus dem Knochenmark stammt.
Immunglobulin: Durch Plasmazellen produziertes Protein, das meist eine Antikörperaktivität besitzt. Immunglobuline sind aus einem oder mehreren Molekülen zusammengesetzt, von denen jedes 2 „leichte" und 2 „schwere" Peptidketten aufweist. Die Art der „schweren" Ketten bestimmt die Zugehörigkeit zu den 5 Klassen: IgG, IgM, IgA, IgD oder IgE.
Immunologische Toleranz: Ausbleiben einer normalerweise auftretenden Immunantwort auf eine Substanz.
Lymphokine: Lösliche Faktoren, die durch aktivierte Lymphozyten freigesetzt werden. Durch sie werden die Veränderungen bei zellulärer Immunität, verzögerter Hypersensitivität und Gewebsabstoßung vermittelt. Als Lymphokine werden heute oft auch in die Immunantwort eingreifende zelluläre Mediatoren bezeichnet, die aus anderen Zelltypen als Lymphozyten stammen.

T-Zelle: Lymphozyt, der im Thymus verändert wurde und die zelluläre Immunantwort bewirkt. Die beiden wichtigsten Untergruppen sind T4- und T8-Zellen (auch „Helper-“ und „Suppressorcells“ genannt), welche durch das CD4- bzw. CD8-Oberflächenantigen definiert sind.

1.4.2 Anatomische und physiologische Grundlagen

Immunologische Organe des Gastrointestinaltraktes

Lymphoide Zellen sind im ganzen Gastrointestinaltrakt aufzufinden. An gewissen Stellen bilden sie organisierte lymphoide Organe (Tonsillen, Peyer-Plaques), anderswo kommen die lymphoiden Zellen einzeln vor, beispielsweise in der Lamina propria des Dünndarmes und zwischen Epithelzellen. Die organisierten lymphoiden Organe nennt man “gut-associated lymphoid tissue” (GALT). Sie sind für die Entstehung der Immunantwort gegen Nahrungsmittelantigene verantwortlich. Nach der Interaktion mit dem Antigen wandern lymphoide Zellen in die periphere Zirkulation und besiedeln die verschiedenen Schleimhäute. Die meisten dieser lymphoiden Zellen kehren in die Lamina propria des Darmes zurück, wo eine lokale Antikörperproduktion stattfindet. Im Bronchialtrakt besteht ein ähnliches Gewebe, wie das GALT, das “bronchus-associated lymphoid tissue” (BALT) genannt wird. GALT und BALT sind assoziiert und bilden das “mucosa-associated lympoid tissue” (MALT) [1].

Die Rolle von IgA-Antikörpern im Gastrointestinaltrakt

Im Vergleich zu andern lymphoiden Organen des Körpers werden in den immunologischen Organen des Gastrointestinaltraktes vermehrt Antikörper der IgA-Klasse gebildet. IgA-Antikörper sind dimere Immunglobuline, die durch eine J-Kette kovalent zusammengehalten werden. J-Ketten und IgA-Moleküle werden von den gleichen Zellen produziert [15]. Zusätzlich wird das dimere IgA durch eine sekretorische Komponente umschlungen. Diese Komponente wird von Epithelzellen gebildet [3], erlaubt den Transport von IgA in das Darminnere und schützt IgA-Antikörper vor proteolytischem Abbau (Abb. 3). Die verschiedenen Funktionen von IgA-Antikörpern sind in der folgenden Übersicht zusammengefaßt.

Virusneutralisation,
Agglutinierung von Bakterien,
Hemmung der Bakterienmotilität,
Abtöten von Bakterien,
Hemmung des bakteriellen Wachstums,

Antitoxinaktivität,
Hemmung der Adhärenz von Bakterien an Schleimhautoberflächen,
Hemmung von bakteriellen Enzymen,
Hemmung der Aufnahme von Nahrungsmittelantigenen,
Antigentransport durch die Leber in die Galle.

Für das Zustandekommen der Immunantwort spielen noch weitere Zellen eine Rolle. Bevor immunologisch kompetente Zellen mit dem Antigen in Kontakt treten können, muß eine spezialisierte Barriere überwunden werden: Ein Teil der in den Nahrungsmitteln vorhandenen Antigene wird in unveränderter Form durch spezialisierte, im Epithel der Darmwand gelegene Zellen aufgenommen, durch das Zellinnere transportiert und den intraepithelialen immunkompetenten Zellen präsentiert [17]. Antigene werden dann von Makrophagen verarbeitet und den T-Lymphozyten in der Zellmembran der Makrophagen präsentiert. Diese zellgebundenen Antigene werden von T-Lymphozyten (zusammen mit HLA-DR-Antigenen) erkannt. Die in der Folge von T-Lymphozyten produzierten regulatorischen Mediatoren (Lymphokine) bestimmen die Qualität und das Ausmaß der Immunantwort. Lymphokine induzieren das Auswandern der Lymphozyten vom Epithel in die immunologischen Organe des Gastrointestinaltraktes und regulieren die Differenzierung

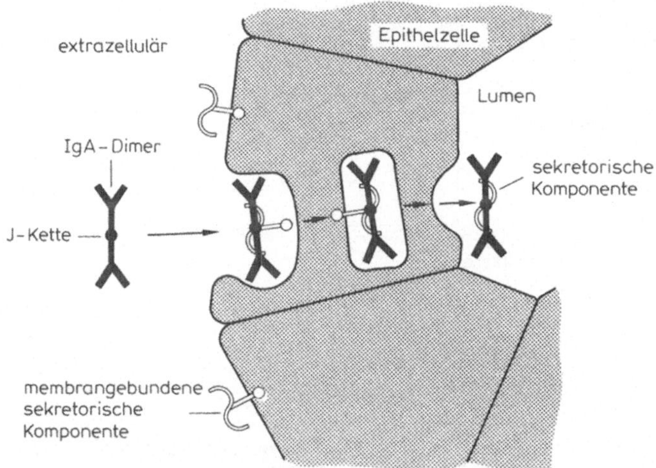

Abb. 3. Plasmazellen in der Submukosa sekretieren IgA-Antikörper, die durch eine J-Kette (Molekulargewicht: 15000) dimerisiert wurden. Epithelzellen produzieren die sekretorischen Komponente (Molekulargewicht: 70000). Dimere IgA-Antikörper werden für den Transport durch die Epithelzellen von den sekretorischen Komponenten umschlungen. Die gebundene sekretorische Komponente erleichtert den Transport von sekretorischem IgA und schützt dieses Immunglobulin vor proteolytischem Angriff

der B-Zellen sowie deren Reifung in antikörperproduzierende Plasmazellen. Die durch T-Zellen kontrollierte B-Zellenantwort im Gastrointestinaltrakt führt hauptsächlich zur Produktion von IgA-Antikörper. Die wichtigste Funktion der sezernierten IgA-Antikörper besteht darin, daß dem Antigen der Einlaß durch die Epithelzellen verwehrt wird [22].
Außerdem haben IgA-Antikörper weitere Funktionen: Sie ermöglichen den Transport von Antigen in der Form von Immunkomplexen in das Zellinnere der Epithelzellen, was zu einer intrazellulären Verdauung führt. Immunkomplexe können zudem auch von der Epithelzelle in die systemische Zirkulation und dann durch Hepatozyten über die Leber in die Galle gelangen. Dieses spezielle Transportsystem scheint für IgA-Komplexe spezifisch zu sein. Somit kommen die unverdauten Komplexe wiederum mit den im Darm aktiven Enzymen in Kontakt [16].
Wichtig ist, daß normalerweise der Kontakt von Nahrungsmittelantigenen mit den immunkompetenten Zellen eine systemische Toleranzreaktion bewirkt [14]. Dies bedeutet, daß im Normalfall ein Großteil der aufgenommenen körperfremden Antigene nicht immunogen oder allergen wirken und somit auch keine pathologischen Reaktionen herbeiführen können.

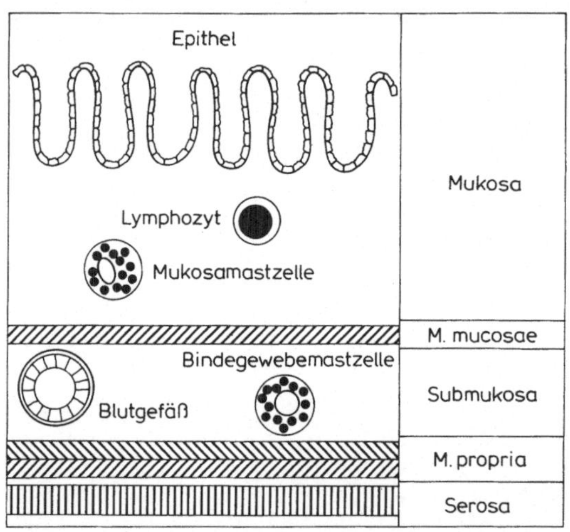

Abb. 4. Lokalisierung und Unterschiede zwischen Mastzellpopulationen. Es scheint mindestens 2 Subpopulationen von Mastzellen zu geben, die Mukosamastzellen (MMZ) und die Bindegewebemastzellen (BMZ). MMZ scheinen vermehrt bei allergischen Reaktionen aufzutreten. Sie sind etwas kleiner, kurzlebiger und haben mehr Oberflächen-IgE-Rezeptoren als die BMZ. Arachidonsäuremetaboliten, Prostaglandine und Leukotriene werden von beiden Mastzellpopulationen produziert, aber in verschiedenen Mengen. Diese morphologischen und pharmakologischen Unterschiede deuten auf eine unterschiedliche In-vitro-Rolle der Mastzellpopulationen

Die Mastzellen

Außer Lymphozyten und Makrophagen findet man in der Mukosa, in der Submukosa, in den Muskelschichten sowie in der Serosa des Darmes Mastzellen (Abb. 4). Im Vergleich zur Haut, wo 7000 Mastzellen/mm^3 vorkommen, sind in der Dünndarmmuskosa bis zu 20000 Mastzellen/mm^3. Diese Zellen werden häufig in der Nähe von Blutgefäßen, Nerven und lymphoiden Organen gefunden. Die Mukosa des Magens, des Duodenums und des Ileums enthält eine größere Anzahl Mastzellen, als diejenige des Kolons. In den zahlreichen Granula der Mastzellen wird eine Vielzahl von Mediatoren gespeichert (Tabelle 3), welche durch IgE- oder Komplement-Rezeptor (C3a- und C5a) abhängige Mechanismen freigesetzt werden können. Interaktion von Nahrungsmittelantigenen, mit spezifischen IgE-Antikörpern, die an die IgE-Rezeptoren auf den Mastzellen gebunden sind, induziert die Degranulation der Mastzellen und somit ein Freisetzen der Mediatoren. Antigene können aber auch mit spezifischen IgG- und IgM-Antikörpern reagieren und so das Komplementsystem aktivieren, was zu einer Produktion von Anaphylatoxinen (C3a, C5a) führt, die ebenfalls Mediatoren aus Mastzellen freisetzen können [20]. Die pathophysiologischen Konzequenzen der Mastzellde-

Tabelle 3. Biologische Aktivität der Mastzellmediatoren

Metabolit	Effekt
Prostazyklin	Hemmung der Thrombozytenaggregation
Prostaglandin E2	Hemmung der Lymphozytenproliferation
	Steigert die Produktion von Lymphokinen und Antikörpern
	Stimulation der Granulozytenmotilität
	Erhöhung der vaskulären Permeabilität
	Hemmung der Histaminfreisetzung
	Verstärkung von Mediatoren bedingten Ödemen
Prostaglandin F2	Bronchokonstriktion
Prostaglandin D2	Bronchokonstriktion, Chemokinesis
Thromboxane A2	Bronchokonstriktion, Thrombozytenaggregation
5-Hydroperoxyeicosatetraenoic-acid	Chemotaxis, Chemokinesis
5-Hydroxyeicosatetraenoic-acid	Chemotaxis, Chemokinesis
12-Hydroperoxyeicosatetraenoic-acid	Hemmung der Thrombozytenaggregation
Leukotrien B4	Chemotaktisch für Granulozyten
Leukotrien C4 Leukotrien D4 Leukotrien E4	Bronchokonstriktion, erhöhte Permeabilität und Konstriktion der Blutgefäße

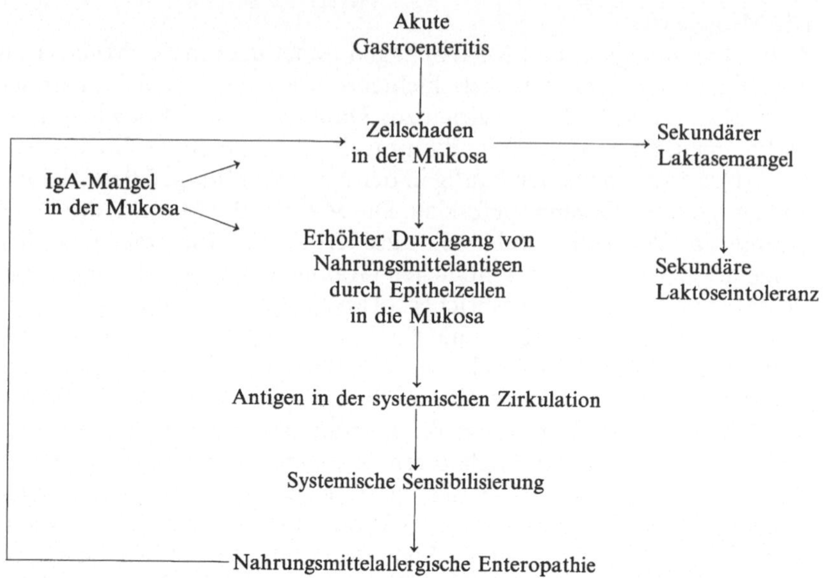

Abb. 5. Mastzellaktivierung: Die Freisetzung von Mastzellmediatoren kann über verschiedene immunologische und nichtimmunologische Stimuli erfolgen. Die ausgeschiedenen Mediatoren haben einen Einfluß auf die Permeabilität des Epithels, Mukusproduktion, Peristaltik, Zellen der Entzündungsreaktion und Stimulierung der Schmerzfasern

granulation sind aus Abb. 5 ersichtlich. Die Mediatoren verändern die Gefäßpermeabilität, stimulieren die Produktion von Mukus, verstärken die Kontraktion der glatten Muskulatur, stimulieren die schmerzempfindlichen Nervenfasern und mobilisieren Zellen der Entzündungsreaktion (Granulozyten, Eosinophile, Lymphozyten, Makrophagen). Diese lokale Anaphylaxie führt zu einer erhöhten Durchlässigkeit der Darmmukosa für großmolekulare Substanzen. Diese mastzellabhängigen Reaktionen sind für die verschiedenen klinischen Symptome der Nahrungsmittelallergie verantwortlich [12].

1.4.3 Immunologie der gastrointestinalen Erkrankungen

Nahrungsmittelallergien

Unter Nahrungsmittelallergie versteht man eine regelmäßig auftretende, krankhafte Reaktion auf bestimmte Nahrungsmittel mit positivem Nachweis immunologischer Phänomene. Bei IgE-vermittelten Sofortreaktionen tritt die Reaktion innerhalb von wenigen Minuten bis 2 h auf, bei verzögerter Reaktion mit Komplementaktivierung durch Immunkomplexpräzipitate (IgG, IgM) innerhalb von etwa 48 h nach Nahrungsaufnahm.

Pathologische Reaktionen nach Einnahme von Nahrungsmitteln werden v. a. im Kindesalter häufig beobachtet. Als Nahrungsmittelallergien sollten nur Reaktionen bezeichnet werden, bei welchen immunologische Reaktionen eine dominierende Rolle spielen. Die anderen Fälle werden als Nahrungsmittelintoleranz bezeichnet. Solche Pseudoallergien treten nach Einnahme von Prostaglandinsynthesehemmern (Aspirin und Derivate), Lebensmittelfarbstoffen oder Nahrungsmitteladditiva auf.

Das Durchdringen von Antigenen durch die Darmwand schafft die erste Bedingung für das Entstehen einer Nahrungsmittelallergie. In den 1. Lebensmonaten besteht eine erhöhte Darmpermeabilität für Makromoleküle [7]. Enzymatische Defekte [11], eine verspätete Produktion von schützenden IgA-Antikörpern und Läsionen [18] können zu einer erhöhten Aufnahme von Nahrungsmittelantigenen führen. Eine genetische

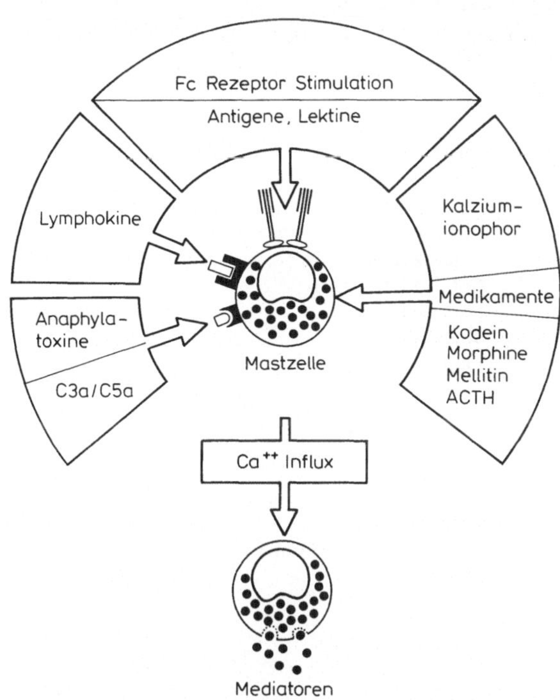

Abb. 6. Immunologische Mechanismen der Nahrungsmittelallergie. Nahrungsmittelantigene stimulieren B-Zellen zur Produktion von IgE (das sich an Mastzellen bindet) und von IgG und IgM (die Komplement aktivieren können). Nahrungsmittelantigene können auch durch nicht immun vermittelte Reaktionen Pseudoallergien verursachen. Die produzierten Mediatoren und Komplement bedingen eine lokale Entzündung, die das Eindringen von Phagozyten und zusätzlichen Plasmaenzymsystemen erleichtert

Prädisposition kann zur Folge haben, daß IgE-Antikörper gegen Nahrungsmittel gebildet werden und somit eine allergische Reaktion im Darm selbst oder in anderen Organen (Haut, Lunge usw.) hervorgerufen wird. In vielen Fällen besteht eine klar IgE-bedingte Immunreaktion (Abb. 6); es können aber auch IgG- und IgM-vermittelte Immunreaktionen für die Pathogenese oder Nahrungsmittelallergie verantwortlich sein [5]. Bei verschiedenen primären Immundefekten (IgA-Mangel, Wiskott-Aldrich-Syndrom, Komplement- und Phagozytendefekte) besteht eine begleitende Nahrungsmittelallergie. Die vielfältigen, durch Nahrungsmittel bewirkten allergischen Symptome sind aus Tabelle 4 ersichtlich. Typisch ist eine plurisystemische Symptomatologie.
Die Immunpathogenese beruht in den meisten Fällen auf einer durch IgE-Antikörper ausgelösten Reaktion vom Soforttyp, oder auf einer Reaktion, welche durch Immunkomplexe oder durch eine zelluläre Immunantwort ausgelöst werden (Spättypusreaktion). Im 1. Fall können Hautteste mit Nahrungsmittelantigenen oder die Messung von spezifischem IgE gegen das Nahrungsmittelantigen von diagnostischer Hilfe sein. Im 2. Falle können Bestimmungen von antigenspezifischem IgG und IgM

Tabelle 4. Nahrungsmittelallergien: klinische Symptome

Gastrointestinaltrakt	
Erbrechen	Enteropathie mit Proteinverlust
Bauchschmerzen	Enterokolitis
Durchfall	Colitis ulcerosa (?)
Malabsorption	Proktalgie
Intestinale Blutungen	Stomatitis
	Lippenödem
Atemwege	
Rhinitis	Asthma
Chronischer Husten	Rezidivierende Infekte der Atemwege
Haut	
Atopische Dermatitis	Kontaktekzem
Urtikaria	Dermatitis herpetiformis
Angio-Ödem	Pupura
Blut	
Hypochrome Anämie	Thrombozytopenie
Hypoproteinämie	Eosinophilie
Kreislauf	
Anaphylaktischer Schock	
Verschiedenes	
Rezidivierende Infektionen	
Mangelwachstum bei Kindern	

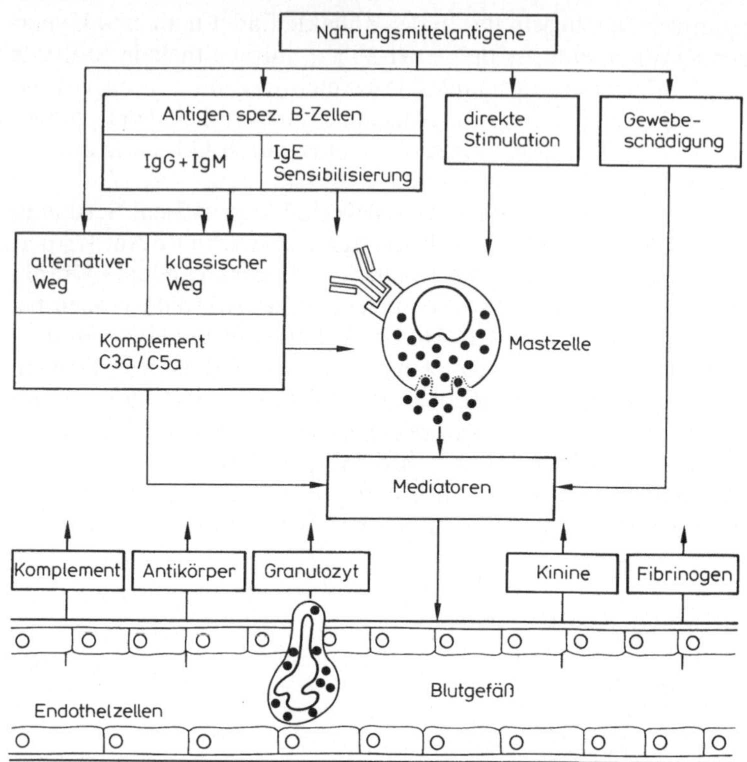

Abb. 7. Beziehung zwischen IgA-Mangel, Gastroenteritis, Lakoseintoleranz und Nahrungsmittelallergie

sowie Ausschlußdiäten und Provokationsteste mit verdächtigen Nahrungsmitteln diagnostisch weiterhelfen. Die Beziehung zwischen IgA-Mangel, Laktoseintoleranz, Gastroenteritis und durch Kuhmilch bedingte allergische Enteropathie ist aus Abb. 7 ersichtlich [3].

Zöliakie (einheimische Sprue)

Bei der Zöliakie werden verschiedene immunologische Anomalien gefunden (Tabelle 4). Gluten in der Nahrung induziert bei diesen Kranken eine massive Produktion von spezifischen IgG- und IgM-Antikörpern, und spezifische Antigluten-IgA-Antikörper binden sich an Zelloberflächen. Es wird angenommen, daß sich eine Fraktion von Gluten an Enterozyten bindet und dadurch von T-Lymphozyten oder von Antikörpern erkannt wird, was zu einer Schädigung von Enterozyten führen kann. T-Lymphozyten, aber auch deren Produkte, nämlich verschiedene Lymphokine, scheinen für die pathologischen Veränderungen der Mu-

kosa verantwortlich zu sein [9]. In der Zöliakie findet man eine Hyperplasie der Krypten, eine Atrophie der Villen, intraepitheliale Infiltrate von T- und B-Lymphozyten und eine vermehrte Proliferation von intraepithelialen Lymphozyten. Die Anzahl der intraepithelialen Lymphozyten ist eines der sichersten Anzeichen einer durch Gluten bedingten Enteropathie [9].
Die meisten Patienten mit Zöliakie weisen erhöhte spezifische Serumantikörpertiter gegen Gluten oder Gliadin auf. Solch erhöhte Antikörpertiter werden aber auch bei Patienten mit verschiedenen anderen Krankheitsbildern (z. B. M. Crohn) sowie manchmal bei Normalpersonen beobachtet. Das Vorkommen von Zöliakie bei Patienten mit Hypogammaglobulinämie [23] ist ein weiterer Hinweis dafür, daß T-Lymphozyten vermittelte Reaktionen und nicht hauptsächlich Antigenantikörper vermittelte Reaktionen, für die Pathogenese der Zöliakie verantwortlich sind. Die Pathogenese der Zöliakie wird daher durch eine Hemmung der normalen Immunreaktion im Darm und ein Versagen von immunsuppressiven Mechanismen im Darm und in dessen lymphoiden Organen erklärt [9].

Colitis ulcerosa und M. Crohn (s. 4)

Primäre Immundefekte

Antikörpermangel (B-Lymphozytendefekt)

X-Chromosom assoziierte Agammaglobulinämie. In diesem Krankheitsbild findet man IgG-Serumspiegel von weniger als 0,2 g/l, sowie stark erniedrigte Serumspiegel von IgA, IgM, IgE und IgD. Plasmazellen und B-Lymphozyten kommen weder im peripheren Blut, noch im Knochenmark vor. Bakterielle Infekte treten schon vor dem Alter von 6 Monaten auf. Die wichtigsten Symptome im Gastrointestinaltrakt sind Malabsorption und Durchfall. Gewisse Krankheiten treten bei dieser Agammaglobulinämie gehäuft auf:

- Malabsorption,
- Laktose und Disaccharidasedefizienz,
- Giardia-lamblia-Infektion,
- M. Crohn,
- chronische Hepatitis-B-Infektion,
- maligne Tumoren.

Common-variable-(late onset) acquired-Hypogammaglobulinämie. IgG-Serumspiegel liegen zwischen 0,2 und 0,5 g/l, IgA ist unter dem Norm-

wert. Man beobachtet eine erhöhte Inzidenz von Autoimmunkrankheiten und von bakteriellen Infekten. Dieses Krankheitsbild ist der X-Chromosomen-assozierten Agammaglobulinämie ähnlich, kann aber in jedem Alter auftreten. Malabsorption, erhöhter Lipidgehalt im Stuhl und Giardia-lamblia-Infektionen sind charakteristisch. Immunologische Untersuchungen zeigen eine normale oder reduzierte Anzahl von zirkulierenden B-Lymphozyten, wobei diese Lymphozyten in vitro keine Antikörper produzieren können [4].
Folgende Krankheitsbilder werden gehäuft in der Common-variable-acquired-Hypogammaglobulinämie beobachtet: perniziöse Anämie, Magenkarzinom, Pankreasinsuffizienz, Giardia-lamblia-Infektion, Disaccharidasedefizienz, M. Crohn, chronische Infektionen mit Salmonellen oder Shigellen.

Mangel an Kappa- oder Lambdaketten. Beim normalen Erwachsenen enthalten 65% der Serumimmunoglobuline Kappaketten, die anderen leichten Ketten sind vom Lambdatyp. In den letzten Jahren wurden mehrere Patienten beschrieben, bei denen eine gastrointestinale Pathologie, zusammen mit einer Veränderung des Kappa/Lambda-Verhältnisses beobachtet wurde [2]. Chronischer Durchfall, perniziöse Anämie, Malabsorption und Disacchasidasemangel wurden beschrieben.

Selektiver IgA-Mangel. Der selektive IgA-Mangel wird durch Serum-IgA-Spiegel von weniger als 0,05 g/l bei normaler zellvermittelter Immunantwort charakterisiert. Man findet bei diesen Patienten gehäuft Allergien, rezidivierende Infektionen, Autoimmunkrankheiten sowie eine große Anzahl von Darm- und Leberkrankheiten [19].

T-Lymphozytendefekte

AIDS: Acquired-Immune-Deficiency-Syndrome. Das AIDS-Krankheitsbild wird durch ein Retrovirus (Human Immunodeficiency Virus, HIV) verursacht [8]. Dieses Retrovirus infiziert T4-Lymphozyten, die als Helferzellen wesentliche Teile der Immunantwort regulieren. Bei AIDS-Patienten findet man eine starke Abnahme solcher T4-Zellen im Blut, in Lymphknoten, in der Milz und in anderen Geweben, wo sie normalerweise vorkommen. Gewöhnlich findet man 60–80% T4-Zellen in der zirkulierenden T-Zellpopulation; bei AIDS kann ihre Zahl drastisch abnehmen, so daß man die T4-Lymphozyten kaum noch nachweisen kann. Das AIDS-Virus scheint das Wachstum und die Funktion von T4-Zellen zu verlangsamen, so daß mit der Zeit ein selektiver T4-Zellenmangel entsteht.
Die Reduktion der T4-Zellpopulation führt zu schwerwiegenden Konsequenzen, was die zentrale Rolle der T4-Zellen im Immunsystem wider-

spiegelt. Mit Ausbleiben der T4-Hilfe können B-Zellen nicht mehr adäquate Mengen von spezifischen Antikörpern gegen das AIDS-Virus oder andere Infektionen produzieren. Zytotoxische und Suppressor-T-Zellen können ebenfalls ihre Rolle nicht mehr voll erfüllen. Das führt z. B. dazu, daß B-Zellen von AIDS-Patienten große Mengen von unspezifischem Immunglobulin produzieren; aber sie erhalten die nötigen T-Zellsignale nicht mehr, die ihre spezifische Produktion regulieren.
Das AIDS-Virus kann in einem latenten Zustand in den wenigen T4-Zellen für sehr lange Zeit verweilen. Zudem gibt es keine selektive Präferenz für T4-Zellen, da es scheint, daß auch andere immunkompetente Zellen (Makrophagen, B-Zellen) als Reservoir für das Virus dienen können, ebenso wie Zellen außerhalb des Immunsystems, so z. B. Endothelialzellen, Epithelzellen, Gliazellen oder selbst Nervenzellen. Trotzdem scheint es so, daß T4-Zellen am empfänglichsten für AIDS-Virusinfektionen sind, wenn sie stimuliert worden sind z. B. durch chronische parasitäre oder virale Infektionen.
In den Anfängen wurde AIDS streng klinisch definiert [21]. Man verstand darunter eine erworbene Immunschwäche, die mit opportunistischen Infektionen oder einem Kaposi-Sarkom einherging. Die Definition ist heute wesentlich leichter, da jetzt sensitive und spezifische Antikörpernachweise zur Diagnose verwendet werden können. Außerdem kann das Virus selbst mittels Hybridisierungstechniken nachgewiesen werden.

Chronische mukokutane Candidainfektion. In diesem ätiologisch heterogenen Krankheitsbild besteht eine chronische Candida-albicans-Infektion der Schleimhäute, der Haut und der Finger- und Zehennägel. Zudem bestehen verschiedene zelluläre Immundefekte, T-Lymphozytendefekte, ein selektiver IgA-Mangel, ein reduziertes Produktionsvermögen von candidaspezifischen Antikörpern und erniedrigte Myeloperoxidaseaktivität in Granulozyten.
Die gastrointestinalen Symptome sind: Dysphagie, Blutungen, Strikturen im Ösophagus sowie Bildung von Granulomen. Perniziöse Anämie, Eisenmangel, Durchfall, chronisch-aktive Hepatitis und Zirrhose sind auch beschrieben.

Kombinierte B- und T-Lymphozytendefekte

Severe-combined-Immundefizienz. Dieses Krankheitsbild wird durch B- und T-Lymphozytenfunktionsdefekte sowie durch früh auftretende rezivierende Infekte charakterisiert. Die Krankheit wird mit dem X-Chromosom, oder auch autosomal-rezessiv übertragen. Die Hälfte der Pa-

tienten mit der autosomal-rezessiv übertragenen Krankheit weisen eine Adenosin-Deaminasedefizienz auf [13].
Candida-albicans-Infektionen, chronischer Durchfall, Malabsorption werden immer beobachtet. Sklerosierende Cholangitis, Leberzirrhose und Hepatomegalie sind auch beschrieben worden.

Ataxia-Teleangiektasie. Es besteht ein T-Lymphozytendefekt sowie in 40% der Fälle auch ein selektiver IgA-Mangel. Die klinischen Symptome treten im 2. und 3. Lebensjahr auf: Es entwickelt sich eine progressive Ataxie und Teleangiektasien. Rezidivierende Infekte der Sinus und der Lungen werden regelmäßig beobachtet. In 10% der Fälle entwickeln sich maligne Tumoren, insbesondere Lymphome [10].
Malabsorption von Vitamin B_{12}, erniedrigte IgA-Werte und Leberfunktionsstörungen sind beschrieben.

Wiskott-Aldrich-Syndrom. Die Patienten zeigen im 1. Lebensjahr Ekzem, Thrombozytopenie und rezidivierende Infekte [6]. Das Syndrom wird durch das X-Chromosom übertragen.
Die T-Lymphozytenfunktion kann anfänglich normal sein, wird aber mit der Zeit pathologisch. Es besteht eine erniedrigte IgM-Produktion und erhöhte Synthese von IgG- und IgA-Antikörpern. Durchfall mit Blutverlust werden schon in den ersten Lebensjahren beobachtet.

Literatur

1. Asquith P, Gell PGH (1979) Immunology of the gastrointestinal tract. Churchill Livingstone, Edinburgh
2. Barandun S, Morell A, Skvaril F, Oberdorfer A (1976) Deficiency of κ- or λ-type immunoglobulins. Blood 47:79–89
3. Brandtzaeg P (1974) Mucosal and glandular distribution of immunoglublin components: differential localization of free and bound SC in secretory epithelial cells. J Immunol 112:1553–1559
4. Broom BC, de la Concha EG, Webster ADB (1975) Dichotomy between immunoglobulin synthesis by cells in gut and blood of patients with hypogammaglobulinaemia. Lancet 2:253–256
5. Brostoff J, Carini C, Wraith DG, Paganelli R, Levinsky RJ (1979) Immune complexes in atopy. In: Pepys J, Edwards AM (eds) The mast cell. Tunbridge-Wells, Pitman Medical, London, pp 380–393
6. Cooper MD, Chase HP, Lowman JT, Krivit W, Good RA (1968) Wiskott-Aldrich syndrome. An immunologic deficiency disease involving the afferent limb of immunity. Am J Med 44:499–513
7. Eastham EJ, Lichauco T, Grady MI (1978) Antigenicity of infant formulas: role of immature intestine on protein permeability. J Pediatr 93:561–567
8. Fauci AS, Masur H, Gelmann EP, Markham PD, Hahn BH, Lane HC (1985) The acquired immunodeficiency syndrome: an update. Ann Intern Med 102:800–813

9. Ferguson A, Ziegler K, Strobel S (1984) Gluten intolerance (coeliac disease). Ann Allergy 53:637–642
10. Kirkpatrick CH (1976) Cancer and immunodeficiency diseases. Birth Defects 12:61–78
11. McNeish (1984) Enzymatic maturation of the gastrointestinal tract and its relevance to food allergy and intolerance in infancy. Ann Allergy 53:643–648
12. Metcalfe DD (1984) Mast cell mediators with emphasis on intestinal mast cells. Ann Allergy 53:563–575
13. Meuwissen HJ, Pollara B, Pickering RJ (1975) Combined immunodeficiency disease associated with adenosine deaminase deficiency. J Pediatr 86:169–181
14. Miller SD, Hanson DG (1979) Inhibition of specific immune responses by feeding protein antigens. IV. Evidence for tolerance and specific active suppression of cell-mediated immune responses to ovalbumin. J Immunol 123:2344–2354
15. O'Daly JA, Cebra JJ (1971) Rabbit secretory IgA. I. Isolation of secretory component after selective dissociation of the immunoglobulins. J Immunol 107:436–448
16. Orlans E, Peppard J, Reynolds J, Hall J (1978) Rapid active transport of immunoglobulin A from blood to bile. J Exp Med 147:588–599
17. Reinhardt MC (1983) Food allergy: pathogenesis, manifestations, diagnosis and management. In: Businco L (ed) Advances in pediatric allergy. Excerpta Medica, Elsevier, Amsterdam, pp 155–194
18. Reinhardt MC (1984) Makromolecular absorption of food antigens in health and disease. Ann Allergy 53:597–601
19. Ross IN Asqvith P (1979) Primary immune deficiency. In: Asquith P, Gell PGH (eds) Immunology of the gastrointestinal tract. Churchill Livingstone, Edinburgh, pp 162–166
20. Shiner M, Ballard J, Smith ME (1975) The small-intestine mucosa in cow's milk allergy. Lancet 1:136–138
21. Vogt M, Lüthy R (1985) AIDS: Aktuelle Situation und heutiger Wissensstand. Therap. Umschau 42:798–804
22. Walker WA, Wu M, Isselbacher K, Bloch KJ (1975) Intestinal uptake of macromolecules. III. Studies on the mechanism by which immunization interferes with antigen uptake. J Immunol 115:854–861
23. Webster ADB, Slavin B, Shiner M, Platts-Mills TAE, Asherson GL (1981) Coeliac disease with severe hypogammaglobulinemia. Gut 22:153–157

1.5 Schmerz

M. Pirovino

1.5.1 Definition

Unter Schmerz verstehen wir eine am Körper lokalisierbare, grundsätzlich unangenehme Sinnesempfindung mit starker affektiver Komponente. Schmerz wird durch Erregung spezifischer neuraler Rezeptoren hervorgerufen. Er führt typischerweise zu Fluchtreaktionen.

1.5.2 Allgemeine Grundlagen

Es herrscht heute die Auffassung vor, daß spezifische Nozizeptoren über dazugehörige afferente Fasern nozizeptive Neurone im ZNS erregen, daß der menschliche Körper also über ein weitgehend spezifisches System für Schmerzleitung und -empfindung verfügt. Für Spezifität sprechen die unterschiedlichen Zeitkonstanten der Erregungsleitung für Schmerz und andere Modalitäten, die Beobachtung, daß die Dermatome für Schmerz, Temperatur und Berührung nicht identisch sind sowie die Tatsache, daß gewisse pharmakologische Interventionen, wie die Gabe von Morphin, selektiv das nozizeptive System, nicht aber z. B. Mechanorezeptoren beeinflussen. Die engen Beziehungen zwischen Psyche, Schmerz und anderen Modalitäten [7, 8] machen die Identifizierung und Abtrennung des Schmerzes allerdings oft schwierig und bis zu einem gewissen Grade auch artifiziell [3, 5].

Lange Zeit sind die sog. freien Nervenendungen, d. h. Nervenendungen ohne morphologisch spezialisierte Rezeptoren, als *Schmerzrezeptoren* angesehen worden; in Wirklichkeit aber zeigen die schmerzvermittelnden Nervenendungen keine histologisch charakteristische Struktur. Möglicherweise handelt es sich dabei um spezialisierte Chemorezeptoren, die durch bestimmte, infolge einer Gewebsschädigung freigesetzte Substanzen (u. a. Acetylcholin, Histamin, Serotonin, Substanz P, Bradykinin, Prostaglandine) erregt werden.

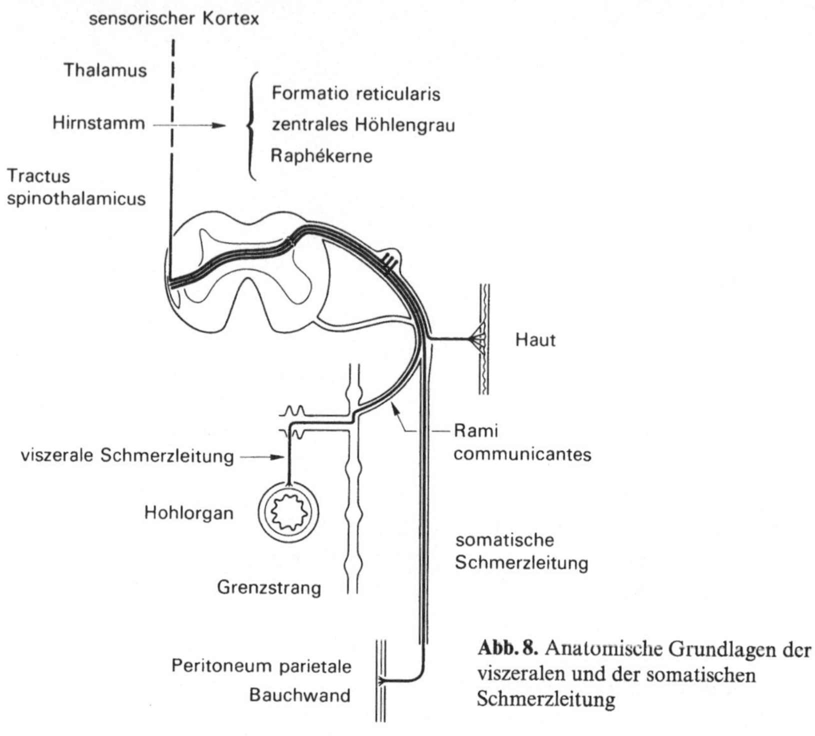

Abb. 8. Anatomische Grundlagen der viszeralen und der somatischen Schmerzleitung

Das 1. an der *Schmerzleitung* beteiligte Neuron hat seinen Zellkörper im Spinalganglion. Es leitet über fein myelinisierte, sog. A-Fasern von 3–4μm Durchmesser sowie unmyelinisierte, dünnere und langsamer leitende C-Fasern die Erregung über die hintere Spinalwurzel zum Hinterhorn, wo der synaptische Kontakt mit dem 2. Neuron, den Hinterhornzellen, stattfindet. Die Axone der Hinterhornzellen kreuzen größtenteils zur Gegenseite, um im Tractus spinothalamicus zum Hirnstamm und zum Thalamus aufzusteigen. Im Verlauf durch den Hirnstamm werden kollaterale Fasern zur Formatio reticularis, zum zentralen Höhlengrau und zu den Raphé-Kernen abgegeben (funktionelle Beziehungen zu Weck- und Affektreaktionen!). Der größte Teil des Tractus spinothalamicus mündet in den Thalamus ein. Von hier aus übernehmen Neurone 3. Ordnung die „Schmerzprojektion" zum sensorischen Kortex (Abb. 8).

1.5.3 Der Abdominalschmerz

Was bereits für die Schmerzempfindung im Bereich der leicht zugänglichen Haut gilt, trifft in besonderem Maße auf den abdominellen Schmerz zu: Die Kenntnisse über die zugrunde liegenden Mechanismen sind lückenhaft, und zudem fehlt eine objektive Methode, die erlauben würde, Charakter und Schweregrad eines Bauchschmerzes mit genügender Klarheit zu bestimmen. Dazu kommt, daß ganz erhebliche interindividuelle Unterschiede in der Art und Weise bestehen, wie ein Bauchschmerz beschrieben bzw. verarbeitet wird. Am Menschen gewonnene experimentelle Daten sind spärlich. Wolf und Wolff zeigten vor über 30 Jahren an einem Patienten mit Magenfistel, daß entzündliche Veränderungen der Magenschleimhaut die Schmerzschwelle herabsetzen [10]. Daß die typische biliäre Kolik zeitlich mit der maximalen Dilatation des proximalen Ductus choledochus zusammenfällt, konnte bei einem Steinträger durch Zufall während einer cholangiographischen Untersuchung dokumentiert werden [9]. Bei einer Serie von Patienten mit subjektivem Blähungsgefühl und als funktionell gedeuteten Schmerzen konnten mittels quantitativer Bestimmung normale Gasvolumina und eine normale Zusammensetzung der intestinalen Gase nachgewiesen und damit die Beschwerden auf eine gestörte intestinale Motilität zurückgeführt werden [6] (s. 1.3 und 2.4).

1.5.4 Viszeraler, somatischer, übertragener Schmerz

Viszeraler Schmerz. Die schmerzvermittelten Nervenendungen sind in der Wandung der Hohlorgane bzw. in der Kapsel der parenchymatösen Abdominalorgane lokalisiert. Die Fasern verlaufen mit dem Sympathikus und führen über Grenzstrang und Rami communicantes zu den dorsalen Wurzeln. Im Vergleich zur Haut ist die Zahl der Nervenendungen pro Flächeneinheit weitaus geringer und die Überlappung stärker, beides Faktoren, die zur schlechten Lokalisierbarkeit viszeraler Schmerzen beitragen. Individuen sind nicht in der Lage, durch luftgefüllte Ballons induzierte Schmerzen im Bereich von unterem Ösophagus, Magen oder Gallenwegen voneinander zu unterscheiden [4]. Der reine, durch Ballondehnung des Intestinaltraktes verursachte viszerale Schmerz wird durch einseitige Sympathektomie auf die andere Seite lateralisiert, durch beidseitige Sympathektomie eliminiert [1]. Da die viszerale Innervation bilateral ist, wird der Schmerz in der Regel in der Mittellinie empfunden. Er wird unscharf in die Tiefe lokalisiert und als dumpf beschrieben. Verletzungen der Hohlorgane in Form von Schneiden und Brennen sind nicht schmerzhaft, wohl aber übermäßige Dehnungen und Kontraktionen. Eine rasche Dehnung der Kapsel der soliden Organe (Leber, Pankreas, Milz, Niere) wird als Schmerz empfunden. Wie eine verminderte Blutzufuhr (z. B. ischämische Kolitis) oder das peptische Ulkus (Muskelspasmen?) Schmerzen verursachen, ist weitgehend ungeklärt.

Somatischer Schmerz. Das Peritoneum parietale und die verschiedenen Schichten der Bauchwand sind wie Haut und quergestreifte Muskulatur mit spinalen somatischen Nerven ausgestattet. Es handelt sich dabei um Äste der Interkostalnerven. Wie die viszeralen, werden auch die somatischen Signale nach Eintritt ins Hinterhorn über den Tractus spinothalamicus weitergeleitet. Das Peritoneum viscerale wird durch viszerale Nervenfasern versorgt. Im Gegensatz zu den viszeralen Schmerzfasern besteht eine genaue segmentale Zuordnung der somatisch innervierten Strukturen, so daß die subjektive Schmerzlokalisation weitgehend dem Ort des Krankheitsgeschehens entspricht. Der somatische Schmerz wird exakt lokalisiert und zeichnet sich im weiteren durch ausgesprochene Lageabhängigkeit und Beeinflussung durch Bewegungen (Atmen, Husten, Erschütterung) aus. Nicht selten gehen die verschiedenen Schmerztypen im Verlauf einer abdominalen Erkrankung ineinander über (z. B. Appendicitis acuta: initial dumpfer, um die Nabelgegend lokalisierter viszeraler Schmerz durch Obstruktion und Schwellung der Appendix sowie Überdehnung des viszeralen Peritoneums; nach Kontakt der entzündeten Appendix mit dem parietalen Peritoneum klar umschriebener, messerscharfer somatischer Schmerz im Bereich des rechten Unterbauches).

Tabelle 5. Viszeraler vs. somatischer Schmerz

	Viszeraler Schmerz	Somatischer Schmerz
Entstehungsort	Abdominale Hohlorgane Kapsel der parenchymatösen Organe	Peritoneale parietale Bauchwand
Auslösender Mechanismus	Dehnung, Spannung Motilitätsstörung	Verschiedene Formen der Gewebsschädigung
Subjektives Schmerzerlebnis	Krämpfe Kolik Brennen, Bohren	Scharfer, schneidender Dauerschmerz
Lokalisation	Unbestimmt in der Tiefe Mittellinie	Exakt lokalisierbar
Begleiterscheinungen	Nausea, Erbrechen, kalter Schweiß, Unruhe Besserung durch Bewegung	Lage- und Bewegungsabhängigkeit Erschütterungsschmerz Besserung durch Schonhaltung

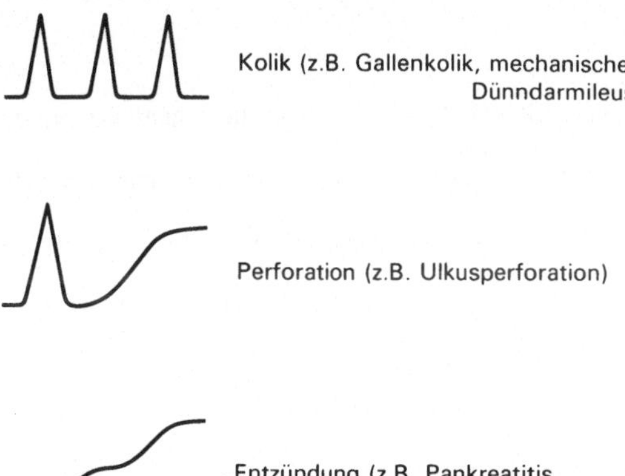

Abb. 9. Abdominalschmerz: zeitliche Verlaufsmuster

Die Charakteristika des viszeralen bzw. somatischen Schmerzes sind in Tabelle 5 aufgeführt. Neben diesen Merkmalen, die zur Unterscheidung zwischen viszeralem und somatischem Schmerz dienen, kann auch das zeitliche Verlaufsmuster des Schmerzes wichtige differentialdiagnostische Hinweise abgeben (Abb. 9).

Übertragener Schmerz. Als solcher wird ein Schmerz wohl viszeralen Ursprungs bezeichnet, der aber vom Patienten auf bestimmte Hautareale (Head-Zonen) bezogen wird. Die anatomische Grundlage besteht darin, daß somatische Hautnerven auf den gleichen Segmenten in das Rückenmark einstrahlen wie schmerzleitende Fasern aus den inneren Organen. Es wird vermutet, daß dabei elektrische Aktivität von viszeralen Fasern auf somatische Fasern „überspringt" und letztere aktiviert, oder daß kutane und viszerale afferente Fasern auf gleiche Neurone im Tractus spinothalamicus hin „konvergieren" bzw. gleiche Neurone in bestimmten Arealen des Hinterhorns aktivieren. Als Beispiel für diesen Schmerztyp sei der Schulterschmerz bei entzündlichen Prozessen im Bereich der zentralen Anteile des Zwerchfells erwähnt (N. phrenicus, 3. und 4. zervikales Segment).
Die Möglichkeit, daß radikuläre, von den unteren thorakalen Segmenten ausgehende Syndrome sowie extraabdominelle Ursachen im Rahmen von Allgemeinerkrankungen ein abdominelles Leiden vortäuschen können, soll hier nur am Rande erwähnt werden. Eine ausführliche tabellarische Übersicht findet sich bei Bircher [2].

Literatur

1. Bingham JR, Ingelfinger FJ, Smithwick RH (1950) The effects of sympathectomy on abdominal pain in man. Gastroenterology 15:18–31
2. Bircher J (1972) Differentialdiagnostische Bedeutung von Abdominalschmerzen. Helv Chir Acta 36:157–164
3. Bishop B (1980) Pain: its physiology and rationale for management. Phys Ther 60:13–37
4. Brooks FP (1978) Gastrointestinal physiology, 2nd ed. Oxford University Press, New York, pp 7–22
5. Kerr FWL, Wilson PR (1978) Pain. Ann Rev Neurosci 1:83–102
6. Lasser RB, Bond JH, Levitt MD (1975) The role of intestinal gas in functional abdominal pain. N Engl J Med 293:524–526
7. Melzack R, Wall PD (1965) Pain mechanisms: a new theory. Science 150:971–979
8. Nathan PW (1976) The gate-control theory of pain. A critical review. Brain 99:123–158
9. Sullivan FJ, Eaton SB, Ferrucci JT, Dreyfuss JR, Sloan RW (1973) Cholangiographic manifestations of acute biliary colic. N Engl J Med 288:33–35
10. Wolf S, Wolff HG (1947) Human gastric function; an experimental study of a man and his stomach, 2nd ed. Oxford University Press, New York

1.6 Psyche und Gastrointestinaltrakt

G. Stacher, A. L. Blum

1.6.1 Definitionen

Psychosomatische Erkrankungen
Es handelt sich um primär somatisch definierte Krankheiten, für deren Entstehung und Verlauf psychischen und psychosozialen Faktoren eine besondere Rolle beigemessen wird.

Psychosomatische Medizin
Sie befaßt sich

a) mit der Erforschung der möglichen Bedeutung psychischer und psychosozialer Einflüsse auf die Entstehung und den Verlauf von primär somatisch definierten Krankheiten und Störungen;
b) mit der Erarbeitung von Behandlungsverfahren, die die als krankheitsauslösend bzw. -aufrechterhaltend angesehenen psychischen und psychosozialen Faktoren zugleich mit den somatischen Faktoren zu modifizieren im Stande sind;
c) im weiteren Sinne auch mit den Einflüssen von somatischen Erkrankungen auf Psyche und psychosoziales Umfeld.

1.6.2 Anatomische und physiologische Grundlagen

Der Gastrointestinaltrakt steht nur an seinem Beginn und an seinem Ende unter der unmittelbaren Kontrolle des zentralen Nervensystems (ZNS). Im gesamten übrigen Verlauf hat das ZNS nur eine die intrinsische Aktivität des enteralen Nervensystems modulierende und integrierende Funktion, wofür es vor allem über den N. vagus und die Nn. splanchnici sensorische Informationen aus dem Magen-Darm-Trakt erhält. Die Strukturen, die dabei eine Rolle spielen, sind vor allem die des „viszeralen Hirns", nämlich Fornix, Nucleus amygdalae, Gyrus cinguli und Hypothalamus, in denen auch olfaktorische und reproduktive Funktionen repräsentiert sind. Durch die enge Verbindung dieser Strukturen mit dem limbischen System ist es verständlich, daß nicht nur Emotionen das Gastrointestinum beeinflussen können, sondern auch umgekehrt eine dem Hypothalamus mitgeteilte Hypoglykämie sich in einer erhöhten Aggressivität äußern kann [6].

Interaktionen zwischen Sensorium, Zentralnervensystem und Vegetativum sind in Abb. 10 schematisch dargestellt. Die Wahrnehmung der Umwelt gestaltet den Inhalt der Kognition (Pfeil 1); umgekehrt führen gedankliche Inhalte, Stimmungen und Zielvorstellungen zu einer selektiven Wahrnehmung (Pfeil 2). Der Inhalt der Kognition verursacht vegetative Reaktionen (Pfeil 3); die Wahrnehmung des körperlichen Gesamtzustandes und dessen kognitive Bewertung bestimmen die Emotionen (Pfeil 4). Ein externer Stimulus kann auch ohne kognitive Verarbeitung vegetative Reaktionen verursachen (Pfeil 5); die organische Bedürfnislage führt zu einer selektiven Wahrnehmung (Pfeil 6). Wechselwirkungen dieser Art sind jedoch noch wenig erforscht. Dies trifft auch für die Annahme zu, daß der Gastrointestinaltrakt in besonderer Weise psychischen Einflüssen unterliege und daß gastrointestinale Symptome akute oder chronische Einwirkungen von Stressoren aus der Umwelt des In-

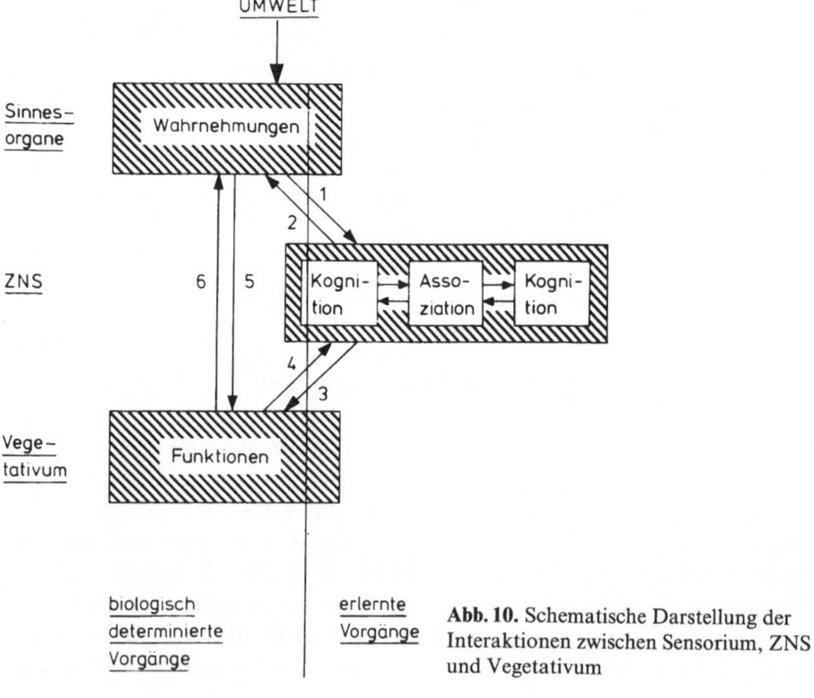

Abb. 10. Schematische Darstellung der Interaktionen zwischen Sensorium, ZNS und Vegetativum

dividuums widerspiegelten. Die psychosomatische Medizin postuliert, daß Erkrankungen durch ein Zusammenwirken physiologischer, psychologischer und sozialer Faktoren zustande kommen [42, 44, 77]. Am Beispiel des Ulcus duodeni etwa seien dies eine vererbte Neigung zur Hypersekretion, anlagemäßige und erworbene psychische Eigenschaften, welche den Magen für eine Läsion weiter anfällig machten und schließlich als schwere Belastung empfundene Ereignisse oder Änderungen von Lebensumständen, z. B. Trennungserlebnisse, die den Ulkusschub auslösten. Dabei wären nicht die jeweiligen objektiven Lebensumstände entscheidend, sondern das, was das Individuum nach Aufnahme und Verarbeitung aus diesen Umständen werden lasse. So sei es zu erklären, daß die meisten Menschen, selbst wenn ihnen schreckliche Dinge zustießen, bei augenscheinlich guter Gesundheit blieben.

Therapeutische Maßnahmen können sowohl auf somatische als auch auf psychische Vorgänge wirken (Abb. 11). So kann etwa die Ulkusheilung durch eine direkt auf die Belegzellen gerichtete, die Säuresekretion hemmende Wirkung beschleunigt werden (Pfeil 1), wodurch auch der Schmerz gelindert wird (Pfeil 2). Das für den Patienten mit der Einleitung der Therapie verbundene Mehr an Zuwendung und das Vertrauen des Patienten auf die Wirkung des verordneten Medikaments („Plazebowirkung") können beruhigend und auf diese Weise ebenfalls schmerzlindernd wirken (Pfeil 3). Psychotherapeutische Maßnahmen können die Schmerzempfindung verändern und dadurch zur Besserung des Gesamtbefindens des Individuums beitragen (Pfeil 4) und die Spannung vermindern. Durch die Verminderung der Spannung wieder kann die Magensäuresekretion verringert und damit die Ulkusheilung beschleunigt wer-

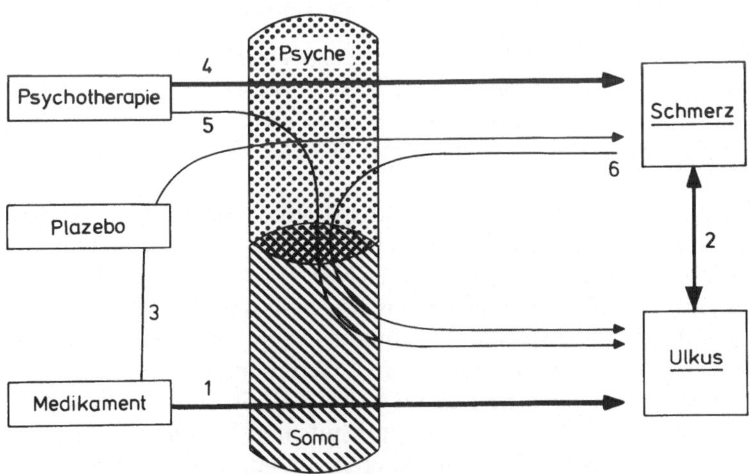

Abb. 11. Wirkung therapeutischer Maßnahmen auf somatische und psychische Vorgänge

den (Pfeil 5 u. 6). Damit wird auch ein Circulus vitiosus zwischen Ulkus und Ulkusschmerz unterbrochen (Pfeile 2). In dieser Sicht erscheint es klar, daß psychotherapeutische Maßnahmen nicht nur beim Ulkus, sondern auch bei anderen Krankheiten nicht ohne günstige Wirkung bleiben können. Die Tatsache jedoch, daß nicht nur psychische Belastungen die Anfälligkeit für Krankheiten zu erhöhen und deren Verlauf ungünstig zu beeinflussen imstande sind, sondern umgekehrt auch organische Krankheiten psychische Konsequenzen haben, wird oft außer acht gelassen.

1.6.3 **Ulkuskrankheit** (s. auch 6.2)

Die Ulkuskrankheit gilt als in besonderer Weise von psychischen Faktoren mitbestimmt und wird von vielen als psychosomatisches Leiden „par excellence" angesehen. Für die Richtigkeit dieser Annahmen wird eine Reihe von Argumenten bzw. Hypothesen angeführt, die in der Folge dargestellt werden.

1) Beim Versuchstier wird die Entstehung experimenteller Ulzera durch psychosoziale Manipulationen gefördert. Es wurde berichtet, daß eine vorzeitige Trennung von Rattensäuglingen von ihrer Mutter die spätere Anfälligkeit der Tiere für durch Zwangsimmobilisation erzeugte Ulzera erhöhte [2]. In einem berühmt gewordenen Experiment mit Affen konnte ein Tier, der „executive monkey", elektrische Schläge durch Betätigung eines Hebels vermeiden. Dieser Affe, und nicht sein Kollege, der keine Möglichkeit der Abwendung der elektrischen Schläge hatte, starb an einer Ulkusblutung [9]. Die Resultate des „executive monkey"-Experiments ließen sich allerdings später nicht reproduzieren.

2) Eine Übersekretion von Magensäure infolge einer Fehlsteuerung durch das zentrale Nervensystem führt zum Ulkus. Voraussetzung für die Richtigkeit dieser These wäre, daß die Hypersekretion dem Ulkusleiden vorausginge [59] und nicht etwa umgekehrt das Ulkus zur Hypersekretion führte [31].

Sowohl bei Gesunden als auch bei Ulkuspatienten sind Veränderungen der Magensekretion während psychisch belastender Gespräche und unter der Einwirkung anderer psychischer Noxen beobachtet und in z. T. allerdings nur anekdotischen Berichten mitgeteilt worden [22, 27, 37, 43, 49, 71, 86]. Angst, aber auch durch Eintauchen einer Hand in Eiswasser ausgelöster Streß führen zunächst zu einer Hemmung und nach dem Ende der Belastung zu einer erhöhten Sekretion [68, 76]. Bei einem Säugling war libidinöses und aggressives Verhalten mit einer Zunahme, in sich gekehrtes Verhalten und Schlaf mit einer Abnahme der Säuresekretion verbunden [25]. Auch durch Hypnose, Biofeedback und Konditionie-

rung kann die Sekretion beeinflußt werden [34, 67, 68, 80, 82]. Eine hohe Säuresekretion ist bei hyperaktiven, eine erniedrigte Sekretion bei passiven und eine normale Sekretion bei psychisch unauffälligen Ulcus-duodeni-Patienten beobachtet worden [8]. Es wäre jedoch durchaus denkbar, daß sich auch nichtulkuskranke Individuen so verhalten; entsprechende Untersuchungen liegen nicht vor.
Beim Ulcus duodeni sind Säure- und Pepsinsekretion, wenn auch nicht unbedingt im Einzelfall, so doch im Mittel erhöht. Als Ursache der Hypersekretion ist eine erhöhte tonische Aktivität des N. vagus postuliert worden [18]. Darauf schienen eine relativ hohe Sekretionsantwort auf Insulin [35], eine relativ hohe Pepsinsekretion [50] und die Unmöglichkeit, bei Ulcus-duodeni-Patienten – im Gegensatz zu Gesunden – die Ansprechbarkeit der Säuresekretion auf Pentagastrinstimulation durch niedrige Dosen eines Cholinergikums zu erhöhen [54], hinzudeuten. Die Hypothese eines erhöhten Vagotonus ist jedoch Hypothese geblieben.

3) Läsionen im Bereiche des zentralen Nervensystems können Ulzera verursachen. Nach Operationen in bestimmten Hirngebieten können, wie in der klassischen Beobachtung von Cushing [16], akute Erosionen und oberflächliche Ulzera entstehen und zu Perforationen und lebensbedrohenden Blutungen führen. Als einer der dabei wirksamen pathogenetischen Mechanismen wurde eine zentralnervös verursachte Hypersekretion angesehen [51]. Den chronisch rezidivierenden Ulcera duodeni und ventriculi entsprechende Geschwüre sind nach zerebralen Läsionen jedoch nicht beobachtet worden.

4) Bei Ulkuspatienten findet sich eine „vegetative Labilität“. Für diese von Bergmann 1913 [7] aufgestellte und in der medizinischen Welt zeitweise sehr populäre Hypothese fand sich keine wissenschaftliche Grundlage.

5) Bei Ulkuspatienten finden sich bestimmte Persönlichkeitsmerkmale oder ein spezifischer Konflikt. Die Annahme des Vorliegens einer besonderen Ulkuspersönlichkeit konnte nicht aufrechterhalten werden [57, 65]. Alexander [3] stellte die Hypothese auf, daß das Ulkusleiden durch einen spezifischen, in der frühkindlichen Entwicklung begründeten Konflikt ausgelöst werde, der später zu einem nicht eingestandenen Abhängigkeitsbedürfnis führe (eingehender dargestellt bei [65]). Diese Hypothese fußt lediglich auf Einzelbeobachtungen; die wenigen, später an größeren Kollektiven unternommenen Studien sind schwer interpretierbar. Gegenüber anderen an Schmerzen leidenden Patienten zeichnen sich Ulkuspatienten durch keine besonderen Persönlichkeitsmerkmale aus [74]. Mindestens die Hälfte der Ulkuspatienten ist psychisch völlig unauffällig [8].

Neurotisches, ängstliches, depressives oder introvertiertes Verhalten von Ulkuspatienten [40, 51] sagt nichts über die Ursache der Erkrankung aus und kann ebensogut Folge des Ulkusleidens sein. Größere Untersuchungen über die kognitive Verarbeitung externer Stimuli durch Ulkuspatienten sind bisher nicht durchgeführt worden. Berichte, daß Ulkuspatienten auf Streß besonders „empfindlich" reagierten [42], sind zur Stützung der Hypothese von Alexander kaum geeignet.

6) Dem Ulkusschub gehen exogene psychische Belastungen voraus. Es wurde berichtet, daß Ulkusschüben Streßsituationen aller Art vorausgingen [4, 46], wobei Trennungserlebnissen besondere Bedeutung zugemessen wurde. So wurde bei Gastarbeitern in der Schweiz [87] sowie bei den Schwarzen und Indern in den Großstädten Südafrikas [58] eine erhöhte Anfälligkeit für die Ulkuskrankheit beobachtet. Andere Autoren aber zeigten, daß weder Patienten mit Ulcera ventriculi [75] noch solche mit Ulcera duodeni [52] mehr oder schwerwiegenderen Lebensereignissen oder Veränderungen ihrer Lebensumstände ausgesetzt waren als gesunde Kontrollpersonen. Während des 2. Weltkrieges ist bei der Bombenangriffen ausgesetzten Zivilbevölkerung eine Häufung von Ulkusperforationen und Blutungen beobachtet worden [64]. Versuche, besonders ulkusanfällige Berufsgruppen zu identifizieren, schlugen fehl [13, 21].
Für ein Zusammenspiel genetischer mit unspezifischen psychischen und sozialen Faktoren schien eine großangelegte Studie von Weiner und Mitarbeitern [79] zu sprechen. Diese Autoren wählten aus über 2000 frisch eingezogenen Rekruten jene mit besonders hohen und besonders niedrigen Serumpepsinogenspiegeln aus. Eine Beziehung zwischen Serumpepsinogen und der Sekretion von Pepsin und Säure im Magen war bereits früher nachgewiesen worden. Bei Rekruten mit hohem Pepsinogenspiegel sagten die Autoren die Entstehung eines Ulkus während der Ausbildungszeit voraus und behielten damit in 9 von 10 Fällen recht [42, 79]. Bei den an einem Ulkus Erkrankten fanden sich auch schwere ungelöste Konflikte im Sinne der Hypothese Alexanders. Eigenartig berührt an dieser Studie, daß die aufgetretenen Ulzera angeblich in keinem Falle schon vor dem Militärdienst Symptome verursachten und daß die Rekrutenausbildung jeweils als die größte bisherige psychische Belastung erlebt worden sein soll. Die Resultate dieser vielbeachteten Studie konnten übrigens nicht reproduziert werden.

7) Das Ulkus kann durch Psychotherapie erfolgreich behandelt werden. Die wenigen dazu erschienenen Studien berichten über hochselektionierte Kollektive oder Kurzzeiterfolge, beschreiben die Art der Therapie nur oberflächlich oder enthalten keine katamnestischen Angaben (eingehender dargestellt bei [65]). Eine kontrollierte Studie wurde von Sjödin [61] veröffentlicht. Dieser Autor verglich den Heilungserfolg bei Patienten, die zusätzlich zur medikamentösen Therapie eine Kurzzeitpsychotherapie erhielten, mit dem bei Patienten, die rein medikamentös behandelt wurden. In der Ulkusheilung zeigten sich zwar keine Unterschiede; die Patienten, die zusätzlich Psychotherapie erhalten hatten, zeichneten sich jedoch bei der Nachuntersuchung durch eine größere Fähigkeit zur Problembewältigung und durch ein größeres Selbstvertrauen aus. Das trizyklische Antidepressivum Trimipramin beschleunigt die Ulkusheilung [78], es ist aber fraglich, ob dieser günstige Effekt durch eine psychotrope oder vielmehr durch eine anticholinerge Wirkung in der Peripherie zustande kommt [60]. Die Rezidivneigung des Ulkus vermag Trimipramin nicht zu beeinflussen [78].

8) Psychische Störungen haben einen ungünstigen Einfluß auf die Ulkustherapie, eine „lediglich" somatische Therapie vermag die Ulkuskrankheit nicht zu heilen. Einige Autoren vertraten die Meinung, daß der Erfolg der Ulkuschirurgie von bestimmten psychischen Faktoren bzw. vom Vorliegen oder Nichtvorliegen einer psychiatrischen Erkrankung abhänge [14, 39], andere konnten keine solchen Abhängigkeiten feststellen [1]. Es wurde auch berichtet, daß eine rein somatische Therapie nicht zielführend sei und es nach an sich erfolgreichen Ulkusoperationen häufig zu einem Symptomwandel komme ([23, 28] s. auch [65]). An einem großen Patientenkollektiv konnte ein solches Phänomen jedoch nicht beobachtet werden: Im Gegenteil, je besser das „somatische" Resultat der Operation, desto besser war auch die Chance einer Besserung der psychischen Verfassung der Patienten [62]. Auch die vielen Berichte über gute Ergebnisse der operativen Ulkustherapie sprechen gegen die Vorstellung, daß eine „lediglich" somatische Therapie die Krankheit und den ihr zugrundeliegenden psychischen Zustand nicht bessern könne und nur zu einem Symptomwandel Anlaß gebe.
Zusammenfassend kann gesagt werden, daß psychische Faktoren wohl eine Rolle bei der Ulkuskrankheit spielen können, diese Rolle jedoch nicht ursächlich und gegenüber der Bedeutung einer Reihe anderer Faktoren eher marginal ist.

1.6.4 Motilitätsstörungen

Störungen der Ösophagusmotilität (s. auch 2.1)
Ausdrücke wie „da bleibt einem der Bissen im Hals stecken" oder „ich kann das nicht schlucken" beziehen sich auf ösophageale Symptome in Situationen psychischer Erregung und Spannung. Tatsächlich können

nichtpropulsive Kontraktionen sowohl beim Essen besonders heißer und kalter Speisen als auch durch externe Einwirkungen, wie etwa laute akustische Reize, zustande kommen. Auch unter dem Eindruck psychischer Belastungen und Spannungen wurde ein vermehrtes Auftreten solcher, den Bissen nicht weiterschiebender, sondern festhaltender Kontraktionen beobachtet. Dies führte zu verallgemeinernden Konzepten einer psychogenen Ursache von Störungen des Schluckaktes. Psychoanalytisch orientierte Autoren meinten in derartigen abnormen Kontraktionen eine „direkte, wenn auch als solche nicht bewußte Abwehr der Einverleibung" zu sehen. Dise Hypothesen konnten nicht verifiziert werden und gelten heute als obsolet (eingehender dargestellt bei [66]).

Das *Globusgefühl* wurde lang als hysterische Manifestation betrachtet, Bräutigam und Christian [10] haben es noch 1975 zu den „klassischen hysterischen Symptomen" gezählt. Es konnte jedoch nie gezeigt werden, daß Patienten mit Globussymptomen mehr hysterische Persönlichkeitsmerkmale aufwiesen als Gesunde. Dagegen fanden sich bei einer großen Zahl solcher Patienten spinnwebenartige Schleimhautbrücken im oberen und Schleimhautringe im unteren Ösophagus, deren endoskopische Durchtrennung die Dysphagie zum Verschwinden brachte. In anderen Fällen lag die Ursache des Globusgefühls in einer pharyngoösophagealen Dyskoordination oder in einem gastroösophagealen Reflux mit reaktiver Hypertonie des oberen Ösophagussphinkters (eingehender dargestellt bei [66]).

Die *Achalasie* wurde lange Zeit als Kardiospasmus verkannt und als ein psychogenes Leiden angesehen. Inzwischen ist jedoch klar geworden, daß die Achalasie durch eine organische, möglicherweise infektbedingte Läsion im Bereich der nichtadrenerg-nichtcholinergen Teile des intramuralen Nervensystems und der extrinsischen Innervation des Ösophagus zustandekommt (eingehender dargestellt bei [66]). Die Symptome der Achalasie können jedoch durch psychische Belastungen verstärkt werden, so daß unter Umständen ein Circulus vitiosus zwischen Dysphagie und psychischer Irritation entsteht.

Auch der *diffuse Ösophagusspasmus* ist als eine psychogene Krankheit angesehen worden. Emotionelle Spannungen können die bestehenden schmerzhaften Schluckbeschwerden verschlimmern bzw. zu ihrem vermehrten Auftreten beitragen, sind jedoch nicht Ursache der Krankheit. Die massive Überempfindlichkeit der Ösophagusmuskulatur auf cholinerge Stimulantien weist, wie bei der Achalasie, auf das Vorliegen einer Denervation im Plexus myentericus hin. Durch psychotherapeutische Maßnahmen werden die Symptome des diffusen Spasmus nicht gebessert (eingehender dargestellt bei [66]).

Störungen der Magenmotilität (s. auch 2.2)
Störungen der Magenmotilität werden zumeist im Verlaufe anderer Erkrankungen, etwa bei Ulcus duodeni oder ventriculi, bei diabetischer Neuropathie und bei Zuständen nach Vagotomie manifest ([11]s. auch 1.7 u. 6.2). Eine verzögerte Magenentleerung findet sich auch bei der Anorexia nervosa [20, 69] und bei Patienten mit dyspeptischen Beschwerden ohne Ulkus [15]. Die Behauptung, die „nichtulzeröse Dyspepsie" sei auf psychische Ursachen zurückzuführen, ist Behauptung geblieben. Andere ätiologische Faktoren sind bei dieser heterogenen Gruppe von Störungen weitaus wahrscheinlicher. Dafür spricht auch, daß peripher angreifende prokinetische Medikamente wie Cisaprid nicht nur die Magenentleerung normalisieren, sondern auch die Beschwerden dyspeptischer Patienten zu lindern vermögen [15].

Störungen der Kolonmotilität (s. auch 2.3 u. 2.4)
Das *Colon irritabile,* die häufigste gastroenterologische Erkrankung, wird weithin als psychosomatische Erkrankung betrachtet. Für eine besondere ätiologische Bedeutung psychischer Faktoren wurde eine Reihe von Argumenten ins Treffen geführt, die hier kurz dargestellt werden.

1) Streß kann bei Gesunden an das irritable Kolon erinnernde Symptome auslösen; Hinweise für eine organische Ursache des irritablen Kolonsyndroms fehlen. Daß Colon-irritabile-artige Symptome bei vielen, wenn auch bei weitem nicht allen Gesunden in belastenden Situationen beobachtet werden können und der bisherige Mißerfolg bei der Suche nach einer organischen Ursache stellen keine Hinweise auf einer besondere ätiologische Bedeutung psychischer Faktoren dar.

2) Das irritable Kolonsyndrom ist durch eine zentralnervös verursachte Störung der Kolonmotilität bzw. durch eine abnorme Reaktion des Kolons auf stressende Einflüsse bedingt. Berichte über eine bei Patienten mit irritablem Kolonsyndrom herrschende abnorme myoelektrische Kontrollaktivität [63, 73], eine vermehrte Motilität in Ruhe [12], eine verlängerte kontraktile Reaktion auf Mahlzeiten [70] und eine verstärkte Reaktion auf Neostigminstimulation [12] blieben nicht unwidersprochen [5, 55]. Zudem würden solche Veränderungen eher für eine primär myogene als für eine zentralnervöse Ursache sprechen. In einer Studie fanden sich bei Patienten mit irritablem Kolonsyndrom in der Reaktion des Kolons auf stressende Interviews und auf Mahlzeiten keine Unterschiede gegenüber Gesunden; ihre Motilität unterschied sich auch in keiner Weise von der von neurotischen Patienten ohne Darmbeschwerden [36]. Andere Autoren fanden, daß sich die Motilität von Colon-irritabile-Patienten während emotionell geladener Gespräche in derselben Weise veränderte wie die von Gesunden [12, 55]. Daß zentralnervöse Einflüsse die Motilität verändern können, bedeutet nicht, daß sie für die Entstehung und Aufrechterhaltung des irritablen Kolonsyndroms von Bedeutung sein müssen.

3) Patienten mit irritablem Kolonsyndrom zeigen abnorme psychische Merkmale oder psychiatrische Auffälligkeiten. Die Erkrankung wurde als hysterische Manifestation [88], als Krankheit neurotischer [32, 48, 56] oder depressiver [29, 88] Personen bezeichnet. Patienten mit irritablem Kolonsyndrom sollen ängstlicher und „empfindlicher" sein als Gesunde [81] und auf geringfügige Erkrankungen mit stärkeren Beschwerden reagieren [83]. Alle diese Beobachtungen wurden jedoch an sehr kleinen Patientenkollektiven angestellt und beziehen sich außerdem nur auf jene kleine Subgruppe von Patienten mit irritablem Kolonsyndrom, die sich in ärztliche Behandlung begibt [19]. Zudem sind Kranke, insbesondere chronisch Kranke, stets ängstlicher und depressiver gestimmt als Gesunde. Patienten mit irritablem Kolonsyndrom zeichnen sich durch kein spezifisches Persönlichkeitsprofil aus [36].

4) Das irritable Kolonsyndrom (s. 2.4) *kann durch psychotherapeutische und psychopharmakologische Maßnahmen erfolgreich behandelt werden.* Trizyklische Antidepressiva haben sich bei Colon-irritabile-Patienten als gut wirksam erwiesen [45], was jedoch nicht nur auf die antidepressiven und sedierenden, sondern auch auf die anticholinergen Wirkungen dieser Substanzen zurückzuführen sein dürfte. Ähnlich günstige Wirkungen von Antidepressiva sind übrigens auch bei einer Reihe anderer chronischer Erkrankungen beobachtet worden. Psychotherapie kann günstig wirken [30, 72, 85]; noch bessere Resultate sind mit einer Hypnosetherapie erzielt worden [84]. Diese Beobachtungen scheinen zwar die Hypothese einer besonderen ätiologischen Bedeutung psychogener Faktoren zu stützen, sind dafür jedoch keineswegs beweisend. Bei jeder chronischen Erkrankung sollte sich eine Hilfe beim Lernen mit der Krankheit zu leben, günstig auswirken.

1.6.5. Chronisch-entzündliche Darmerkrankungen

Colitis ulcerosa (s. 4)
Lange Zeit wurde die Colitis ulcerosa als ein klassisches psychosomatisches Leiden angesehen [24]. Es wurde behauptet, daß Kolitispatienten sich durch „emotionale Unreife", „depressive Objektabhängigkeit mit Verdrängung von Aggressionen", eine Störung der „analen Triebdynamik" und allgemein durch ein „sich Aufgeben gegenüber den Anforde-

rungen des Lebens“ auszeichneten [33]. Die Diarrhö wurde als infantile Reaktion auf ängstigende oder stressende Ereignisse angesehen [38]. Patienten mit Colitis ulcerosa sind jedoch psychisch nicht auffälliger und auch nicht mehr äußeren psychischen Belastungen ausgesetzt als Gesunde [26, 41]. Selbst wenn sich Patienten mit Colitis ulcerosa psychisch von Gesunden unterscheiden sollten, wäre dies angesichts der Schwere des Krankheitsbildes nicht verwunderlich. Die Kolonmotilität von Kolitispatienten unterscheidet sich, wenn keine Diarrhö besteht, nicht von der Gesunder, auch in der Reaktion auf emotionell geladene Gespräche wurde kein Unterschied gefunden [12, 17]. In einer Studie hatte eine langdauernde Psychotherapie keinen erkennbaren günstigen Einfluß auf den Krankheitsverlauf [47].

M. Crohn (s. 4)
Beim M. Crohn finden sich keine schlüssigen Hinweise für eine besondere ätiologische Bedeutung psychischer Faktoren.

Zusammenfassung
Es besteht kein Zweifel daran, daß die Funktion des Magen-Darm-Traktes durch zentralnervöse und psychische Vorgänge beeinflußt wird. Die vorliegenden Fakten sind jedoch nicht geeignet, weitreichende Schlüsse im Hinblick auf eine besondere Bedeutung psychischer Faktoren bei der Genese gastrointestinaler Erkrankungen oder darauf zuzulassen, daß solche Erkrankungen als im engeren Sinne „psychosomatisch“ anzusehen wären.

Literatur

1. Aagaard J, Amdrup E, Aminoff C et al (1983) A predictor analysis of clinical assessment of outcome among patients operated on for duodenal ulcer. A 1-year prospective study. Scand J Gastroenterol 18:1025
2. Ackerman SH (1980) Early life events and peptic ulcer susceptibility: an experimental model. Brain Res Bull 5:43
3. Alexander F: Psychosomatic medicine: its principles and applications (Norton, New York 1950). In deutscher Sprache erschienen als: Alexander F (1971): Psychosomatische Medizin. Grundlagen und Anwendungsgebiete, 2. Aufl. de Gruyter, Berlin New York
4. Alp MH, Court JH, Kerr Grant A (1970) Personality pattern and emotional stress in the genesis of gastric ulcer. Gut 11:773
5. Baldi F, Corinaldesi R, Ferrarini F et al (1983) Manometry of the sigmoid colon in the irritable bowel syndrome (IBS). In: Labò G, Bortolotti M (eds) Gastrointestinal motility. Cortina International, Verona, pp 229
6. Benton D, Kumary N. Brain PF (1982) Mild hypoglycaemia and questionnaire measures of aggression. Biol Psychol 14:129

7. Bergmann G (1913) Ulcus duodeni und vegetatives Nervensystem. Berlin Klin Wochenschr 51:2374
8. Bonfils S (1981) Psychosomatic parameters in duodenal ulcer. Theoretical basis and practical interest of an original classification. In: Domschke W, Wormsley KG (eds): Magen und Magenkrankheiten, 2. Aufl. Thieme, Stuttgart
9. Brady JV (1958) Ulcers in "executive monkeys". Sci Am 199:95
10. Bräutigam D, Christian P (1975) Psychosomatische Medizin, 2. Aufl. Thieme, Stuttgart
11. Camilleri M, Malagelada J-R (1984) Gastric motility in disease. In: Akkermans LMA, Johnson AG, Read NW (eds) Gastric and gastroduodenal motility. Praeger, New York p 201
12. Chaudhary NA, Truelove SC (1961) Human colonic motility: a comparative study of normal subjects, patients with ulcerative colitis, and patients with the irritable bowel syndrome. III. Effects of emotions. Gastroenterology 40:27
13. Cobb S, Rose RM (1973) Hypertension, peptic ulcer, and diabetes in air traffic controllers. JAMA 224:489
14. Conron G, Hardy KJ (1976) Psychological factors as a prediction of success in duodenal ulcer surgery. Aust NZ J Psychiatry 10:151
15. Corinaldesi R, Stanghellini V, Zarabini GE et al (1984) Effects of cisapride on gastric emptying of solids in dyspeptic patients. Gut 25:A1307
16. Cushing H (1932) Peptic ulcers and the interbrain. Surg Gynecol Obstet 55:1
17. Davidson M, Sleisenger MH, Almy TP, Levine SZ (1956) Studies of distal colonic motility in children. II. Propulsive activity in diarrhoeal states. Pediatrics 17:820
18. Dragstedt LR (1956) A concept of the etiology of gastric and duodenal ulcers. Gastroenterology 30:208
19. Drossman DA, Sandler RS, McKee DC, Lovitz AJ (1982) Bowel patterns among subjects not seeking health care. Use of a questionnaire to identify a population with bowel dysfunction. Gastroenterology 83:529
20. Dubois A, Gross HA, Ebert MH, Castell DO (1979) Altered gastric emptying and secretion in primary anorexia nervosa. Gastroenterology 77:319
21. Dunn JP, Cobb S (1962) Frequency of peptic ulcer among executives, craftsmen and foremen. J Occup Med 4:343
22. Eichhorn R, Tracktir J (1955) The relationship between anxiety, hypnotically induced emotions and gastric secretion. Gastroenterology 29:422
23. Ely NE, Johnson MH (1965/66) Emotional response to peptic ulcer management. Am J Psychiatry 122: 1362
24. Engel GL (1955) Studies of ulcerative colitis. III. The nature of the psychologic processes. Am J Med 19:231
25. Engel GL, Reichsman F, Segal HL (1956) A study of an infant with a gastric fistula. Psychosom Med 18:374
26. Feldman F, Cantor D, Soll S, Bachrach W (1967) Psychiatric study of a consecutive series of 34 patients with ulcerative colitis. Br Med J 3:14
27. Goldman MC (1963) Gastric secretion during a medical interview. Psychosom Med 25:351
28. Graffner H, Gülich T, Oscarson J (1983) The effect of highly selective vagotomy on sick-listing in peptic ulcer patients. Scand J Gastroenterol 18:439
29. Hislop IG (1971) Psychological significance of the irritable colon syndrome. Gut 12:452
30. Hislop IG (1980) Effect of very brief psychotherapy on the irritable bowel syndrome. Med J Aust 2:620
31. Hobsley M, Whitefield PF, Faber RG, Parkin JV (1975) Hypersecretion and length of history in duodenal ulceration. Lancet 2:101

32. Hurst AF (1919) Constipation and allied intestinal disorders, 2nd ed. Frowde, London
33. Karush A, Daniels GE, O'Connor JF, Stern LO (1968) The response to psychotherapy in chronic ulcerative colitis. Psychosom Med 30:255
34. Kehoe M, Ironside W (1964) Studies on the experimental evocation of depressive responses using hypnosis. Psychosom Med 26:224
35. Lam SK, Sircus WA (1976) A comparison of the acid and gastrin secretory responses to hypoglycaemia and meals in duodenal ulcer with and without acid hypersecretion to pentagastrin. Digestion 14:1
36. Latimer P, Sarna S, Campbell D et al (1981) Colonic motor and myoelectrical activity: a comparative study of normal subjects, psychoneurotic patients, and patients with irritable bowel syndrome. Gastroenterology 80:893
37. Mahl GF (1950) Anxiety, HCl secretion, and peptic ulcer etiology. Psychosom Med 12:158
38. Mahoney VP, Bockus HL, Ingram M et al (1949) Studies in ulcerative colitis. Gastroenterology 13:547
39. McColl I, Drinkwater JE, Hulme-Moir I, Donnan SPB (1971) Prediction of success or failure of gastric surgery. Br J Surg 58:768
40. McIntosh JH, Nasiry RW, Frydman M et al (1983) The personality pattern of patients with chronic peptic ulcer. Scand J Gastroenterol 18:945
41. Mendeloff AI, Monk M, Siegel CI, Lilienfeld A (1970) Illness experience and life stresses in patients with irritable colon and with ulcerative colitis: an epidemiologic study of ulcerative colitis and regional enteritis in Baltimore 1960–1964. N Engl J Med 282:14
42. Mirsky IA (1958) Physiologic, psychologic, and social determinants in the etiology of duodenal ulcer. Am J Dig Dis 3:258
43. Mittelmann B, Wolff HG, Scharf M (1942) Emotions and gastroduodenal function: experimental studies on patients with gastritis, duodenitis and peptic ulcer. Psychosom Med 4:5
44. Murphy E, Brown GW (1980) Life events, psychiatric disturbance and physical illness. Br J Psychiatry 136:326
45. Myrén J, Groth H, Larssen S-E, Larsen S (1982) The effect of trimipramine in patients with the irritable bowel syndrome. Scand J Gastroenterol 17:871
46. Nasiry R, Piper DW (1983) Social aspects of chronic duodenal ulcer. A case control study. Digestion 27:196
47. O'Connor JF, Daniels G, Flood C et al (1964) An evaluation of the effectiveness of psychotherapy in the treatment of ulcerative colitis. Ann Intern Med 60:587
48. Palmer RL, Stonehill E, Crips AH et al (1974) Psychological characteristics of patients with the irritable bowel syndrome. Postgrad Med J 50:416
49. Peters MN, Richardson CT (1983) Stressful life events, acid hypersecretion, and ulcer disease. Gastroenterology 84:114
50. Petersen H, Myrén J (1975) Pentagastrin dose-response in peptic ulcer disease. Scand J Gastroenterol 10:705
51. Piper DW, Greig M, Thomas J et al (1977) Personality pattern of patients with chronic gastric ulcer. Study of neuroticism and extroversion in a gastric ulcer and a control population. Gastroenterology 73:444
52. Piper DW, McIntosh JH, Ariotti DE et al (1981) Life events and chronic duodenal ulcer: a case control study. Gut 22:1011
53. Robbins R, Idjadi F, Stail WM, Essiet G (1972) Studies of gastric secretion in stressed patients. Ann Surg 175:555
54. Roland M (1975) Gastric secretory response to graded doses of pentagastrin alone or in combination with carbacholine in unoperated duodenal ulcer patients. Scand J Gastroenterol 10:603

55. Sarna S, Latimer P, Campbell D, Waterfall WE (1982) Effect of stress, meal and neostigmine on rectosigmoid electrical control activity (ECA) in normals and in irritable bowel syndrome patients. Dig Dis Sci 27:582
56. Schüffel W, Schonecke O, Wolfert W (1971) Patienten mit funktionellen Beschwerden im Abdominalbereich – psychologische Charakteristik und Konsequenzen für Behandlung und Umgang mit diesen Patienten. Verh Dtsch Ges Inn Med 77:118
57. Schüffel W, v. Uexküll T (1981) Ulcus duodeni. In: v. Uexküll T (Hrsg): Lehrbuch der psychosomatischen Medizin, 2. Aufl. Urban & Schwarzenberg, München p 626
58. Segal I, Dubb AA, Ou Tim L et al (1978) Duodenal ulcer and working-class mobility in an African population in South Africa. Br Med J 1:469
59. Sircus W (1977) Maximal acid output and risk of ulcer. Lancet 1:594
60. Siurala M (1979) The possible significance of the central action of trimipramine in the treatment of duodenal "non-ulcer" dyspepsia and peptic ulcer with marked depression. Scand J Gastroenterol 14: [Suppl. 20]57
61. Sjödin I (1983) Psychotherapy in peptic ulcer disease. A controlled outcome study. Acta Psychiatr Scand 6:[Suppl. 307]1
62. Small WP, Cay EL, Dugard P et al (1969) Peptic ulcer surgery: selection for operation by "earning". Gut 10:996
63. Snape WJ Jr, Carlson GM, Matarazzo SA, Cohen S (1977) Evidence that abnormal myoelectrical activity produces colonic motor dysfunction in the irritable bowel syndrome. Gastroenteroloy 72:383
64. Spicer CC, Stewart DN, Winser DM (1944) Perforated peptic ulcer during the period of heavy air-raids. Lancet 1:14
65. Stacher G: Psychotherapie? In: Blum AL, Siewert JR (Hrsg): Ulcus-Therapie. Ulcus ventriculi und duodeni: Konservative und operative Therapie, 2. neubearb Aufl. Springer, Berlin Heidelberg New York, p 187
66. Stacher G (1983) Schlucken und Psyche. Wien Klin Wochenschr 95:502
67. Stacher G, Berner P, Naske R et al (1976) Effect of hypnotic suggestion of relaxation on basal and betazole-stimulated gastric acid secretion. Gastroenterology 68:656
68. Stacher G, Berner P, Naske R et al (1976) Effect of bromazepam on gastric acid secretion related to hypnotically induced anxiety. Int J Clin Pharmacol 14:126
69. Stacher G, Kiss A, Wiesnagrotzki S et al (1986) Oesophageal and gastric motility disorders in patients categorised as having primary anorexia nervosa. Gut 27:1120
70. Sullivan MA, Cohen S, Snape WJ Jr (1978) Colonic myoelectrical activity in irritable-bowel syndrome. Effect of eating and anticholinergics. N Engl J Med 298:878
71. Sun DCH, Shay H, Olin B, Weiss E (1957) Conditioned secretory response of the stomach following repeated emotional stress in a case of duodenal ulcer. Gastroenterology 35:155
72. Svedlund J, Sjödin I, Ottoson J-O, Dotevall G (1983) Controlled study of psychotherapy in irritable bowel syndrome. Lancet 2:589
73. Taylor I, Darby C, Hammond P (1978) Comparison of rectosigmoid myoelectrical activity in the irritable colon syndrome during relapses and remissions. Gut 19:923
74. Taylor JA, Gatchel RJ, Korman J (1982) Psychophysiological and cognitive characteristics of ulcer and rheumatoid arthritis patients. J Behav Med 5:173
75. Thomas J, Greig M, Piper DW (1980) Chronic gastric ulcer and life events. Gastroenterology 78:905
76. Thompson DG, Richelson E, Malagelada J-R (1983) Perturbation of upper gastrointestinal function by cold stress. Gut 24:277
77. Uexküll T v, Wesiack W (1981) Psychosomatische Medizin und das Problem einer Theorie der Heilkunde. In Uexküll T v (Hrsg): Lehrbuch der psychosomatischen Medizin. 2. Aufl. Urban & Schwarzenberg, München p 7

78. Valnes K, Myrén J, Wetterhus S et al (1982) Longterm treatment of duodenal ulcer with trimipramine. Scand J Gastroenterol 17:1003
79. Weiner H, Thaler M, Reiser MF, Mirsky IA (1957) Etiology of duodenal ulcer. I. Relation of specific psychological characteristics to rate of gastric secretion (serum pepsinogen). Psychosom Med 19:1
80. Welgan PR (1974) Learned control of gastric acid secretions in ulcer patients. Psychosom Med 36:411
81. Whitehead WE, Engel BT, Schuster MM (1980) Irritable bowel syndrome. Physiological and psychological differences between diarrhea-predominant and constipation-predominant patients. Dig Dis Sci 25:404
82. Whitehead WE, Renault PF, Goldiamond I (1975) Modification of human gastric acid secretion with operant-conditioning procedures. J Appl Behav Anal 8:147
83. Whitehead WE, Winget C, Fedoravicius AS et al (1982) Learned illness behavior in patients with irritable bowel syndrome and peptic ulcer. Dig Dis Sci 27:202
84. Whorwell PJ, Prior A, Faragher EB (1984) Controlled trial of hypnotherapy in the treatment of severe refractory irritable-bowel syndrome. Lancet 2:1232
85. Wise TN, Cooper JN, Ahmed S (1982) The efficacy of group therapy for patients with irritable bowel syndrome. Psychosomatics 23:465
86. Wolf S, Wolff HG (1943) Human gastric function. An experimental study of a man and his stomach. Oxford University Press, New York
87. Würsch TG, Hess H, Walser K et al (1978) Die Epidemiologie des Ulcus duodeni in Zürich. Dtsch Med Wochenschr 103:613
88. Young SJ, Alpers DH, Norland CC, Woodruff RA (1976) Psychiatric illness and the irritable bowel syndrome. Practical implications for the primary physician. Gastroenterology 70:162

1.7 Der Gastrointestinaltrakt bei systemischen Krankheiten

H. Ruppin, W. Domschke

1.7.1 Definition

Unter systemischen Krankheiten werden hier solche Krankheiten oder Krankheitsgruppen verstanden, die in einem oder mehreren Organsystemen außerhalb des oder einschließlich des Gastrointestinaltrakts entstehen.

1.7.2 Einleitung

Der Magen-Darm-Kanal stellt mit seiner Schleimhautoberfläche von 200–300 m^2 [15] das größte Kontaktorgan zwischen Innen- und „Außen"-Welt des Körpers dar (zum Vergleich: Respirationstrakt 80 m^2, Haut 2 m^2). Bei einer Vielzahl primär nicht gastrointestinaler Erkrankungen kann daher der Magen-Darm-Kanal zu einem früheren oder späteren Zeitpunkt mitreagieren oder in Form von Komplikationen betroffen werden.

1.7.3 Erkrankungen des Blutes

Erkrankungen des Blutes und der blutbildenden Organe können je nach Art der Erkrankung mit Atrophie, Entzündung, Nekrose, Pilzbefall, petechialen oder ausgedehnten Blutungen der Schleimhaut des Gastrointestinaltrakts einhergehen.

Eisenmangelanämie

Definition. Systemischer Eisenmangel mit primärer Manifestation im peripheren Blut in Form hypochromer anisomikrozytärer Anämie.

Pathologische Anatomie. Auf zellulärer Ebene finden sich Schwellung und Kristaverlust der Mitochondrien und Siderosomenmangel in allen rasch proliferierenden Geweben [2].

Pathophysiologie. Funktionelle Einschränkung von Redoxprozessen. Symptome am Magen-Darm-Kanal: Stomatitis angularis, Cheilitis, Entzündung und Schleimhautatrophie von Zunge, Pharynx und proximalem Ösophagus mit Dysphagie und eventuell proximaler Webbildung am Ösophagus (Plummer-Vinson-Syndrom) [2, 16] (s. 2.1).

Vitamin-B_{12}-Mangelanämie

Sie ist Folge und nicht Ursache verschiedener Erkrankungen des Magen-Darm-Kanals. Es wird daher auf die entsprechenden Kapitel verwiesen (s. 1.1, 1.2, 1.4, 3.2).

Osteomyelosklerose

Definition. Myeloproliferatives Syndrom unbekannter Genese mit exzessiver extramedullärer Blutbildung in Milz und Leber.

Pathologische Anatomie. Durch Fibrose und Sklerosierung der Markräume Verdrängung des blutbildenden Knochenmarks.

Pathophysiologie. In fortgeschrittenen Stadien thrombopenische Blutungen u. a. in die Schleimhäute des Magen-Darm-Kanals, Hämatemesis, Meläna. Bauchschmerzen infolge von Milzinfarkten oder Verdrängung durch großen Milztumor.

Polycythaemia vera

Definition. Benigne neoplastische Vermehrung der Erythropoese, Granulopoese und Thrombopoese mit zahlenmäßiger Zunahme aller zirkulierenden, vom Knochenmark hergeleiteten Blutzellen.

Pathophysiologie. Viskositätssteigerung des Blutes, daher und infolge erhöhter Thrombozytenzahl Neigung zu intravasaler Gerinnung, vor allem venöser Gefäße, u. a. auch Mesenterialgefäße und intramuraler Gefäße des Magens mit Häufung peptischer Magen- und Duodenalgeschwüre [16].

Agranulozytose

Definition. Schwere, mehr oder weniger selektive Neutropenie in Blut und Knochenmark.

Ätiopathogenese. Allergisch medikamentös, toxisch (Zytostatika s. 10.2), physikalisch (ionisierende Strahlen), idiopathisch hereditär.

Pathophysiologie. Areaktive Nekrosen in Mund, Rachen, Rektum, Anus, selten Ösophagus, Magen oder Darm infolge ungehinderter transepithelialer Bakterieninvasion.

Leukosen, s. Tumoren

Koagulopathien
Sämtliche Gerinnungsstörungen (Thrombopenie, -pathie, selten Hämophilie A oder B, häufiger M. Willebrand-Jürgens oder hepatogener Faktor VII-, IX- und X-Mangel, können zu petechialen Schleimhautblutungen, ggf. auch schweren diffusen Blutungen aus Magen, Dünn- oder Dickdarm mit Hämatemesis und Meläna führen. Tumoren oder Ulzera im Magen-Darm-Kanal können als Locus minoris resistentiae Ausgangspunkt dieser Blutungen sein.

1.7.4 Tumoren

Vor allem Malignome des lymphoretikulären Systems können sich primär am Dünndarm manifestieren (s. 1.4) oder sekundär den Gastrointestinaltrakt mitbefallen.

Hodgkin-Lymphom
Ein primärer oder sekundärer Befall des Gastrointestinaltraktes ist sehr selten. Primäre Hodgkin-Lymphome des Magen-Darm-Kanals wurden in 0–10% beschrieben, neuerdings wird ihre Existenz aber bezweifelt. Wahrscheinlich handelt es sich um immunoblastische Lymphome [5].

Non-Hodgkin-Lymphom (einschließlich chronische und akute lymphatische Leukämie

Definition
Maligne Systemerkrankung in Lymphknoten oder extralymphatischen Geweben, durch Wucherungen von T- oder B-Lymphozyten, Lymphoplasmazellen, Zentrozyten, Zentroblasten, Lymphoblasten oder Immunoblasten ausgehend (Moderne Kiel-Klassifikation nach Lennert 1978 [8]).

Pathologische Anatomie. Mitbefall von Magen, Dünndarm, Zäkum, Rektum. Riesenfalten, Wandstarre, Ulzeration polypoider Tumoren [2, 5, 16].

Pathophysiologie. Durchfälle infolge Malabsorption oder ulzerierender Kolitis, Blutung aus exulzerierenden Tumoren mit Hämatemesis oder Meläna, Invagination oder Obstruktion bei polypoiden Tumoren mit akutem Abdomen und Obturationsileus [2, 5, 16].

Leukosen

Akute und chronische myeloische Leukämie

Definition. Maligne Wucherung unreifer myeloischer Zellen in blutbildenden Geweben.

Pathologische Anatomie. Thrombopenische Blutungen, areaktive Nekrosen, Soorbefall, sehr selten leukämische Infiltrate im Gastrointestinaltrakt.

Pathophysiologie. Meläna oder Hämatemesis, heftige Schmerzen in Oropharynx oder Analregion und hohes Fieber bei areaktiven Nekrosen und Soorbefall der Schleimhäute.

Metastatische Tumoren

Bevorzugter Sitz von Metastasen extragastrointestinaler Tumoren ist der Dünndarm infolge seiner großen Oberfläche [11].

Pathologische Anatomie. Übergreifen auf den Dünndarm per continuitatem: Karzinome von Pankreas, Magen, Kolon; lymphogen: Karzinome von Uterus, Ovarien; hämatogen: Melanom, Kaposi-Sarkom, Karzinome von Mamma, Lunge. Meist multiple Metastasen, häufig zentrale Nekrosen, gelegentlich Blutungen.

Pathophysiologie. Übelkeit, Erbrechen, Gewichtsverlust durch Tumorintoxikation, seltener Blutungen aus exulzerierenden Metastasen mit Meläna oder Hämatemesis, noch seltener Perforation, Obturationsileus oder, bei diffuser Metastasierung, Malabsorptionssyndrom [2, 11].

1.7.5 Immunologisch-rheumatische Erkrankungen

Allergische oder „pseudoallergische" Erkrankungen (s. 1.5)

Erkrankungen des rheumatischen Formenkreises

Systemischer Lupus erythematodes (SLE)

Definition. Mehr oder weniger generalisierte Immunkomplexvaskulitis autoimmunologischer Genese. Führt unter anderem zu Glomerulonephritis, Hauterscheinungen, Arthritis, Serositis, ulzeröser Stomatitis. Beteiligung des Gastrointestinaltrakts in 25–49% [2, 6, 7].

Pathologische Anatomie. Ablagerung von Immunglobulinkomplexen, C_3, Fibrinogen und Fibrin in der Wand von Blutgefäßen mit Ausbildung eines eosinophilen, PAS-positiven Bandes und perivaskulärer Rundzellinfiltration, Einengung des Gefäßlumens, oder Gefäßverschlüssen mit nachfolgender Infarzierung.

Pathophysiologie. Nekrosen mit reaktiver Entzündung infolge vaskulitischer Gefäßverschlüsse in Mund und Rachen, dadurch bedingte Schluckstörung, Blutungen aus Ulzerationen, in 25% der Fälle Peritonitis durch Beteiligung von Splanchnikusgefäßen (s. 9). Motilitätsstörungen des Ösophagus, die differentialdiagnostisch von denen bei Sklerodermie abzugrenzen sind. Häufig Lebervergrößerung mit Funktionsstörung, selten Pankreatitis, nekrotisierende Ösophagitis, Gastritis, Magengeschwüre, hämorrhagische Kolitis.

Panarteriitis nodosa

Definition. Nekrotisierende Immunkomplexarteriitis, mehr oder weniger generalisiert, autoimmunologischer oder medikamentöser Genese [2, 7].

Pathologische Anatomie. Kleinknotige Verdickungen v. a. der Verzweigungsstellen kleiner bis kleinster arterieller Gefäße, fibrinoide Nekrose der Media, zellreiches Granulationsgewebe der Adventitia, Aneurysmen, thrombotische Verschlüsse, ischämische Infarkte.

Pathophysiologie. Infolge entzündlicher Gefäßverschlüsse abdominelle Schmerzen, Motilitäts- und Transportstörungen, Erbrechen, Durchfall; selten Mesenterialarterienthrombose, Ileus, bei Schleimhautinfarzierung und Ulzerationen v. a. des Dünndarms Blutungen (Meläna, Hämatemesis.

Progressive systemische Sklerose (Sklerodermie) (s. auch 2.1)

Definition. Erkrankung unklarer Genese, die zur Atrophie von Haut, Schleimhäuten und Muskulatur sowie Bildung kollagenen Bindegewebes mit narbiger Schrumpfung des Gewebes führt. Zwei Formen: akrosklerotisch und zentrosklerotisch.

Pathologische Anatomie. Im Frühstadium rundzellige Infiltrate und Fibrinablagerungen periarteriolär, Ödem, später Hypovaskularisation, Fibrose und Hyalinose.

Pathophysiologie. Gastrointestinaltrakt häufig im Rahmen der zentrosklerotischen (viszeralen) Form beteiligt: Dysfunktion des Ösophagus als Folge von Vernarbung und Atrophie der Muskulatur in 85% der Fälle (s. 2.1). Ebenso können Magen (Achlorhydrie, Entleerungsstörung) und Darm (bis zu 50%) in Form bakterieller Überwucherung des Dünndarmes mit fäkalen Keimen infolge Stase und Malabsorption und infolge Schleimhautatrophie betroffen sein. Abdominelle Krämpfe, Durchfälle, Steatorrhö und Gewichtsverlust sind die klinischen Folgen [2, 6, 7, 12].

Purpura Schönlein-Henoch (Vasculitis allergica)

Definition. Infekt- oder arzneiallergische Entzündung kleiner arterieller Gefäße mit petechialen (Schönlein) oder fulminanten (Henoch) Blutungen.

Pathologische Anatomie. Fibrinoide Nekrose der Gefäßwände in Haut, Synovia, Darmschleimhaut, Glomerula.

Pathophysiologie. Gastrointestinale Beschwerden: abdominelle Krämpfe bei intestinaler Invagination, Diarrhö und Meläna aufgrund z. T. heftiger Darmblutungen. Vorwiegender Befall des Duodenums; Duodenitis kann vor Auftreten der Hauterscheinungen entstehen [2, 6, 7].

Defektimmunopathie (s. 1.5)

1.7.6 Erkrankung endokriner Organe

Gastrointestinale Funktionsstörungen treten häufig bei Endokrinopathien verschiedener Art auf: Durchfälle (Diabetes mellitus, Nebenniereninsuffizienz, Hypoparathyreoidismus, Hyperthyreose, verschiedene endokrin aktive Tumoren), Obstipation (Hypothyreose, Hyperparathyreoidismus, Diabetes mellitus, Phäochromozytom), Erbrechen (Thyreotoxikose, Hyperparathyreoidismus), Hyperchlorhydrie, Ulcus pepticum (Gastrinom, Hyperparathyreoidismus).

Diabetes mellitus – viszerale Neuropathie

Definition. Vor allem beim Typ I (juvenilen) Diabetes nach jahrzehntelangem Verlauf im Rahmen des sog. Spätsyndroms auftretende neuroviszerale Funktionsstörung.

Pathologische Anatomie. Degeneration präganglionärer parasympathischer Neurone, segmentäre Demyelinisierung, Ballonierung von Ganglienzellen des Plexus myentericus sowie prä- und paravertebraler Ganglien. Sympathische Riesenneurone [1, 13, 14].

Pathophysiologie. Motilitätsstörungen des Ösophagus (s. 2.1) meist asymptomatisch in Form reduzierter Entleerung, somit Gefahr der Tablettenretention im Liegen (Ulcera oesophagei); Magenentleerungsverzögerung (Gastroparese) mit Völlegefühl, Übelkeit, Erbrechen, problematische Blutglukoseeinstellung; Diarrhö letztlich unbekannter Pathogenese, diskutiert werden Gallensäuremalabsorption, bakterielle Überwucherung des Dünndarms oder „neurogene Sekretion". Koprostase, häufig gleichzeitig mit Blasenentleerungsstörung neurogener Genese. Charakteristisch soll Verlust der Schmerzempfindung bei Ballondehnung im Dünndarmlumen sein [1, 13].

Hyperthyreose

Definition. Autonome (meist lokalisierte) oder autoimmunogene (diffuse) Schilddrüsenüberfunktion

Pathologische Anatomie. Keine pathomorphologischen Veränderungen am Gastrointestinaltrakt.

Pathophysiologie. Stark erhöhter Energieumsatz aller Organe, Gewichtsabnahme trotz gesteigerten Appetits und Hyperphagie, Durchfälle bedingt durch gesteigerte propulsive Peristaltik (nicht gut dokumentiert) oder Überlastungssteatorrhö bei Hyperphagie [11, 13].

Hypothyreose

Definition. Kongenitale oder durch infektiöse oder autoimmunogene Entzündung, Thyreostatika, Radiojodtherapie oder Resektion der Schilddrüse erworbene Unterfunktion der Schilddrüse.

Pathologische Anatomie. Keine pathomorphologischen Veränderungen am Gastrointestinaltrakt gesichert.

Pathophysiologie. Erniedrigter Energieumsatz aller Organe, auch reduzierte propulsive Motorik des Gastrointestinaltrakts, intestinale Stase bis hin zum paralytischen Ileus, Megaduodenum, Megakolon (s. 2.3) [2, 13].

Primärer Hyperparathyreoidismus – Hyperkalcämiesyndrom

Definition. Autonome (fraglich) oder regulativ bedingte Überfunktion der Epithelkörperchen [4], Hyperkalzämie anderer Genese (z. B. AT 10- oder Vitamin-D-Intoxikation, Osteolysen, M. Paget, paraneoplastische Syndrome).

Pathologische Anatomie. Keine pathognomonischen Veränderungen am Gastrointestinaltrakt.

Pathophysiologie. Parathormoninduzierte, 1,25-Dihydroxycholecalciferol-vermittelte Hyperabsorption von Ca^{2+} und $PO_4{}^{2-}$ im proximalen Dünndarm, hyperkalcämiebedingte Störungen: Nausea, Erbrechen, Obstipation, Hyperchlorhydrie und damit in Zusammenhang stehende Neigung zu Ulcera ventriculi und duodeni (s. 6.2) sowie (selten) akute und chronische, z. T. kalzifizierende Pankreatitis (s. 5).

Endokrin aktive Tumoren von Gastrointestinaltrakt und Pankreas

1.7.7 Erkrankungen der Haut

Erkrankungen der Haut können zu Mitreaktion des Darmes, Erkrankungen des Darmes zu Mitreaktion der Haut oder eine übergeordnete Störung zur Erkrankung beider Systeme führen [9]. Lupus erythematodes (Abschn. 4.2.1), Sklerodermie und Vasculitis allergica wurden bereits besprochen. Hier werden die vorwiegend oder primär dermatologischen Krankheitsbilder dargestellt (Tabelle 6).

M. Behçet-Touraine

Definition. Autoimmunvaskulitis (Kutaneo-muko-uveales-Syndrom) mit der charakteristischen Trias Mundaphthen, Genitalulzera, Hypopyon-Iritis [2, 6].

Pathologische Anatomie. Immunkomplexvaskulitis mit kutaner Hyperreaktivität in Form von Pusteln, die sich rasch an Injektionsstellen ausbilden (kutane Pathergie) infolge Hyperchemotaxis der Granulozyten [3].

Tabelle 6. Dermatointestinale Krankheitsbilder

Phakomatosen	*Gefäßkrankheiten*
Neurofibromatosis generalisata Recklinghausen	Teleangiectasia hereditaria (M. Osler)
Peutz-Jeghers-Syndrom	Papulosis atrophicans maligna Köhlmeyer-Degos
Retikulosen/Lymphome	Vasculitis allergica
Mycosis fungoides	*Speicher- und Stoffwechselkrankheiten*
Hodgkin-Lymphom	Amyloidose
Immunoblastome	Hämochromatose
Urticaria pigmentosa	Porphyrie
Generalisierte Mastozytose	Abetalipoproteinämie
Infektiös- und allergotoxische Krankheitsbilder	*Immunologisch-rheumatische Erkrankungen*
Nahrungs- und Arzneimittelallergie	Progressive systemische Sklerose
Erythema exsudativum multiforme	Lupus erythematodes visceralis
Bullöse Dermatopathien	Dermatomyositis
Epidermolysis bullosa	*Erkrankungen des Bindegewebes*
Dermatitis herpetiformis Duhring	Cutis hyperelastica (Ehlers-Danlos)
Sarkoidose	Pseudoxanthoma elasticum
Psoriasis	Cutis laxa

Pathophysiologie. Gastrointestinale Beteiligung in Form oraler Aphthose, perianaler und rektaler Ulzerationen und Fisteln, seltener abdominellen Krisen durch Colitis ulcerosa mit toxischem Megakolon. Die Manifestationen sind wie an anderen Organsystemen (Gelenke, Herz, Lunge, Gehirn) durch die sprunghaft wechselnde Immunkomplexvaskulitis hervorgerufen [2, 6, 9].

Papulosis atrophicans maligna (Köhlmeier-Degos)

Definition. Endothrombangitis von Arteriolen und Venolen mit Befall von Haut, Gehirn und Darm.

Pathologische Anatomie. Vaskulitis mit sekundärer Thrombenbildung, ischämischen Nekrosen, porzellanartigen Narben mit zentraler Delle.

Pathophysiologie. Abdominelle Koliken, intestinale Infarzierungen mit Blutungen und Peritonitis durch thrombotische Gefäßverschlüsse [2, 6, 9].

Cutis hyperelestica (Ehlers-Danlos-Syndrom) Typ IV und Pseudoxanthoma elasticum (Elastorrhexis generalisata = Darier-Grönblad-Strandberg-Syndrom)

Definition. Ekchymotischer, arterieller oder Sack-Typ einer autosomal-rezessiv vererbten Kollagensynthesestörung [2].

Pathologische Anatomie und Pathophysiologie. Bildungsstörung von vaskulärem Kollagen (Kollagen Typ III) einhergehend mit Makroglossie, Ösophagusdilatation, dünner Haut, Neigung zu Ekchymosen und Ruptur auch größerer Gefäße im Darm. Meläna oder Hämatemesis, Gefahr der Darmwandruptur, daher Kontraindikation gegen Endoskopie [2, 6].

Teleangiectasia hereditaria haemorrhagica (Rendu-Osler-Weber)

Definition. Autosomal-dominant vererbte vaskuläre Blutungsneigung.

Pathologische Anatomie. Herdförmig stark dilatierte Kapillaren und Venolen in Haut und Schleimhäuten, rote Knötchen, z.T. mit pulsierendem zentralen Gefäß und radiär abzweigenden Teleangiektasien.

Pathophysiologie. Beteiligung des Gastrointestinaltrakts oft vor Manifestation an der Haut in Form multipler subepithelialer, zu rezidivierenden Blutungen neigenden Teleangiektasien [2, 6].

Dermatitis herpetiformis (Duhring)

Definition. Chronisch in Schüben verlaufende Erkrankung mit gruppiert angeordneten makulo-papulo-vesikulösen Herden, polymorph mit quälendem Juckreiz, vor allem betroffen sind Kopf, Extremitätenstreckseiten, Schulterblätter- und Kreuzbeinregionen.

Pathologische Anatomie. Die Manifestation am Verdauungskanal auf den Dünndarm beschränkt; vorwiegend herdförmige, bei ausgeprägtem Befall sprueähnliche totale Zottenatrophie.

Pathophysiologie. Im Vordergrund steht die Hauterkrankung. Enterale Manifestation meist ohne klinisch erkennbare Folgen, sehr selten Durchfälle als Folge globaler Malabsorption [6].

1.7.8 Amyloidose

Definition. Primär (idiopathisch), sekundär (assoziiert) oder genetisch determiniert (familiär) auftretende Ablagerung von Amyloiden (fibrilläre Proteine mit β-Faltblattstruktur) in verschiedensten Organen.

Ätiologie. Unbekannt (idiopathisch, familiär), Folge chronisch entzündlicher oder konsumierender Erkrankungen (Osteomyelitis, andere Eiterungen, Tuberkulose, Lues, Lepra, Tumoren, Hodgkin-Lymphom) oder im Rahmen monoklonaler Paraproteinämien (Immunozytome).

Pathologische Anatomie. Entweder perikollagen (Amyloide L_λ, L_κ, F_p u. a.) oder periretikulär (Amyloid A) gelegene Amyloidansammlungen, die nach Kongorotfärbung im polarisierten Licht grün aufleuchten, bei starken Ablagerungen glasig-speckiges Aussehen der Organe, Wandstarre betroffener Hohlorgane, Vergrößerung und Konsistenzvermehrung parenchymatöser Organe.

Pathophysiologie. Magen-Darm-Kanal besonders häufig, aber leichter bei periretikulärer Ablagerung, seltener, aber schwerer bei perikollagener Amyloidose befallen. Motilitätsstörungen von Magen und Darm, mit Völlegefühl, Obstipation, später auch Diarrhö, im Endstadium mit Malabsorption einhergehend. Häufig enteraler Eiweißverlust (neben renalem Eiweißverlust durch nephrotisches Syndrom). Neigung zu petechialen Blutungen oder stärkeren Hämorrhagien aus infarzierten Bezirken oder aus Ulcera ventriculi bzw. duodeni [10].

Literatur

1. Atkinson M, Hosking DJ (1983) Gastrointestinal complications of diabetes mellitus. In: Losowsky MS (ed) The gut and systemic disease (Clinics in gastroenterology, vol 12/3), pp 693–712
2. Cottier H (1980) Pathogenese. Springer, Berlin Heidelberg New York
3. Djawari D, Hornstein OP, Schötz (1981) Enhancement of granulocyte chemotaxis in Behçet's disease. Arch Dematol Res 270:81–88
4. Hesch RD (1979) Extraglanduläre Ursachen des Hyperparathyreoidismus. Dtsch Med Wochenschr 105:448–450
5. von Heyden HW (1983) Intestinale Lymphome. In: Caspary WF (Hrsg) Dünndarm. Springer, Berlin Heidelberg New York (Handbuch der Inneren Medizin, 5. Aufl, Bd 3, Verdauungsorgane 3B, S 241–251)
6. Hornstein OP (1984) Hautkrankheiten und Verdauungskrankheiten. In: Demling L (Hrsg) Klinische Gastroenterologie, Bd II, 2. Aufl. Thieme, Stuttgart New York, S 601–617

7. Kalden JR (1984) Immunologische Probleme des Magen-Darm-Traktes. In: Demling L (Hrsg) Klinische Gastroenterologie, Bd II, 2. Aufl. Thieme, Stuttgart New York, S 630–641
8. Lennert K (1978) Malignant lymphomas other than Hodgkin's disease. Springer, Berlin Heidelberg New York
9. Marks J (1983) The relationship of gastrointestinal disease and the skin. In: Losowsky MS (ed) The gut and systemic disease. (Clinics in gastroenterology, vol 12/3), pp 693–712
10. Missmahl HP (1984) Amyloidablagerungen im Magen-Darm-Trakt. In: Demling L (Hrsg) Klinische Gastroenterologie, Bd 2, 2. Aufl. Thieme, Stuttgart New York, S 549–554
11. Rasenack U (1983) Tumoren des Dünndarms. In: Caspary WF (Hrsg) Dünndarm. Springer, Berlin Heidelberg New York (Handbuch der Inneren Medizin, Bd 3, 5. Aufl. Verdauungsorgane 3B, S 198–224)
12. Ruppin H (1983) Motilität des Dünndarms. In: Caspary WF (Hrsg) Dünndarm. Springer, Berlin Heidelberg New York (Handbuch der Inneren Medizin, Bd 3, 5. Aufl. Verdauungsorgane, 3A, S 464–487)
13. Ruppin H, Soergel KH (1983) Hormonell induzierte Diarrhöen. In: Caspary WF (Hrsg) Dünndarm. Springer, Berlin Heidelberg New York (Handbuch der Inneren Medizin, Bd 3, 5. Aufl. Verdauungsorgane 3B, S 277–300)
14. Usadel KH (1984) Endokrinium und Gastrointestinaltrakt. In: Demling L (Hrsg) Klinische Gastroenterologie, Bd 2, 2. Aufl. Thieme, Stuttgart New York, S 594–600
15. Wilson TH (1962) Intestinal absorption. Saunders, Philadelphia London Toronto
16. Witte S (1984) Verdauungskrankheiten und Blutkrankheiten. In: Demling L (Hrsg) Klinische Gastroenterologie, Bd 2, 2. Aufl. Thieme, Stuttgart New York, S 582–593

2 Motilitätsstörungen

2.1 Motilitätsstörungen des Ösophagus

W. BERGES, M. WIENBECK

2.1.1 Anatomische und physiologische Grundlagen

Die Speiseröhre ist ein etwa 25 cm langes tubuläres Organ, das dem unidirektionalen Transport von verschluckten Speisen und Flüssigkeit in den Magen dient. Am proximalen und distalen Ende ist sie von sog. digestiven Sphinkteren, dem oberen (OÖS) und dem unteren (UÖS) Ösophagussphinkter begrenzt. Die Muskulatur besteht am Speiseröhreneingang und in den proximalen 10 cm aus quergestreiften Muskelfasern. Jenseits einer Übergangszone von 2–7 cm Breite findet sich in der kaudalen Hälfte des Organs ausschließlich glatte Muskulatur. Die Muskelfasern überkreuzen einander schraubenförmig in schräger Richtung. Sie verlaufen außen steiler als innen [17].

Der untere Ösophagussphinkter besteht überwiegend aus querverlaufenden Fasern der glatten Muskulatur der distalen Speiseröhre, die in diesem Bereich eine größere Dicke aufweist [21]. Durch tonische Kontraktion entsteht hier eine Hochdruckzone. Die schluckreflektorische Erschlaffung ermöglicht eine ungehinderte Passage von geschluckten Speisen und Flüssigkeit in den Magen, während sonst die Hochdruckbarriere dem Rückfluß von Mageninhalt in die Speiseröhre entgegenwirkt.

Die Steuerung des quergestreiften Muskelanteils der Speiseröhre erfolgt ausschließlich extrinsisch nerval, während im glattmuskulären Ösophagus neben der extrinsischen v. a. auch die intrinsische Innervierung eine bedeutende Rolle spielt [7]. Vagusfasern mit ihrem Überträgerstoff Acetylcholin wirken im Speiseröhrenkörper kontraktionsfördernd [23]. Das intrinsische Nervengeflecht im Plexus myentericus dient vorwiegend der Muskelerschlaffung; im Anschluß an die Erschlaffung kann es auch ohne zusätzlichen nervalen Impuls zu einer reaktiven Nachkontraktion kommen.

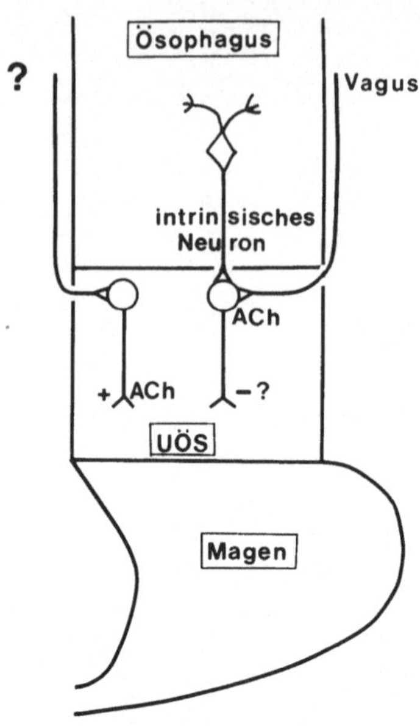

Abb. 12. Schematische Darstellung der Innervierung des unteren Ösophagussphinkters. Die Erschlaffung des unteren Ösophagussphinkters wird vom N. vagus und vom intrinsischen Nervensytem über ein intramurales Neuron ausgelöst, dessen Neurotransmitter noch unbekannt ist. Sphinkterdruckerhöhend wirken intrinsische cholinerge Nerven, auf die wahrscheinlich der N. sympathicus und vielleicht auch gastrointestinale Hormone einwirken

Im Bereich des unteren Ösophagussphinkter wirken Vagusreize nicht kontraktionsfördernd, sondern erschlaffend (Abb. 12) [12]. Die Sphinktererschlaffung kann ebenfalls über intrinsische Nervenbahnen vom Speiseröhrenkörper her ausgelöst werden. Beide Nervenwege wirken offensichtlich sowohl nikotinisch als auch muskarinisch auf ein gemeinsames Effektorneuron, welches die Muskelerschlaffung herbeiführt.

Der Überträgerstoff dieser nichtadrenergen und nichtcholinergen hemmenden Innervierung ist noch nicht bekannt. Wahrscheinlich spielt auch die Muskulatur der Speiseröhre selbst eine Rolle bei der Regulierung der Motorik. Zu diesen myogenen Mechanismen gehört die Längsspannung des Organs.

Der Speiseröhre stehen für ihre motorischen Aufgaben 2 Mechanismen zur Verfügung: zum einen propulsive Kontraktionen im Speiseröhrenkörper, zum anderen die schluckreflektorische Erschlaffung der Sphinkteren am Ein- und Ausgang der Speiseröhre. Die peristaltisch-propulsive Kontraktion wird entweder durch einen Schluckakt oder durch Dehnung der Speiseröhre selbst ausgelöst. An den beiden Enden der Speiseröhre befinden sich Hochdruckzonen, die einem Reflux in retrograder Richtung entgegenwirken. Normalerweise erschlaffen diese Sphinkteren nur kurzzeitig im Zusammenspiel mit der peristaltischen Ösophaguskontraktion, um den heruntergeschluckten Bolus passieren zu lassen.

Der obere Ösophagussphinkter öffnet sich mithin kurz bevor die Speiseröhrenkontraktion beginnt. Demgegenüber erschlafft der untere Ösophagussphinkter erst dann, wenn die Schluckwelle die mittlere und die untere Speiseröhre erreicht hat. Zum Studium dieser Bewegungsmechanismen im Ösophagus eignet sich vor allem die Ösophagusmanometrie [27].

2.1.2 Gestörte Motilität

Definitionen

Motilitätsstörungen des Ösophagus können die Fortbewegung des luminalen Inhaltes in den Magen erheblich erschweren und zu Schluckbeschwerden *(Dysphagie)* sowie zum Rückfluß von Speiseröhreninhalt *(Regurgitation)* führen. Bei Störungen der Pharynxkontraktionen und/oder der Motorik des oberen Ösophagussphinkters, z. B. im Rahmen neurologischer Erkrankungen, kommt es häufig unmittelbar mit der Nahrungsaufnahme zu Dysphagie und Regurgitation. Diese Form der Schluckbeschwerden wird als *oropharyngeale Dysphagie* bezeichnet und von der *ösophagealen Dysphagie* unterschieden. Ursachen der ösophagealen Dysphagie sind Störungen der Motorik der tubulären Speiseröhre und/oder des unteren Ösophagussphinkters. Hierzu zählen ein Ersatz der *propulsiven (peristaltischen)* Kontraktionen durch *nicht fortgeleitete (simultane) Kontraktionen* sowie eine unvollständige bzw. ausbleibende schluckreflektorische Erschlaffung des unteren Ösophagussphinkters. Schmerzhafte Schluckbeschwerden *(Odynophagie)* entstehen überwiegend durch lang anhaltende kräftige und zumeist simultane Ösophaguskontraktionen, wie sie v. a. beim Ösophagusspasmus vorkommen.

Achalasie

Definition. Die Achalasie ist eine gutartige funktionelle Erkrankung der Speiseröhre, die durch eine unvollständige oder ausbleibende Erschlaffung des unteren Ösophagussphinkters sowie durch eine fehlende peristaltische Motorik der tubulären Speiseröhre gekennzeichnet ist.

Pathologische Anatomie. Einen wichtigen und pathogenetisch bedeutsamen Befund stellen entzündliche Infiltrate im Bereich des Plexus myentericus der distalen Speiseröhre mit Rarefizierung bzw. Verlust der Ganglienzellen dar [19]. Es ist bisher nicht geklärt, ob diese Veränderungen am Anfang der Erkrankung stehen oder erst im weiteren Verlauf auftreten. Zusätzlich wurden degenerative Veränderungen im Bereich des Nucleus dorsalis, dem Vaguskerngebiet des Hirnstammes, beschrieben.

Ferner ließen sich in Einzelfällen Zeichen einer Waller-Degeneration an absteigenden Vagusfasern nachweisen [5]. Die Muskulatur der Speiseröhre ist ebenfalls häufig verändert. Sie bietet ein buntes Bild von Hypertrophie und lokaler Atrophie mit netzartiger Fibrose und knotigen Vernarbungen [3]. Diese Befunde variieren in Abhängigkeit vom Krankheitsstadium. Die Schleimhaut ist meistens histologisch (und oft auch makroskopisch) im Sinne einer Retentionsösophagitis verändert.

Ätiopathogenese. Ursache und Entstehungsmechanismus der Erkrankung sind ungeklärt. Einzelbeobachtungen eines familiären Vorkommens der Achalasie lassen an die Möglichkeit einer genetischen Störung denken. Hierfür spricht auch die Beobachtung eines hereditären Auftretens einer achalasieähnlichen Erkrankung bei Foxterriern [22]. Da jedoch Krankheitserscheinungen fast nie im frühen Kindesalter auftreten, ist eine im Laufe des Lebens erworbene Schädigung wahrscheinlicher als eine angeborene Veränderung. Diskutiert wird v. a. in Analogie zur Chagas-Krankheit eine infektiöse Ursache, u. a. durch Masernviren, obwohl es hierfür bisher in unseren Breiten keinen Beweis gibt [16]. Die morphologisch beschriebenen Ganglienzellveränderungen finden ihre Entsprechung in einigen funktionellen Besonderheiten der achalasiekranken Speiseröhre, die die Annahme einer gestörten Innervation unterstützen. So kommt es nach Gabe von Cholinergika oder Pentagastrin zu einem überschießenden Druckanstieg des unteren Ösophagussphinkter und in der tubulären Speiseröhre sowie zu einer Zunahme der Kontraktionstätigkeit im Ösophagus [20]. Diese Überempfindlichkeit wird durch das Denervierungsgesetz von Cannon erklärt. Danach reagiert bei Ausfall der Innervierung das Erfolgsorgan hypersensibel auf den jeweiligen Neurotransmitter. Cholezystokinin-Octapeptid bewirkt bei der Achalasie entgegen dem Normalzustand einen Anstieg des Druckes im unteren Ösophagussphinkter. Auch diese Wirkung läßt sich als das Ergebnis eines Ausfalles postganglionärer hemmender Fasern deuten [8].

Pathophysiologie. Die pathognomonische Motilitätsstörung der Achalasie ist die gestörte schluckreflektorische Erschaffung des unteren Ösophagussphinkters; die Sphinkterrelaxation kann völlig ausbleiben oder unvollständig sein. Als Ausdruck des Rückstaus ist der Ruhedruck in der tubulären Speiseröhre erhöht. Er liegt in Umkehr des Normalzustandes bei der Achalasie über dem Magenfundusdruck. Die Kontraktionen des Ösophaguskorpus sind in der Regel schwach und simultan ablaufend; häufig ist die Speiseröhre völlig amotil (Abb. 13). Nur in den seltenen Fällen der hypermotilen Achalasie („vigorous achalasia") werden sehr kräftige und langdauernde, jedoch ebenfalls simultane Kontraktionen registriert. Gelegentlich kommen manometrisch einzelne peristalti-

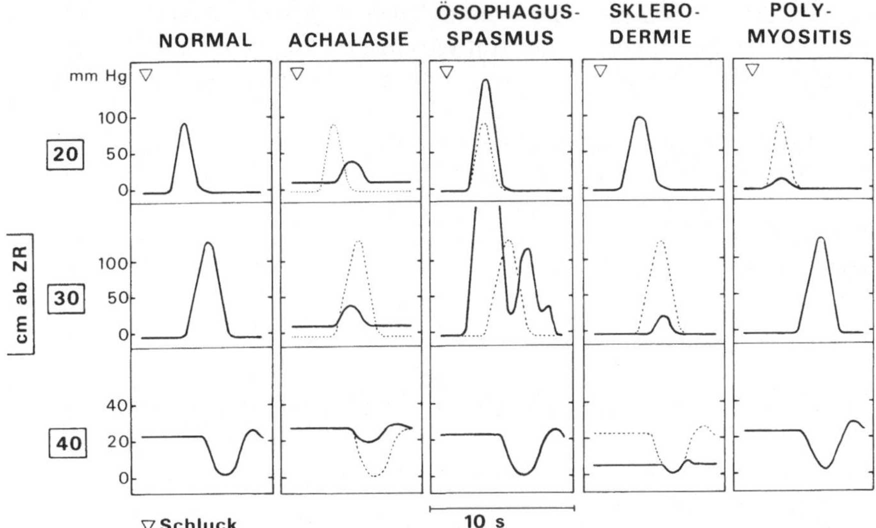

Abb. 13. Manometrisch registrierte Veränderungen bei Motilitätsstörungen der Speiseröhre. Dargestellt sind die typischen Befunde an 3 Meßpunkten: 20 cm ab Zahnreihe (ZR) im Bereich der quergestreiften Muskulatur, 30 cm ab ZR im Bereich der glatten Muskulatur, und 40 cm ab ZR im Bereich des unteren Ösophagussphinkters (UÖS). Beim *Normalen* findet sich nach dem Schluckakt eine fortlaufende peristaltische Welle und eine schluckreflektorische Erschlaffung des UÖS. Bei *Achalasie* zeigt sich eine schwache oder fehlende Peristaltik und als pathognomonische Veränderung eine unvollständige oder fehlende schluckreflektorische Erschlaffung des UÖS. Beim *Ösophagusspasmus* finden sich simultane, z. T. auch repetitive Kontraktionen hoher Amplitude. Die *Sklerodermie* befällt die glatte Muskulatur des Ösophagus und führt zu einer verminderten Peristaltik im distalen Ösophagus sowie einer Schwächung des Ruhetonus des UÖS. Bei *Polymyositis* (und anderen Systemerkrankungen der quergestreiften Muskulatur) ist die Kontraktionskraft im oberen Ösophagus (und Pharynx) geschwächt

sche Kontraktionen zur Darstellung, insbesondere nach erfolgreicher Dehnungsbehandlung, wenn sich die Speiseröhre wieder in einem gewissen Ausmaß tonisiert hat.

Das Zusammentreffen einer gestörten Erschlaffung des unteren Ösophagussphinkters, der für einen Nahrungsbolus eine Barriere darstellt, mit ineffektiven Kontraktionen der tubulären Speiseröhre, die das Hindernis nicht überwinden können, führt bei allen Patienten zu Schluckbeschwerden. Sie sind das Leitsymptom der Achalasie. Regurgitation ist das zweitwichtigste Symptom. Zu Beginn der Erkrankung steht sie unmittelbar in Zusammenhang mit der Nahrungsaufnahme. Sie ist dann meist explosionsartig und schmerzhaft. Diese Art der Regurgitation resultiert aus heftigen Ösophaguskontraktionen um den rückgestauten Speiseröhreninhalt; sie wird deshalb als aktive Regurgitation bezeichnet und ist ein Zeichen der noch vorhandenen Kontraktionsfähigkeit der Speiseröhre. Mit zunehmender Aufweitung des Ösophagus können größere Nahrungs- und Flüssigkeitsmengen im Organ verbleiben und nachts bei flacher Rückenlage zurückfließen. Etwa 60% der Achalasiekranken weisen Symptome der passiven Regurgitation auf. Hierzu zählen nächtliche Hustenanfälle, Bronchitiden und Aspirationspneumonien. Weitere Symptome sind krampfartige retrosternale Schmerzen – insbesondere im frühen Stadium der Erkrankung – und eine oft eindrucksvolle Gewichtsabnahme.

Ösophagusspasmus

Definition. Der diffuse Ösophagusspasmus ist eine seltene funktionelle Erkrankung, die durch besonders kräftige und langanhaltende simultane Ösophaguskontraktionen gekennzeichnet ist [13].

Pathologische Anatomie. Bei der Mehrzahl der Patienten besteht eine erhebliche Hypertrophie der Ösophagusmuskulatur, insbesondere in den distalen $^2/_3$ der Speiseröhre. Ultrastrukturell finden sich meist keine Veränderungen im Bereich der Muskulatur. Es sollen aber wie bei der Achalasie degenerative Veränderungen der vagalen Nervenfasern vorkommen können [4].

Ätiopathogenese. Ebenso wie für die Achalasie ist auch für den Ösophagusspasmus die Ursache unbekannt. Gemeinsames familiäres Vorkommen sowie der mögliche Übergang des einen Krankheitsbildes in ein anderes z. B. Ösopagusspasmus in Achalasie, sprechen für eine nahe Verwandtschaft und eine mögliche gemeinsame Ätiologie [2, 26].
Die Gemeinsamkeit mit der Achalasie in einigen morphologischen Befunden schließt auch pharmakomanometrische Besonderheiten ein. Beim Ösophagusspasmus reagiert die Speiseröhre ebenfalls überempfindlich auf Cholinergika und Pentagastrin [10]. Der Ruhedruck des unteren Ösophagussphinkters steigt vergleichbar der Achalasie und entgegen den normalen Verhältnissen – unter Cholezystokinin-Octapeptid an.

Pathophysiologie. Im Vordergrund der Motilitätsstörung stehen simultane lumenverschließende Kontraktionen der tubulären Speiseröhre, die dem Ösophagus röntgenologisch im typischen Fall ein sägezahn- oder korkenzieherähnliches Bild verleihen. Häufig sind die Kontraktionen mehrgipfelig oder repetitiv, d. h. ein Schluckakt wird von mehreren aufeinander folgenden Kontraktionen beantwortet. Manometrisch können die Kontraktionsamplituden über 300 mm Hg betragen und länger als 10 s andauern. Der Ruhedruck des unteren Ösophagussphinkters ist oft erhöht, seine schluckreflektorische Erschlaffung jedoch in den meisten Fällen zeitgerecht und vollständig (s. Abb. 2). Die spastischen Ösophaguskontraktionen verlängern erheblich die Passagezeit eines intraluminalen Bolus und können somit zu intermittierend auftretender Dysphagie führen. Häufiger noch sind sie Ursache heftigster krampfartiger oder brennender Brustschmerzen, die in den Hals oder die Schultern ausstrahlen können.

Schwer klassifizierbare Motilitätsstörungen
Achalasie und Ösophagusspasmus galten über lange Zeit als gut zu unterscheidende Krankheitsbilder. Mit Hilfe der Ösophagusmanometrie werden jedoch häufiger Motilitätsstörungen beobachtet, die sich einer eindeutigen Zuordnung entziehen [1, 2, 26]. So kann bei dem typischen Bild eines Ösophagusspasmus gelegentlich die Erschlaffung des unteren Ösophagussphinkters gestört sein; umgekehrt kommen bei der Achalasie auch peristaltische Kontraktionen im tubulären Ösophagus vor. Vereinzelt wurden Übergänge von einem Krankheitsbild in das andere gesehen (s. oben). Diese Befunde sowie morphologische und pharmakomanometrische Gemeinsamkeiten sprechen für eine nahe Verwandtschaft beider Erkrankungen der Speiseröhre. Daneben kommen Motilitätsstörungen zur Darstellung, die sich unter dem Begriff des „hyperkontraktilen Ösophagus" zusammenfassen lassen. Es handelt sich hierbei um sehr kräftige und langanhaltende, jedoch peristaltisch ablaufende Ösophaguskontraktionen, deren Amplituden mehr als 400 mm Hg und deren Dauer mehr als 10 s betragen [1]. Der untere Ösophagussphinkter kann einen hohen Ruhedruck aufweisen, jedoch erschlafft er beim Schluckakt normal. Wahrscheinlich können auch diese Motilitätsstörungen Ursache von heftigen Angina-pectoris-ähnlichen retrosternalen Schmerzen sein.

Ösophagusdivertikel

Definition. Divertikel sind Ausbuchtungen aller (echte Divertikel) oder nur einiger Wandschichten (falsche Divertikel) eines Hohlorgans. Im Bereich der Speiseröhre lassen sich die falschen sphinkternah gelegenen Divertikel (Pulsionsdivertikel) von den echten parabronchialen Divertikeln (Traktionsdivertikel) unterscheiden. Aufgrund ihrer Lage zwischen dem oberen und dem unteren Ösophagussphinkter werden die Pulsionsdivertikel auch als juxtasphinktäre Divertikel bezeichnet und ätiopathogenetisch zusammen betrachtet.

Pathologische Anatomie. Von den juxtasphinktären Divertikeln ist das pharyngoösophageale (Zenker-)Divertikel die häufigere Erscheinungsform. Prädilektionsstelle ist das sog. Killian-Dreieck zwischen dem unteren Anteil des M. constrictor pharyngis und dem oberen Rand des M. cricopharyngeus. In diese Muskellücke tritt zapfenförmig – überwiegend nach links – pharyngeale Schleimhaut ein, die sich im weiteren Verlauf zu einem Divertikel beträchtlicher Größenordnung ausweiten kann. Die Wandbeschaffenheit der häufig nach rechts gelegenen epiphrenalen Divertikel ist der des Zenker-Divertikel vergleichbar. Die parabronchialen oder sog. Traktionsdivertikels, die in Bifurkationsnähe gelegen sind, bestehen hingegen aus allen ösophagealen Wandabschnitten.

Ätiopathogenese. Die Mehrzahl der manometrischen und cineradiographischen Untersuchungen spricht dafür, daß den juxtasphinktären Divertikeln (pharyngoösophageales und epiphrenales Divertikel) eine Motilitätsstörung des jeweiligen Sphinkters zugrunde liegt. So konnte insbesondere für das Zenker-Divertikel eine unvollständige Erschlaffung des oberen Ösophagussphinkters (OÖS) gezeigt werden. Einige Autoren wiesen auf eine nicht mit dem Schluckakt koordinierte Erschlaffung hin [11], d. h., wenn die Pharynxkontraktion den oberen Ösophagussphinkter erreicht, ist dieser bereits wieder verschlossen oder noch nicht ausreichend erschlafft. Der so bedingte Druckaufstau im Pharynx soll dann zum Durchtritt von Schleimhaut durch den Locus minoris resistentiae des Killian-Dreiecks führen. Andere Autoren konnten jedoch den Befund einer Motilitätsstörung des oberen Ösophagussphinkters nicht bestätigen, so daß die pathogenetischen Vorstellungen weitgehend hypothetisch sind [18].
Für die Entwicklung der epiphrenalen Divertikel sind offenbar zusätzlich spastische Kontraktionen in der tubulären Speiseröhre bedeutsam. Ösophagusspasmus und epiphrenales Divertikel kommen gehäuft gemeinsam vor. Die Ätiolgoie der vermuteten zugrundeliegenden Motilitätsstörung im Bereich der Sphinkteren und der tubulären Speiseröhre ist jedoch weitgehend unbekannt.
Traktionsdivertikel in der mittleren Speiseröhre gehen wahrscheinlich auf entzündliche Verklebungen des Ösophagus mit Nachbarstrukturen oder persistierende kongenitale ösophagobronchiale Gewebebrücken zurück. Unklar ist, ob auch hier Motilitätsstörungen der Speiseröhre ursächlich beteiligt sind.
Gelegentlich finden sich divertikelartige Aussackungen der Speiseröhre unmittelbar vor einer organischen Stenose; für diese ist der prästenotische Druckaufstau verantwortlich.

Pathophysiologie. Divertikel stellen meistens einen Zufallsbefund bei Untersuchungen des oberen Gastrointestinaltraktes dar. Jedoch kann v.a. das Zenker-Divertikel zu erheblichen Symptomen wie Dysphagie, Erbrechen und nächtliche Aspiration mit rezidivierenden Bronchitiden bzw. Pneumonien führen. Seltenere Komplikationen sind Entzündung und Perforation, sowie maligne Entartung des Divertikels.

Sklerodermie und andere Kollagenosen (s. 1.7)

Definition. Die Sklerodermie stellt in bezug auf den Ösophagus die wichtigste Erkrankung aus dem Formenkreis der Kollagenosen dar. Bei etwa 80% der Patienten ist die Speiseröhre im glattmuskulären Anteil befallen. Dies führt zu einer charakteristischen Motilitätsstörung. In selteneren Fällen ist die Motilität der Speiseröhre auch bei solitärem M. Raynaud, beim Lupus erythematodes und bei der rheumatoiden Arthritis betroffen. Demgegenüber sind bei der Dermatomyositis und der Polymyositis vorwiegend der Pharynx und der proximale Ösophagus betroffen.

Pathologische Anatomie. Die häufigste morphologische Veränderung bei der Sklerodermie sind Atrophie und bindegewebiger Ersatz der glatten Ösophagusmuskulatur. In der Submukosa kommt es zu Kollagenablagerungen. Die quergestreifte Muskulatur des proximalen Ösophagus wird nur in sehr schweren und fortgeschrittenen Fällen betroffen. Bei Dermatomyositis und Polymyositis finden sich hier bevorzugt entzündliche Veränderungen.

Ätiophathogenese. Die Ätiopathogenese ist bei der Sklerodermie weitgehend unklar. Wahrscheinlich führen Intimaproliferationen der kleinen Gefäße zu Durchblutungsstörungen im Bereich nervaler und muskulärer Strukturen, die im weiteren Verlauf die beschriebenen morphologischen Veränderungen zur Folge haben. Möglicherweise gehen nervale Störungen den Veränderungen der Muskulatur voraus. So ließen sich bereits Motilitätsstörungen der Speiseröhre bei solchen Patienten nachweisen, die später autoptisch noch keine atrophischen Veränderungen der Ösophagusmuskulatur aufwiesen [25]. In pharmakomanometrischen Untersuchungen fand sich frühzeitig als Ausdruck der nervalen Störung ein vermindertes Ansprechen des unteren Ösophagussphinkters auf Cholinesterasehemmer, während die direkte Stimulierbarkeit mit Cholinergika erhalten war. Erst im fortgeschrittenen Stadium bei Aperistalsis der tubulären Speiseröhre fehlte auch die cholinerge Stimulierbarkeit [6].

Auch den Motilitätsstörungen bei Lupus erythematodes und rheumatoider Arthritis liegen wahrscheinlich ischämiebedingte Schädigungen im vegetativen Nervensystem zugrunde.
Eine entzündliche Ursache haben die Motilitätsstörungen bei Dermatomyositis und Polymyositis.

Pathophysiologie. Die im Rahmen einer Sklerodermie mitbetroffene Speiseröhre weist in fortgeschrittenen Fällen ein charakteristisches Motilitätsmuster auf. In den distalen $^2/_3$ des Ösophagus verlaufen die Kontraktionen rein simultan; die Kontraktionskraft ist erheblich reduziert. Die Speiseröhre kann sogar völlig amotil werden. Der Ruhedruck des unteren Ösophagussphinkters ist deutlich vermindert. Im oberen Ösophagus (Bereich mit quergestreifter Muskulatur) sind die Kontraktionen kräftig; erst bei fortgeschrittener Erkrankung (s. Abb. 13) kommt es auch hier zu einer Abnahme der Kontraktionskraft (Abb. 2). Gestörte Motorik im Speiseröhrenkörper mit verzögerter Selbstreinigung und ungenügende Verschlußkraft des unteren Ösophagussphinkter tragen gemeinsam zum klinisch häufigen Befund einer schweren (sekundären) Refluxösophagitis bei (s. 6.1). Die von 40–75% aller Sklerodermiepatienten empfundene Schluckerschwernis ist zum größten Teil bereits Ausdruck einer sekundären peptischen Ösophagusstenose, während die Motilitätsstörung allein erstaunlich wenig Beschwerden verursacht.
Dermatomyositis und Polymyositis führen zu einer Druckabnahme im Bereich des oberen Ösophagussphinkters. Es kommt zu einer erheblichen Beeinträchtigung der Pharynx- und der proximalen Ösophaguskontraktionen (s. Abb. 2). Klinische Erscheinungen treten dementsprechend zu Beginn des Schluckaktes auf. Die Patienten verschlucken sich häufig, aspirieren und sind von einer Aspirationspneumonie bedroht.

Neurologische und neuromuskuläre Erkrankungen
Zahlreiche neurologische und neuromuskuläre Störungen können die Ösophagusmotilität verändern, ohne daß dies notwendigerweise zu klinischen Erscheinungen führt. Die Veränderungen sind im allgemeinen unspezifisch.

a) Zentralnervöse Erkrankungen:
   zerobrovaskuläre Ischämie mit Pseudobulbärparalyse,
   M. Parkinson,
   Chorea Huntington,
   multiple Sklerose,
   amyotrophische Lateralsklerose,
   Hirnstammtumoren,
   Tabes dorsalis,

verschiedene kongenitale
und degenerative Erkrankungen des ZNS.

b) Erkrankungen des peripheren Nervensystems:
bulbäre Poliomyelitis,
periphere Neuropathie.

c) Erkrankungen der motorischen Endplatte:
Myasthenia gravis,
Botulismus.

d) Erkrankungen des Muskels:
entzündliche Muskelerkrankungen
(Dermatomyositis/Polymyositis),
muskuläre Dystrophie,
metabolische Myopathie (Thyreotoxikose).

Zentralnervöse neurologische Erkrankungen führen häufig zu Innervations- und Koordinationsstörungen der Zungen-, Rachen- und oberen Ösophagusmuskulatur. Als Folge mißt man manometrisch niedrige bis fehlende Schluckwellen im Rachen und oberen Ösophagus, insbesondere aber eine ausbleibende oder unzeitige Erschlaffung des oberen Ösophagussphinkters beim Schlucken. Daneben wurden verminderte Kontraktionsamplituden und ein gehäuftes Vorkommen nichtperistaltischer Kontraktionen im mittleren und unteren Ösophagus sowie ein erniedrigter Ruhedruck mit nur kurzzeitiger Erschlaffung im unteren Ösophagussphinktur gesehen. Klinische Erscheinungen treten fast nur durch die oropharyngeale Schluckstörung auf. Die Patienten haben Schwierigkeiten, einen Bissen vom Mund in die Speiseröhre zu bringen. Sie verschlucken sich leicht und aspirieren. Die Aspirationsgefahr ist bei Flüssigkeiten größer als bei festen Speisen.

Im Gegensatz zu den zentralnervösen Erkrankungen betreffen die peripheren Neuropathien in erster Linie den glattmuskulären Ösophagusabschnitt. Besonders gut untersucht sind die Veränderungen bei Diabetes mellitus [14, 15]. Sie betreffen zunächst die Geschwindigkeit der motorischen Abläufe in der Speiseröhre. Bevor eine Neuropathie nachweisbar wird, ist bereits der Ablauf der peristaltischen Ösophaguskontraktionen verlangsamt, die Erschlaffung des unteren Ösophagussphinkters tritt verspätet ein. Mit dem Auftreten einer peripheren Neuropathie nehmen die Amplituden der Kontraktionen im unteren Ösophagus ab. Entwikkelt sich zusätzlich eine Gastroenteropathie, wird die Fortleitung der peristaltischen Wellen noch langsamer, die Zahl der simultanen Kontraktionen steigt auf Kosten der Peristaltik an, und der Druck im unteren Ösophagussphinkter kann abfallen. Die Verlangsamung des Kontraktionsablaufs scheint ein Charakteristikum aller Polyneuropathien zu sein. Sie wurde auch bei alkoholischen und urämischen sowie vincristininduzierten Neuropathien beobachtet [28]. In fortgeschrittenen Fällen der alkoholischen Neuropathie wurde ähnlich wie bei Diabetes mellitus eine Zunahme der nichtperistaltischen Kontraktionen registriert. Klinisch kommt all diesen neuropathiebedingten Störungen wenig oder keine Bedeutung zu. Schluckbeschwerden treten nur ausnahmsweise auf. Die Behandlung gilt der Grundkrankheit.

Eine Sonderform der neuromuskulären Erkrankungen stellt die chronische idiopathische intestinale Pseudoobstruktion dar (s. auch 2.3) [24]. Es handelt sich um eine seltene episodische Krankheit mit intermittierenden ileusartigen Erscheinungen. Durchfall tritt häufiger auf als eine Obstipation. Obwohl Ösophagussymptome gegenüber den intestinalen Erscheinungen im Hintergrund stehen, hat die Mitbeteiligung der Speiseröhre diagnostische Bedeutung. Bei der Ösophagusmanometrie findet man entweder sehr schwache Kontraktionen im tubulären Ösophagus oder eine Störung der normalen Propulsionen mit zahlreichen simultanen, oft hochamplitudigen Kontraktionswellen sowie eine Störung des Öffnungsreflexes des unteren Ösophagussphinkters. Im ersten Fall handelt es sich um den Ausdruck einer myogenen Form der Erkrankung mit Veränderungen an den glatten Muskelzellen, im zweiten Fall um eine nervale Erkrankung mit Degenerationserscheinungen und elektronenmikroskopisch nachweisbaren Einschlußkörperchen in den Ganglienzellen des Plexus myentericus.

Primäre Muskelerkrankungen äußern sich klinisch vorwiegend in einer oropharyngealen Dysphagie. So werden Speisen und Getränke häufig in Nase und Trachea fehlgeleitet. Das gilt sowohl für die Dystrophia myotonica als auch für Formen der progressiven Muskeldystrophie und für die Myasthenia gravis. Die Kontraktionen in Mund, Rachen und oberem Ösophagus werden schwächer oder bleiben ganz aus. Motilitätsstörungen kommen auch im unteren Ösophagus vor; die Kontraktionen können schwächer und überwiegend simultan werden, der Ruhedruck im unteren Ösophagussphinkter kann erniedrigt sein. Beschwerden verursachen diese Störungen des distalen Ösophagus nicht. Hingegen werden die Patienten durch die oropharyngeale Dysphagie mit häufig folgender Aspirationspneumonie vital bedroht.

Insuffizienz des unteren Ösophagussphinkters (UÖS)
und gastroösophagealer Reflux (s. auch 6.1)

Definition. Der untere Ösophagussphinkter stellt wahrscheinlich den wichtigsten Antirefluxmechanismus dar. Er wirkt dem Rückfluß von Mageninhalt in die Speiseröhre entgegen. Dennoch kommt es auch bei Gesunden gelegentlich – vor allem tagsüber und im Zusammenhang mit Aufstoßen – zu gastroösophagealem Reflux. Von einer Insuffizienz des unteren Ösophagussphinkters wird jedoch erst dann ausgegangen, wenn der Reflux in die Speiseröhre abnorm häufig ist. Die Folge dieses pathologischen Refluxes ist eine gastroösophageale Refluxkrankheit, die durch eine Ösophagitis und/oder Symptome wie Sodbrennen und epigastrische Schmerzen gekennzeichnet ist.

Anatomische und physiologische Grundlagen

Ätiopathogenese. Der Ruhedruck des unteren Ösophagussphinkters unterliegt zahlreichen hemmenden und fördernden Einflüssen (Tabelle 7). Ein niedriger Ruhedruck erleichtert gastroösophagealen Reflux. So findet sich bei vielen Patienten mit einer Refluxkrankheit ein Ruhedruck unter 10 mm Hg über Fundusdruck (Normalwert 15–25 mm Hg). Ein schwacher unterer Ösophagussphinkter ist meist nicht in der Lage, plötzliche Druckerhöhungen im Magen abzufangen. Bei der Erhöhung des Bauchinnendruckes durch Bauchkompression oder Beinanheben wir daher die Druckerhöhung in die Speiseröhre fortgeleitet („common cavity phenomenon"). Es kann auch die Reaktionsfähigkeit auf pharmakologische Stimulation verloren gehen. Entgegen früheren Erwartungen hat sich der Ruhedruck des unteren Ösophagussphinkters jedoch nicht als zuverlässiges Maß für gastroösophagealen Reflux erwiesen. In-

Tabelle 7. Hemmende und fördernde Einflüsse auf den unteren Ösophagussphinkter (UÖS)

Pathophysiologischer Faktor	UÖS ↓	UÖS ↑
Operative Eingriffe	Myotomie nach Heller Resektion der Kardia Totale Gastrektomie	Antirefluxoperation (z. B. Fundoplikation)
„Systemerkrankungen"	Z. B. Sklerodermie Diabetische Neuropathie	
Mechanische Faktoren	Mangensonde Langfristige Immobilisation	
Pharmaka (exogene und endogene neurohumorale Substanzen, Medikamente)	Glukagon, Sekretin, Prostaglandin E_2 Östrogene, Progesteron, Anticholinergika, Betaadrenergika, Nifedipin	Gastrin, Substanz P, Motilin, Bombesin, Prostaglandin $F_{2\alpha}$, Carbachol, Bethanechol, Metoclopramid, Indometacin, Alphaadrenergika
Nahrungs- und Genußmittel	Fette Nikotin Alkohol	Protein

ter- und intraindividuelle Druckschwankungen sowie die Beobachtung, daß bei Patienten mit Refluxösophagitis durchaus normale Druckwerte vorkommen können, haben den Wert manometrischer Untersuchungen für die Diagnostik der Refluxkrankheit stark eingeschränkt.
Pathogenetisch wichtiger als die absoluten Druckwerte sind wahrscheinlich unzeitige Sphinktererschlaffungen von etwa 5–30 s Dauer. Kombinierte Langzeit-pH-Metrie- und Manometriestudien haben gezeigt, daß bei einem großen Teil der Refluxkranken saurer Reflux in die Speiseröhre in Phasen spontaner Sphinkterrelaxation ("inappropriate relaxation") auftritt [9].

Pathophysiologie. Gehäufter gastroösophagealer Reflux und langanhaltendes saures Milieu in der Speiseröhre haben die Entwicklung einer Refluxkrankheit bzw. Refluxösophagitis zur Folge. Hierbei sind neben einem inkompetenten gastroösophagealen Verschluß wahrscheinlich weitere Faktoren wie eine gestörte Selbstreinigungsfähigkeit der Speiseröhre, ein besonders aggressives Refluat sowie eine eingeschränkte Abwehrfunktion der Schleimhaut von Bedeutung. Im einzelnen ist der Stellenwert der aufgeführten Faktoren für die Entwicklung einer Refluxösophagitis noch unklar.

Zusammenfassung

Für den ungestörten Transport eines Nahrungsbolus aus dem Pharynx in den Magen ist die zeitgerechte und vollständige Erschlaffung der Hochdruckzonen am Speiseröhrenein- und -ausgang sowie die normale peristaltische Motorik der tubulären Speiseröhre Voraussetzunge. Störungen des Bewegungsablaufes verursachen in den meisten Fällen Dysphagie. Im Bereich des Pharynx und des oberen Ösophagussphinkters sind neurologische Erkrankungen die häufigsten Ursachen von Störungen. Die Kontraktionen der tubulären Speiseröhre sind bei Erkrankungen aus dem rheumatischen Formenkreis, aber auch bei primären Funktionsstörungen wie Ösophagusspasmus und Achalasie, gestört. Pathognomonisch für die Achalasie ist die zusätzliche unvollständige schluckreflektorische Erschlaffung des unteren Ösophagussphinkters. Ein unzureichender Ruhedruck des unteren Ösophagussphinkters erleichtert gastroösophagealen Reflux und die Entstehung einer Refluxösophagitis. Zur Erkennung von Motilitätsstörungen der Speiseröhre ist die Ösophagusmanometrie besonders geeignet.

Literatur

1. Benjamin SB, Gerhardt DC, Castell DO (1979) High amplitude, peristaltic esophageal contractions associated with chest pain and/or dysphagia. Gastroenterology 77:478–483
2. Berges W, Stolze T, Wienbeck M (1980) Klassifikationsprobleme bei Achalasie und Ösophagusspasmus. Z Gastroenterol 18:365–369
3. Borchard F (1982) Pathologische Anatomie der Achalasie. In: Häring R (Hrsg) Ösophaguschirurgie. Edition Medizin, Weinheim, S 1–17
4. Cassella RR, Ellis FH, Brown AL (1965) Diffuse spasm of the lower part of the esophagus. Finestructure of esophageal smooth muscle and nerve. JAMA 191:379–382
5. Cassella RR, Ellis FH, Brown AL (1965) Fine-structure changes in achalasia of the esophagus. Vagus nerves. Am J Pathol 46:279–288
6. Cohen S, Fisher R, Lipschutz W, Turner R, Myers A, Schumacher R (1972) The pathogenesis of esophageal dysfunction in scleroderma and Raynaud's disease. J Clin Invest 51:2663–2668
7. Diamant NE, El-Sharkawy TY (1977) Neural control of esophageal peristalsis. Gastroenterology 72:546–556
8. Dodds WJ, Dent J, Hogan WJ, Patel GK, Tooule J, Arndorfer RC (1981): Paradoxical lower esophageal sphincter contraction induced by cholecystokinin-octapeptide in patients with achalasia. Gastroenterology 80:327–333
9. Dodds WJ, Hogan WJ, Helm JF, Dent J (1981) Pathogenesis of reflux esophagitis. Gastroenterology 81:376–394
10. Eckardt V, Weigand H (1974) Supersensitivity to pentagastrin in diffuse oesophageal spasm. Gut 15:706–709
11. Ellis FH, Schlegel JS, Lynch VP, Payne WS (1970) Cricopharyngeal myotomy for pharyngoesophageal diverticulum. Ann Surg 1969:340–349
12. Goyal RK, Rattan S (1978) Neurohumoral, hormonal, and drug receptors for the lower esophageal sphincter. Gastroenterology 74:598–619
13. Heitmann P (1971) Der idiopathische diffuse Ösophagusspasmus. Dtsch Med Wochenschr 96:668–1674
14. Heitmann P (1976) Störungen der Speiseröhrenfunktion bei Diabetikern. In: Siewert R, Blum AL, Waldeck F (Hrsg) Funktionsstörungen der Speiseröhre. Springer, Berlin Heidelberg New York, S 283–286
15. Hollis JB, Braddom RL, Castell DO (1974) Esophageal motor function in diabetes mellitus and its relation to peripheral neuropathy. Gastroenterology 66:713–719
16. Jones DB, Mayberry JF, Rhodes J, Munro J (1983) Preliminary report of an association between measles virus and achalasia. J Clin Pathol 36:655–657
17. Kaufmann P, Lierse W, Stark J, Stelzner F (1968) Die Muskelanordnung der Speiseröhre. Springer Berlin Heidelberg New York
18. Knuff TE, Benjamin SB, Castell DO (1982) Pharyngoesophageal diverticulum: a reappraisal. Gastroenterology 82:734–736
19. Köberle F (1967) Zur Pathogenese des Megaösophagus. Z Gastroenterol 5:287–290
20. Kramer P, Ingelfinger FJ (1951) Esophageal sensitivity to Mecholyl in cardiospasm. Gastroenterology 19:242–253
21. Liebermann-Meffert D (1981) Anatomie des gastroösophagealen Verschlußorgans. In: Blum AL, Siewert JR (Hrsg) Refluxtherapie. Springer, Berlin Heidelberg New York, S 10–37
22. Osborne CA, Clifford DH, Jessen C (1967) Hereditary esophageal achalasia in dogs. JAMA 151:572–581
23. Phaosawasdi K, Mahmud LS, Tolin RD, Stelzer F, Applegate G, Fisher RS (1981) Cholinergic effects on esophageal transit and clearance. Gastroenterology 81:915–920

24. Schuffler MD, Pope CE (1976) Esophageal motor dysfunction in idiopathic intestinal pseudoobstruction. Gastroenterology 70:677–682
25. Treacy WL, Baggenstoss AH, Slocumb CH, Code CF (1963) Scleroderma of the esophagus. A correlation of histologic and physiologic findings. Ann Intern Med 59:351–357
26. Vantrappen G, Janssens J, Hellemans J, Coremans G (1979) Achalasia, diffuse esophageal spasm, and related motility disorders. Gastroenterology 76:450–457
27. Wienbeck M, Berges W (1981) Die Ösophagusmanometrie. Ergebn. Inn Med Kinderheilkd 47:111–152
28. Wienbeck M, Heitmann P, Lutter HE, Lange H, Hölzendorf H, Martini GA (1977) Störungen der Speiseröhrenfunktion bei Polyneuropathien. Verh Dtsch Ges Inn Med 83:421–424

2.2 Gastroduodenale Motilitätsstörungen

S. A. Müller-Lissner

Während die Pathophysiologie gastroduodenaler Motilitätsstörungen bei abnormer Magenentleerung weitgehend und bei den (relativ wenigen) Patienten mit postoperativem Galleerbrechen im Ansatz bekannt ist, sind die Kenntnisse über ihre Beziehung zu funktionellen Oberbauchbeschwerden noch zu vage, um hier besprochen zu werden.

2.2.1 Gestörte Magenentleerung

Definition
Störungen der Magenentleerung können in einer verzögerten oder beschleunigten Entleerung flüssiger und/oder fester Nahrungsbestandteile bestehen. Eine klinisch relevante Entleerungsstörung weicht immer erheblich vom normalen Maß ab und verläuft symptomatisch.

Anatomische und physiologische Grundlagen
Proximaler und distaler Magen unterscheiden sich motorisch grundlegend (Abb. 14) [5]: Der proximale Magen steuert über seinen Tonus den Mageninnendruck und damit die Entleerung von Flüssigkeiten und festen Partikeln, soweit sie einen Durchmesser von weniger als 1 mm haben; der distale Magenabschnitt zerkleinert mittels seiner Peristaltik im postprandialen Zustand die festen Nahrungsbestandteile auf weniger als 1 mm Größe [6]. Im interdigestiven Zustand beginnt im Magen ein Teil der Aktivitätsfronten des interdigestiven myoelektrischen Komplexes, der u. a. für die Darmpassage nichtzerkleinerbarer Nahrungsbestandteile verantwortlich ist.
Der Tonus des proximalen Magenabschnitts wird sowohl hormonell als auch vagal gesteuert, teilweise unterliegt er einer myogenen Autoregulation. Bereits das Schlucken eines Nahrungsbolus bewirkt einen Druckabfall im proximalen Magen (rezeptive Relaxation). Erhöhung des Ma-

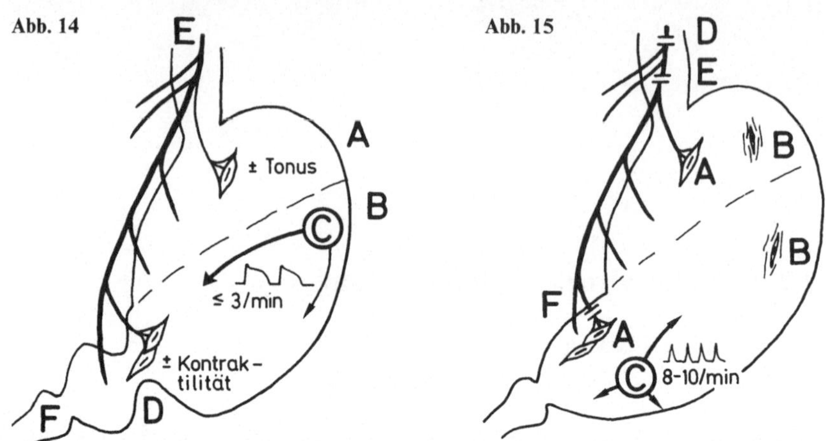

Abb. 14. Anatomische und physiologische Grundlagen der Magenentleerung. Der Magen läßt sich hinsichtlich seiner Motilität in 2 Abschnitte unterteilen, die nicht mit den anatomischen Regionen Fundus, Korpus und Antrum übereinstimmen: Einen proximalen Anteil *(A)*, der durch seinen Tonus die Flüssigkeitsentleerung steuert, und einen distalen Anteil *(B)*, der durch Peristaltik die festen Nahrungsbestandteile zerkleinert. Ein im mittleren Korpus großkurvaturseits gelegener Schrittmacher *(C)* erzeugt rasche Änderungen des Membranpotentials mit nachfolgender Plateauphase. Überlagerung dieser Plateaus durch "spike potentials" führt zur mechanischen Antwort. Die Ausbreitung der elektrischen und mechanischen Aktivität von einer Muskelzelle zur nächsten nach distal wird als Peristaltik *(D)* sichtbar. Der N. vagus *(E)* moduliert den Tonus des proximalen Magenabschnittes und die Kontraktilität des distalen Magenabschnittes. Die Entleerung flüssiger Mahlzeiten aus dem Magen wird außer vom Mageninnendruck vom Strömungswiderstand in Pylorus und Duodenum gesteuert *(F)*. Der Pylorus verhindert die Entleerung fester Nahrungsbestandteile, soweit sie größer als 1 mm im Durchmesser sind

Abb. 15. Ätiologie und Pathogenese der verzögerten Magenentleerung. Störungen der neuromuskulären Erregbarkeit *(A)* können durch Elektrolyt- und Stoffwechselstörungen verursacht werden. Dysfunktion der Muskelzellen selbst, evtl. mit Atrophie und interstitieller Fibrose, kommen bei Kollagenosen (v. a. Sklerodermie), Pseudoobstruktion und (hypothetisch) Virusinfekten vor *(B)*. Passagere Hemmung der Muskulatur kann medikamentös bedingt sein. Generiert ein ektoper Schrittmacher Potentialschwankungen, die wegen fehlender Plateauphase keine mechanische Antwort erhalten können und deren Frequenz größer als die des normalen Schrittmachers ist („Tachygastrie") *(C)*, so wird letzterer depolarisiert und es resultiert eine Aperistalsis. Denervierung des Antrums durch trunkuläre *(D)* oder selektivgastrische Vagotomie *(E)* oder unbeabsichtigt zu weit gehende Denervierung bei selektivproximaler Vagotomie *(F)* stört die Regulation der Peristaltik und kann bei fehlender Drainageoperation zu Magenstase vorwiegend für feste Nahrungsbestandteile führen

genvolumens bewirkt nur einen geringen intragastralen Druckanstieg (Akkommodation). Die Flüssigkeitsentleerung aus dem Magen wird außer vom Tonus des proximalen Magenabschnittes vom Strömungswiderstand von Pylorus und Duodenum beeinflußt [5].

Verzögerte Magenentleerung

Ätiologie. Erkrankungen der glatten Muskulatur des Magen-Darm-Traktes können den Magen mitbefallen (s. 1.7.4 u. 1.7.5). Unter den sog. Kollagenosen ist die Sklerodermie die häufigste Ursache. Die intestinale Pseudoobstruktion kann den Magen mitbetreffen. Virale Infekte können reversible Entleerungsverzögerungen bedingen, sind offenbar aber auch für einen Teil der idiopathischen chronischen Entleerungsstörungen verantwortlich. Die Tachygastrie (Abb. 15) ist eine Störung der Reizbildung im Magenmuskel, deren klinische Relevanz noch nicht geklärt ist. Autonome Neuropathien, v. a. bei Diabetes mellitus, bedingen Störungen der neuralen Modulation der Magenmotilität. Störungen der neuromuskulären Erregbarkeit können durch Elektrolytverschiebungen erzeugt werden, z. B. durch profuses Erbrechen oder Diarrhöen, aber auch medikamentös durch Diuretika. Iatrogene Entleerungsverzögerungen werden medikamentös außerdem durch Analgetika vom Opiattyp, Anticholinergika und Adrenergika (v. a. Dopamin) hervorgerufen. Diese Störungen sind nach Absetzen des Medikaments reversibel. Ebenfalls reversibel ist meist eine nach operativen Eingriffen am Magen auftretende Entleerungsverzögerung. Eine chronische postoperative Entleerungsstörung kann allerdings entstehen, wenn das Antrum denerviert wurde, ohne daß eine Drainagenoperation ausgeführt worden wäre [9].

Pathogenetische Prinzipien. Bei Erkrankungen, die die glatte Muskulatur selbst befallen, bedingt die primäre myogene Insuffizienz die Entleerungsverzögerung. Die Kontraktilität der Muskulatur kann medikamentös direkt oder via Innervation gehemmt werden, die neurale Steuerung bleibt außerdem aus, wenn das autonome Nervensystem geschädigt ist. Bei der Tachygastrie depolarisiert ein hochfrequenter ektoper Schrittmacher den normalen Schrittmacher. Dieser kann somit seiner Funktion nicht nachkommen (Abb. 15).

Pathophysiologie. Die Aufgabe des Magens ist es, Nahrung zu speichern, sie vorwiegend mechanisch, teilweise auch chemisch zu zerkleinern und sie in relativ gleichmäßigem Strom in den Dünndarm abzugeben. Der Inhalt des Magens wächst durch Ingestion und Sekretion. Da der Magen immer sezerniert, jedoch nicht absorbiert, ist er zur Entleerung auch bei Nahrungskarenz gezwungen. Eine Entleerungshemmung verursacht daher eine Volumenzunahme. Da Magendehnung ihrerseits einen Sekretionsreiz darstellt, kann ein Circulus vitiosus entstehen. Es kommt zur Überdehnung des Magens, deren Folge Übelkeit und Erbrechen sind (Abb. 16). Daraus ergibt sich ein Verlust an Flüssigkeit und Elektrolyten. Da bei fehlender Magenentleerung auch keine Speisen zur Absorp-

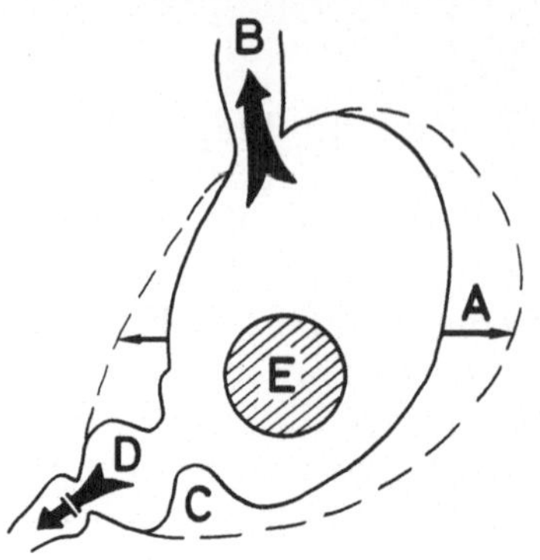

Abb. 16. Pathophysiologie der verzögerten Magenentleerung. Überdehnung des Magens *(A)* kann zu Überlauferbrechen *(B)* führen, vorwiegend bei akutem Auftreten der Störung. Verlust der antralen Peristaltik *(C)* resultiert in einer Stase für feste Nahrungsbestandteile, soweit keine Drainageoperation durchgeführt wurde. Ausbleiben des Kalorieneintritts in den Dünndarm *(D)* führt zur Malnutrition. Störungen des interdigestiven myoelektrischen Komplexes prädisponieren zur Bezoarbildung *(E)*

tion gelangen können, resultiert ein Kaloriendefizit. Letzteres ist bei chronischen Entleerungsstörungen ausgeprägter, Defizite an Flüssigkeit und Elektrolyten finden sich eher bei akuten Entleerungsverzögerungen.
Ein Ausfall der Aktivitätsfront des interdigestiven myoelektrischen Komplexes, der für die Entleerung nichtzerkleinerbarer, fester Nahrungsbestandteile verantwortlich ist, prädisponiert zur Bildung von Phytobezoaren [9].

Beschleunigte Magenentleerung

Ätiologie. Eine klinisch bedeutsame Beschleunigung der Magenentleerung ist ausschließlich iatrogen, und zwar operativ bedingt. Die resultierenden Krankheitsbilder sind das Dumping-Syndrom („Frühdumping"), die spätpostprandiale Hypoglykämie („Spätdumping") und die postoperative Diarrhö. Sie können nach allen Formen der Vagotomie vorkommen, die Häufigkeit nimmt jedoch mit dem Ausmaß der Vago-

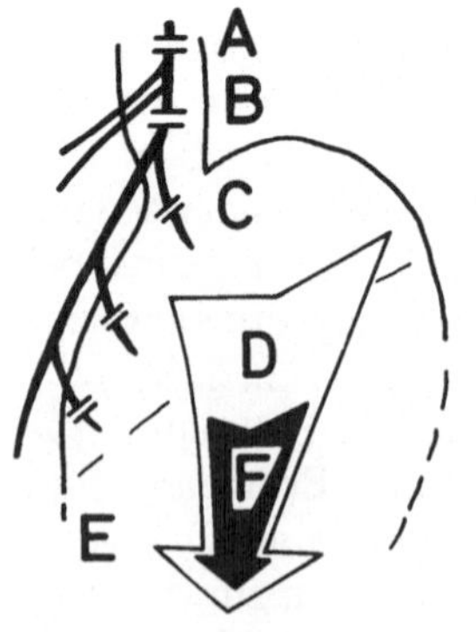

Abb. 17. Ätiologie und Pathogenese der beschleunigten Magenentleerung [1, 9]. Trunkuläre Vagotomie *(A)*, selektivgastrische Vagotomie *(B)* und selektivproximale Vagotomie *(C)* vermindern alle die rezeptive Relaxation und Akkomodation des proximalen Magenabschnitts, so daß Magenfüllung zu einem vermehrten Druckanstieg führt. Dadurch werden Flüssigkeiten rascher entleert *(D)*. Verminderung des Strömungswiderstandes am Magenausgang durch Drainageoperation *(E)* verstärkt diesen Effekt. Auch feste Nahrung wird dann schneller entleert, vorausgesetzt, sie wird zusammen mit Flüssigkeit eingenommen *(F)*

tomie und dem einer eventuell begleitenden Drainageoperation zu. In einem großen Teil der Fälle verschwinden die Beschwerden innerhalb der ersten postoperativen Wochen oder Monate [1, 9].

Pathogenetische Prinzipien. Diese sind in Abb. 17 schematisch dargestellt.

Pathophysiologie. Durch die Sturzentleerung treten große Mengen hyperosmolarer Flüssigkeit in den Dünndarm ein (Abb. 18). Dies führt zu passivem Einstrom von Flüssigkeit aus dem Extrazellulärraum. Diese Flüssigkeitsverschiebung betrifft auch das Plasmavolumen und ist am Anstieg des Hämatokrits meßbar. Da sich die hyperosmolare Flüssigkeit rasch durch den gesamten Dünndarm ausbreitet, wodurch der osmotische Effekt über dessen gesamte Länge wirksam wird, kann es zu einem Flüssigkeitseinstrom bis zu 2 l kommen. Die Flüssigkeitsbeladung des Darmlumens führt zu einer schmerzhaften Überdehnung der Darmwand. Durch die Sturzentleerung stehen außerdem simultan große Mengen rasch resorbierbarer Kohlenhydrate zur Verfügung, so daß es zu einem raschen Blutzuckeranstieg mit konsekutivem Insulinanstieg im Plasma kommt. Dies kann nach 1–2 h eine Hypoglykämie nach sich ziehen. Zudem kommt es zu einem Anstieg der Serumspiegel von Serotonin, Bradykinin, Enteroglykagon und Neurotensin über das physiologische Ausmaß hinaus, während die Spiegel von GIP und Motilin keinen veränderten Zeitverlauf aufweisen [1, 7].
Es fragt sich nun, welche der Pathomechanismen für die Symptomatik verantwortlich sind. Diese Frage ist für das Dumping-Syndrom u. a. deshalb schwierig zu beantworten, weil es erhebliche interindividuelle Unterschiede in der Symptomatik gibt, obwohl die Störungen der Physiolo-

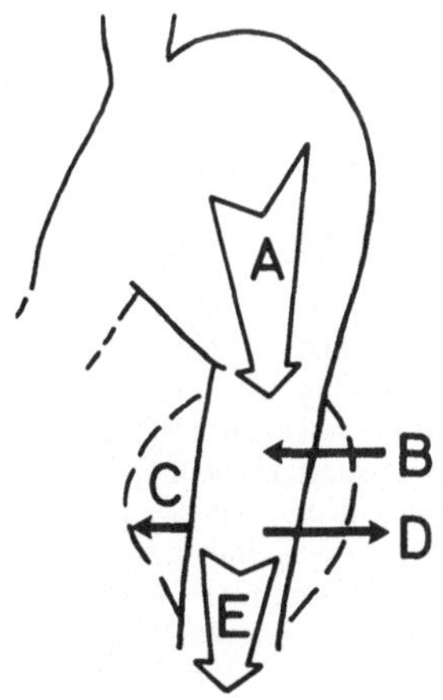

Abb. 18. Pathophysiologie der beschleunigten Magenentleerung, dargestellt am B-II-Magen. Die Sturzentleerung hyperosmolaren Mageninhalts *(A)* führt zum verstärkten Flüssigkeitseinstrom in den Dünndarm *(B)*. Dieser wird überdehnt *(C)*. Rasch resorbierbare Kohlenhydrate stehen vermehrt zur Verfügung *(D)*. Beschleunigter Transit *(E)* prädisponiert zu Diarrhöen

gie gleich ausgeprägt sind. Es scheint jedoch so, als wären die systemischen Symptome (Kollapsneigung, Müdigkeit, Schwäche, Palpitationen) durch eine Abnahme des zirkulierenden Plasmavolumens, möglicherweise zusätzlich durch Serotonin bedingt, während sich die abdominellen Symptome (Völlgefühl, Schmerzen, evtl. Übelkeit) durch die Überdehnung des Dünndarms ergeben [1, 4]. Die postprandiale Hypoglykämie ist sicher eine Reaktion auf den initial raschen Blutzucker- und Insulinanstieg. Die anderen hormonellen Veränderungen sind Folgen der Sturzentleerung und dürften keine Symptome bedingen [7].
Die Flüssigkeitsbeladung des Dünndarms stellt zwar einen Stimulus für eine beschleunigte Darmpassage dar und prädisponiert deshalb zur postoperativen Diarrhö, sie ist jedoch nur ein Teilaspekt in ihrer Genese. Die Diarrhö tritt nämlich wesentlich häufiger auf, wenn gleichzeitig eine trunkuläre Vagotomie durchgeführt wurde, die teilweise Denervierung des Dünndarms dürfte also mitverantwortlich sein. Außerdem begünstigt eine Cholezystektomie möglicherweise das Auftreten einer Diarrhö, so daß einer veränderten Gallensalzbeladung des Dünndarms wohl eine begleitende Rolle zukommt [4].

2.2.2 Duodenogastraler Reflux

Definition

Der Übertritt von Duodenalinhalt in den Magen (duodenogastraler Reflux) ist physiologisch und deshalb nicht a priori als Motilitätsstörung anzusehen (Abb. 19). Ein klinisch bedeutsamer, weil symptomatischer Reflux ist selten. Meist wird unter dem Begriff „duodenogastraler Reflux" der Reflux von Gallensalzen verstanden, obwohl die beiden Begriffe nicht identisch sind.

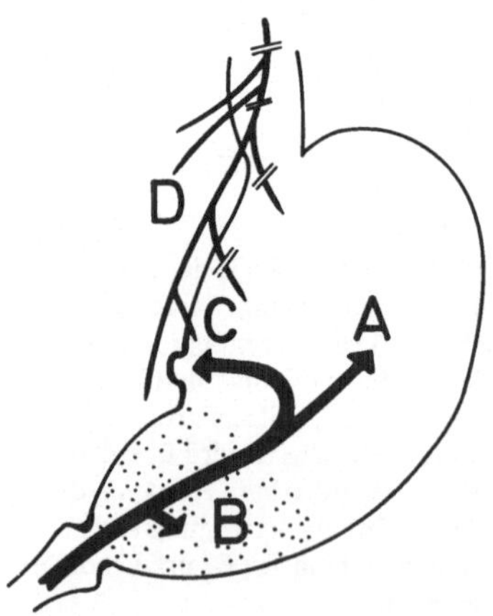

Abb. 19. Duodenogastraler Reflux bei nicht reseziertem Magen. Schon physiologischerweise kommt es zum Reflux *(A)*. Es ist zweifelhaft, ob bei Patienten mit Ulcus ventriculi eine Steigerung des Refluxes besteht, die zu einer chronischen Gastritis *(B)* und zum Ulkus führt *(C)*. Eine refluxsteigernde Wirkung der Vagotomie *(D)* ist ebenfalls nicht belegt

Anatomische und physiologische Grundlagen. Der duodenogastrale Reflux ist physiologisch und erheblichen intervidueIlen Unterschieden unterworfen. Während der prozentuale Reflux von Duodenalinhalt beim Menschen im nüchternen und postprandialen Zustand etwa gleich groß ist, übertrifft der Reflux von Gallensalzen postprandial – bedingt durch die Gallenblasenentleerung – den Gallereflux im Nüchternzustand um das 5- bis 10fache. Das Auftreten des Refluxes ist ausgesprochen diskontinuierlich, was im Nüchternzustand teilweise durch seine Korrelation zum interdigestiven myeloektrischen Komplex bedingt ist. Ob der Pylorus die Rolle eines Antirefluxventiles spielt, ist unsicher [2]. Tut er es, so kommt er seiner Aufgabe nur unvollkommen nach. Messungen des Pylorusdruckes am Menschen sind in ihrer Validität zweifelhaft [6].

Ätiologie. Eine erhebliche Steigerung des Refluxes kommt nach allen Arten von Magenoperationen vor, sehr selten jedoch nach reiner Vagotomie (SPV). Bei massiv gesteigertem Reflux ging fast immer eine Operation am gastrointestinalen Übergang voraus, meist eine Antrektomie [1]. Ob primäre Motilitätsstörungen von Magen und Duodenum einen klinisch bedeutsamen, weil z. B. ulzerogenen, Reflux bedingen können, ist strittig [2].

Pathogenetische Prinzipien. Daß Magenresektionen mit Reanastomosierung in Form einer Omegaanastomose (B II) duodenogastralen Reflux bedingen können oder (bei Fehlen einer Braun-Anastomose) sogar müssen, ist evident. Hier wäre der Begriff „Influx" besser als der Begriff „Reflux", da sich der Duodenalinhalt isoperistaltisch in den Magen bewegt. Bei gastroduodenalen Anastomosen (B I) dagegen bewegt sich der Duodenalinhalt anisoperistaltisch in den Magen, es findet also ein echter Reflux statt. Zugrunde liegt dem wahrscheinlich eine Störung im Ablauf der okklusiven Peristaltik des gastroduodenalen Überganges durch Zerstörung der vagalen Innervation und möglicherweise auch intramuraler Nervenplexus.

Pathophysiologie (Abb. 19 u. 20). Die Vorstellungen über die Pathophysiologie des Refluxes sind noch weitgehend hypothetisch. Experimentell läßt sich durch Duodenalinhalt die Magenmukosa schädigen, und bei Patienten mit postoperativem Galleerbrechen lassen sich die epigastrischen Beschwerden auch durch Instillation ihres eigenen Dünndarminhalts auslösen [1, 8]. Es ist jedoch nicht ganz klar, welche Substanzen dafür verantwortlich sind. Sehr wahrscheinlich sind es Gallensalze, deren schädigendes Potential jedoch vom pH und der Art ihrer Konjugation abhängig sein dürfte. Galle im Magen bewirkt möglicherweise eine Magenentleerungsverzögerung. Ob sie Ursache der im resezierten Magen

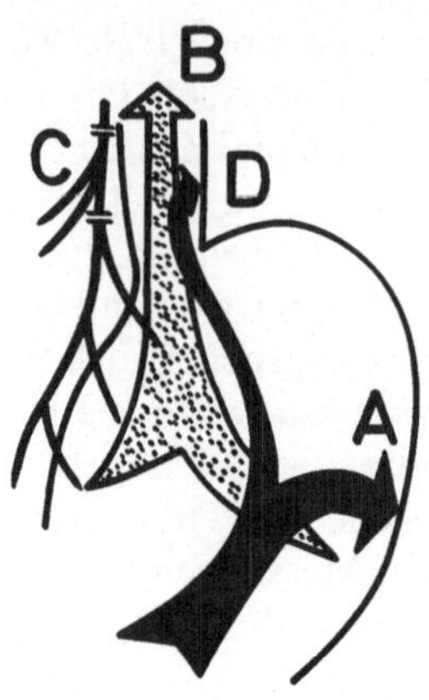

Abb. 20. Duodenogastraler Reflux bei reseziertem Magen. Massiver Gallereflux in den Magenstumpf führt zum Magenschleimhauterythem *(A)*. Bei manchen Patienten mit diesem Zustand kommt es zu epigastrischen Schmerzen und galligem Erbrechen (*B*, „alkalische Refluxgastritis"). Möglicherweise trägt eine verzögerte Entleerung des Refluates aus dem Magen nach Vagotomie hierzu bei *(C)*. Die Kombination aus erheblichem Gallereflux und gastroösophagealem Reflux führt zur Ösophagitis *(D)*

häufig gefundenen Gastritis ist, ist strittig [1]. Klinisch sicher bedeutsam ist duodenogastraler Reflux, wenn gleichzeitig ein gastroösophagealer Reflux besteht, da Gallensalze die Ösophagusschleimhaut schwer schädigen [2] (s. 6.1).

Das einzige weitgehend unumstrittene Syndrom, das sich auf duodenogastralen Reflux zurückführen läßt, ist das postoperative gallige Erbrechen („alkalische Refluxgastritis") [1, 3]. Galleerbrechen ist das wichtigste Symptom des Syndroms, das weiter gekennzeichnet ist durch eine „refluxogene" Magenoperation, epigastrische, vorwiegend postprandiale, Schmerzen sowie negative Befunde bei der Suche nach anderen Ursachen der Beschwerden. Diesem Syndrom dürfte ein Großteil der Fälle von „Syndrom der zuführenden Schlinge" zuzuordnen sein [1]. Es ist unklar, warum trotz identischer Operation einige Patienten von postoperativem Galleerbrechen geplagt werden, andere nicht.

Zusammenfassung

Verzögerungen der Magenentleerung sind ein relativ homogenes Resultat einer ätiologischen Vielfalt. Die beschleunigte Magenentleerung beruht im Gegensatz dazu auf einer einheitlichen Ätiologie, der Magenchirurgie. Sie hat ein breites Spektrum pathophysiologischer Störungen unterschiedlicher Ausprägung zur Folge. Das Spektrum reicht von nur leichten asymptomatischen Abweichungen vom Normalverhalten über die postprandiale Hypoglykämie, postoperative Diarrhöen, leichte Dumpingsymptome bis zu deren schwerster, invalidisierender Ausprägung. Das Wissen über die Pathophysiologie des duodenogastralen Refluxes ist noch unvollkommen, lediglich das Galleerbrechen im Rahmen eines „Postgastrektomiesyndroms" ist als Refluxfolge einigermaßen gesichert.

Literatur

1. Alexander-Williams J, Hoare AM (1980) Postgastrektomiesyndrome. In: JR Siewert, AL Blum (Hrsg). Postoperative Syndrome. Springer, Berlin Heidelberg New York, S 113–152
2. Blum AL, Sonnenberg A, Müller-Lissner S (1981) Der duodenogastrale Reflux, ein Grenzphänomen zwischen Physiologie und Pathophysiologie des Magens. In: Domschke W, Wormsley KG (Hrsg) Magen und Magenkrankheiten. Thieme, Stuttgart New York, S 58–69
3. Hoare AM, McLeish A, Thompson H, Alexander-Williams J (1978) Selection of patients for bile diversion surgery: use of bile acid measurement in fasting gastric aspirates. Gut 19:163–165
4. Hobsley M (1981) Dumping and diarrhoea. Br J Surg 68:681–684
5. Kelly KA (1980) Gastric emptying of liquids and solids: roles of proximal and distal stomach. Am J Physiol 239:671–676
6. Koelz HR, Müller-Lissner SA, Malinovska DH, Sachs G (1983) The stomach and duodenum. In: Blum AL, Kern 7 (eds) The Gastroenterology Annual 1/1982. Elsevier, Amsterdam New York Oxford, pp 31–78
7. Lawaetz O, Blackburn AM, Bloom SR, Aritas Y, Ralphs DNL (1982) Gut hormone profile and gastric emptying in the dumping syndrome. Scand J Gastroenterol 18:73–80
8. Meshkinpour H, Marks JW, Schoenfield LJ, Bonnoris GG, Carter S (1980) Reflux gastritis syndrome: mechanism of symptoms. Gastroenterology 79:1283–1287
9. Müller-Lissner SA (1984) Gestörte Magenentleerung. In: Wienbeck M, Siewert JR (Hrsg) Therapie primärer gastrointestinaler Motilitätsstörungen. Edition Medizin, Weinheim Deerfield Beach Basel, S 31–46

2.3 Störungen der Kolonmotilität

U. SCHEURER

2.3.1 Aufgaben des Dickdarms

Die Aufgabe des Dickdarms ist es, den aus dem Dünndarm anfallenden Chymus aufzunehmen, ihn durch Wasser- und Elektrolytentzug einzudicken und zu neutralisieren, die nicht absorbierbaren Chymusbestandteile vom Zökum bis ins Rektum zu transportieren, die Bakterienflora im Darmlumen zu regulieren und Voraussetzungen für ein kontrolliertes Absetzen des Stuhls zu schaffen.

2.3.2 Physiologische Grundlagen

Die Kolonmotilität resultiert aus elektrischen, mechanischen und biochemischen Aktivitäten der Konlonlängs- und Ringmuskulatur. Sie ist vor allem für die Transport- und Reservoirfunktion des Dickdarms verantwortlich. Mit ihr eng verbunden sind sekretorische und absorptive Aktivitäten der Dickdarmschleimhaut.

Elektrische Aktivitäten der Dickdarmmuskulatur
Es lassen sich 2 Typen elektrischer Aktivitäten der Dickdarmmuskulatur erkennen, die Slow waves und Spike bursts.

Slow waves. Die Slow waves (Abb. 21) sind rhythmische elektrische Potentialschwankungen. Sie induzieren als elektrische Grundaktivität keine Muskelkontraktionen und tragen daher allein nicht zum Transport des Darminhalts bei. Sie bestimmen mit ihrer Ausbreitungsrichtung die Wanderung derjenigen Darmkontraktionen, deren Aktionspotentiale mit den Slow waves gekoppelt sind.
Im Katzen- und Hundedickdarm entstehen die Slow waves in der Ringmuskelschicht, in der sie auch weitergeleitet werden [12]. Beim Men-

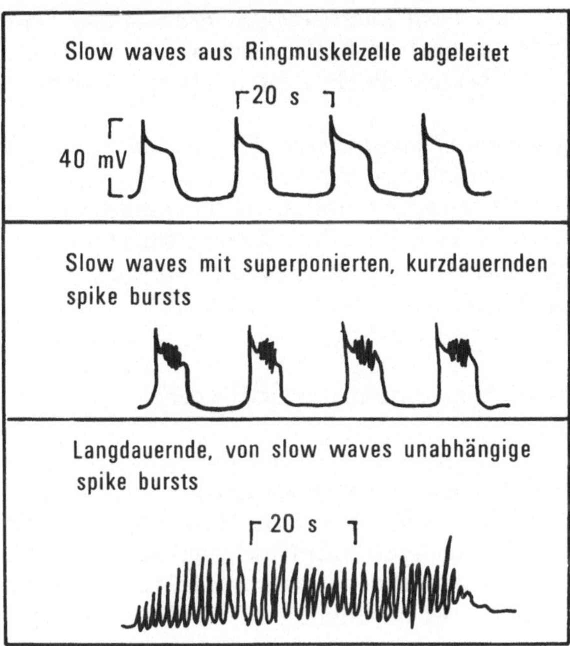

Abb. 21. Typen elektrischer Aktivitäten im Dickdarm

schen finden sich Slow waves im Colon ascendens, transversum und descendens. Ihre Frequenz in diesen Dickdarmabschnitten beträgt 11 min^{-1}. Im Sigma und Rektum sinkt sie auf 6 min^{-1} [35]. Die Frequenz der Slow waves variiert im proximalen Dickdarm stärker als im distalen Dickdarm. Die Ausbreitungsrichtung der Slow waves im Dickdarm des Menschen ist nicht eindeutig geklärt. Bei der Katze sprechen Dissektionsexperimente für ein Schrittmacherzentrum im mittleren Querkolon. Von dort breiten sie sich nach oral bis ins Zökum und nach aboral bis ins Rektum aus. Die Propagation erfolgt häufiger nach oral als nach aboral [11].

Spike bursts. Unter Spike bursts versteht man schnell aufeinanderfolgende elektrische Potentialschwankungen. Sie sind Aktionspotentiale sich kontrahierender glatter Muskelzellen. Die Spike bursts können unabhängig oder aber auf die Slow waves superponiert auftreten (s. Abb. 21). Obwohl keine einheitliche Terminologie für die verschiedenen Arten von Spike bursts existiert, lassen sich 3 Typen unterscheiden:

a) *Kurzdauernde Spike bursts mit lokaler Propagation.* Die Dauer dieser Spike-Aktivität beträgt weniger als 10 s. Diese Aktivität wird vor allem bei langsamer Passage von Darminhalt beobachtet [36].

b) *Langdauernde Spike bursts mit kurzstreckiger Propagation.* Diese Spike-Aktivität hält länger als 10 s an, kann sich nach oral oder aboral ausbreiten. Sie wird bei schneller Passage von Darminhalt beobachtet [51].
c) *Langdauernde Spike bursts mit langstreckiger Propagation.* Die Dauer dieser Spike-Aktivität überschreitet 19 s. Sie beginnt oft im Querkolon und breitet sich zumeist nach aboral aus, seltener gegen das Zökum. Die aborale Wanderung dieser Aktivitäten geschieht mit einer Geschwindigkeit von 4 $cm \cdot s^{-1}$ und ist wesentlich schneller als der Transport von Barium [36].

Kolonperistaltik
Es werden 3 Formen von Kolonperistaltik unterschieden:

Propulsive Peristaltik. Bei der propulsiven Peristaltik gehen die Kontraktionen entweder vom Zökum oder vom mittleren Querkolon aus. Im Nüchternzustand finden sich bei 6% der Untersuchten „Massenbewegungen", bei denen der Darminhalt mit einer Geschwindigkeit von 3–15 $cm \cdot min^{-1}$ vom Querkolon bis ins Sigma befördert wird [21]. Die propulsive Peristaltik tritt gesamt gesehen seltener auf als die retropulsive Form.

Retropulsive Peristaltik. Hierbei beginnen die Kontraktionen im Querkolon und Colon ascendens und wandern bis in den Zökumbereich. Diese Kontraktionen stehen in enger Beziehung mit den gleichsinnig verlaufenden Slow waves [9]. Dieser Peristaltiktyp hemmt den Fluß des Darminhaltes nach aboral, sorgt für einen langen Schleimhautkontakt des noch flüssigen Darminhalts und fördert damit die Wasser- und Elektrolytabsorption. Die Bremswirkung der retropulsiven Peristaltik konnte im Katzenexperiment nachgewiesen werden: Rizinusöl führte durch Entkoppelung der Spike bursts von den Slow waves zu Diarrhö [11, 12].

Nichtpropulsive Segmentkontraktionen. Sie fragmentieren den Darminhalt, indem ein Teil zum nächsten oral gelegenen, der Rest zum nächsten aboral gelegenen Haustrum transportiert wird. Dieser Peristaltiktyp verzögert den aboralen Transport des Darminhalts ebenfalls und trägt damit zur Steigerung der Wasser- und Elektrolytabsorption bei [31].

Transport des Dickdarminhalts
Der aborale Transport des Dickdarminhalts resultiert aus dem Zusammenspiel der 3 Peristaltikarten. Während das rechte Hemikolon durch Retropulsion und Segmentkontraktionen den Transport des Darmin-

halts nach aboral nachhaltig bremst, und dadurch die absorptiven Vorgänge unterstützt, fungieren Colon descendens und Sigma als primäres Stuhlreservoir. Dieses Stuhlreservoir wird durch den gastrokolischen Reflex, dessen Mechanismus nicht geklärt ist, aktiviert und dadurch der Stuhltransport ins Rektum ausgelöst. Damit wird der Defäktatitionsmechanismus eingeleitet, der an anderer Stelle abgehandelt wird.
Die Dauer der Dickdarmpassage für feste, röntgendichte Marker bzw. Tracersubstanzen (Cr) bis zur vollständigen Ausscheidung der Marker beträgt ca. 7 Tage [26].

Kontrolle der Dickdarmmotilität

Extramurale, neurale Kontrolle. Sie erfolgt durch das cholinerge und adrenerge Nervensystem. Die cholinerge Innervation des proximalen Kolons wird durch Fasern des N. vagus, diejenige des distalen Kolons durch sakrale Äste der Nn. pelvici vermittelt. Cholinerge Nerven stimulieren die Kolonmotilität. Sie führen aber auch inhibitorsiche Fasern mit sich.
Die adrenerge Innervation des proximalen Kolons erfolgt durch die Nn. splanchnici via Ganglion mesentericum superior. Das distale Kolon wird durch die Nn. lumbales via Ganglion mesentericum inferior adrenerg versorgt. Das adrenerge Nervensystem hemmt mit seinem Neurotransmitter Noradrenalin die Kolonmotilität. An der Katze wurde gezeigt, daß Noradrenalin die cholinerge synaptische Überleitung blokkiert und die Muskelzellen hyperpolarisiert [16, 32]. Die Nn. lumbales führen aber auch motilitätsstimulierende Fasern mit sich [46].
Die prävertebralen Ganglien kontrollieren die adrenerge Aktivität im Bereich des Kolons. Eine Wanddehnung im proximalen Kolon führt via intermesenteriale Neuronen, welche prävertebrale mit paravertebralen Ganglien verbinden, zur Hemmung der Kontraktionen im distalen Kolon [18].
Experimentell bestehen Anhaltspunkte dafür, daß die prävertebralen Ganglien nicht nur Relaisstationen des adrenergen Nervensystems darstellen, sondern auch Modulatoren der neuralen Aktivitäten sind. So findet man bei Wegfall der lumbalen Anteile des Rückenmarkstranges nach Traumen eine erhöhte Aktivität der Kolonmuskulatur durch Ausfall der adrenergen Hemmwirkung [47].

Intramurale neurale Kontrolle. Über die genaue Funktion des Plexus myentericus ist wenig bekannt. Er scheint eine andauernde Hemmung der elektrischen und kontraktilen Aktivität der Kolonmuskulatur in einem gewissen Grade aufrechtzuerhalten. Die Behandlung mit neuralen Überleitungsblockern (z. B. Tetrodotoxin) führt in Tierversuchen zur

Zunahme der wandernden Spike bursts und damit zur kontinuierlichen peristaltischen Aktivität [28]. Ferner ist anzunehmen, daß der Plexus myentericus Bindeglied, Relais- und Verteilstation, aber auch Kontrollstation des Ablaufs und der Steuerung der peristaltischen Aktivität im Kolon darstellt.

Hormonelle Kontrolle. Es bestehen einige Anhaltspunkte dafür, daß auch gastrointestinale Hormone eine Rolle in der Regulation der Kolonmotilität spielen. Während Gastrin, Cholezystokinin, Substanz P und Enkephaline in wahrscheinlich pharmakologischen Dosen die Dickdarmmotilität stimulieren, wird sie durch Sekretin, Glukagon, vasoaktives intestinales Polypeptid (VIP) gehemmt [6, 18, 23, 40].

Einfluß der Mahlzeiten. Nach Einnahme von Mahlzeiten tritt im Sigma eine vermehrte motorische Aktivität auf, die auf einer Zunahme der Spike-burst-induzierten Segmentkontraktionen beruht. Dieses Phänomen wird als „gastrokolischer Reflex" bezeichnet. Er veranlaßt den Stuhltransport vom primären Stuhlreservoir im Colon descendens und im Sigma ins Rektum und leitet damit den Defäkationsvorgang ein. Das Ausmaß der mahlzeitbedingten Aktivierung der Kolonmotilität hängt vom Fettgehalt der Mahlzeit ab. Zuckergehalt, pH, Eiweiß und Aminosäuren scheinen keine stimulierende Wirkung auf den Dickdarm zu haben [41, 50].
Schlackenstoffe (Zellulose, Hemizellulose, Pektine, Pflanzenschleime und Gummisubstanzen) beschleunigen die Passage des Dickdarminhalts wahrscheinlich durch direkte Wirkung auf die Dickdarmwand.

Einfluß der Gallensalze. Gallensalze stimulieren die Dickdarmmotilität. Motilitätseffekt und Wirkung der Gallensalze auf die Elektrolyt- und Flüssigkeitsabsorption bzw. Sekretion können zu Durchfall (s. 3.4) Anlaß geben [42]. Dies tritt jedoch nur bei Störungen der Gallensalzabsorption im Ileum oder bei exzessiver oraler Zufuhr von Dihydroxygallensalzen auf (s. 8).

Einfluß der Psyche. Emotioneller Streß beeinflußt die Dickdarmmotilität und führt zu erhöhtem intraluminalem Druck im distalen Sigma. Zentralnervöse Verbindungen via autonomes Nervensystem zum Dickdarm scheinen für die Überleitung solcher Reize verantwortlich zu sein. Der Mechanismus ist jedoch unklar [1, 6, 8, 47] (s. 1.6).

2.3.3 Obstipation

Definition

Eine Obstipation liegt vor, wenn unter schlackereicher Kost weniger als 3 Defäkationen pro Woche erfolgen, oder zwischen 2 Defäkationen 3 oder mehr Tage verstreichen und wenn die mittlere, tägliche Stuhlmenge weniger als 35 g beträgt [13, 26, 30].

Ätiologie

Die Obstipation ist ein Symptom zahlreicher Krankheiten und nach heutigen Erkenntnissen keine Erkrankung per se. Obwohl bei jeder Form der Obstipation Motilitätsstörungen irgendwelcher Art vorliegen und wahrscheinlich auch veränderte absorptive und sekretorische Aktivitäten des Dickdarms eine Rolle spielen, ist der Mechanismus, der zur Obstipation führt, nur in wenigen Fällen genau bekannt.

Die in den hochindustrialisierten Ländern immer noch übliche hochkalorische, zucker-, eiweiß- und fettreiche sowie schlackenarme Nahrung wirkt sich auf die Stuhlgewohnheiten aus, indem Stuhlfrequenz und Stuhlgewicht reduziert werden und das Defäkationsintervall sich vergrößert. Diese in Richtung Obstipation zielende Reaktion des Körpers auf eine „unausgewogene" Ernährung hat primär keinen Krankheitswert und wird daher aus der Definition der Obstipation (sensu stricto) ausgeklammert. Die durch „Fehlernährung" erzeugten Änderungen der Stuhlgewohnheiten sind in der Regel unter hinreichender Schlackezufuhr reversibel. Auf die Folgen einer langedauernden unausgewogenen Ernährung wird später im Abschnitt Divertikulose eingegangen.

Pathogenetische Prinzipien

Anhand der Motilitätsverhältnisse lassen sich 4 Formen der Obstipation erkennen:

Obstipation bei mechanischer Passagebehinderung. Die mechanische Passagebehinderung führt je nach Ausmaß zur Erweiterung des prästenotisch liegenden Dickdarmes, zu seltenem Stuhlgang, zu krampfartigen Mittel- und Unterbauchschmerzen, aufgetriebenem Abdomen, hochgestellten Darmgeräuschen mit/ohne Preßstrahlgeräuschen und gelegentlich zu bleistiftförmigen Stühlen. Eine „paradoxe" Diarrhö kann durch Stenosen, schwerste Koprostase oder obstruierende Prozesse und Fremdkörper vor allem im distalen Kolon erzeugt werden. Beispiele mechanischer Passagebehinderung sind in Abb. 22 wiedergegeben.

Hypomotile Form der Obstipation. Sie geht mit reduzierter peristaltischer Aktivität und oft einem erweiterten Kolon einher. Diese Obstipations-

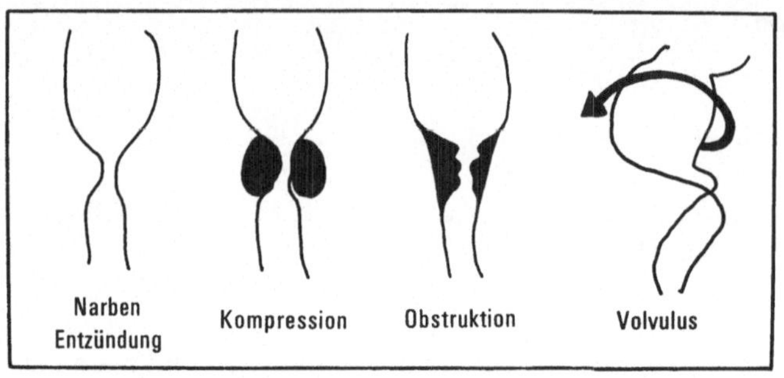

Abb. 22. Obstipation bei mechanischer Passagebehinderung

form findet sich beim Diabetes mellitus, der intestinalen primären Pseudoobstruktion und der Amyloidose vergesellschaftet mit fehlendem gastrokolischem Reflex [43], beim paralytischen Ileus (s. 2.5), verschiedenen Kollagenosen [4, 37, 44], nach Einnahme von Medikamenten (Tranquilizer, Anticholinergika, Kalziumantagonisten und gewissen Antidepressiva) [14], sowie bei Chagas-Krankheit [29], bei Hypothyreose, Glukagonom und Phäochromozytom [6, 38]. Zu diesem Formenkreis gehört auch die „idiopathische Obstipation" (colonic inertia), die nach neueren Untersuchungen [46] einer Systemaffektion der Hohlorgane zuzuordnen ist.

Hypermotile Form der Obstipation. Diese Form der Obstipation geht mit vermehrter nichtpropulsiver, segmentärer Peristaltik oder erhöhtem intraluminalem Tonus in bestimmten Dickdarmsegmenten einher. Sie tritt auf bei schmerzbedingten Analsphinkterspasmen (Analfissur, Hämorrhoidalthrombose, Perianalabszessen und analen Fistelungen), der myotonen Dystrophie [20] M. Hirschsprung (angeborene Hypo- oder Aganglionose des Plexus myentericus mit erhöhtem Muskeltonus und fehlen-

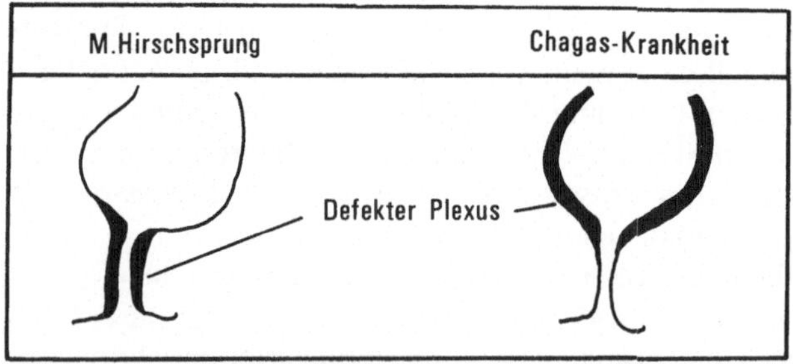

Abb. 23. Obstipation bei defektem Plexus myentericus

der Sphinkterrelaxation auf Rektaldehnung, Abb. 23 [25, 45], aber auch bei Einnahme von Medikamenten vom Opiattyp [49], kaudalen Rückenmarksläsionen sowie Affektionen der Nn. lumbales bzw. der prävertebralen Ganglien durch Wegfall der sympatischen Hemmwirkung auf den Kolontonus. Auch die spastische Form des Colon irritabile, bei dem ein Mangel an Schlackenstoffen die nichtpropulsiven, segmentären Kontraktionen fördert, wird diesem Formenkreis zugerechnet.

Obstipation durch Störung der Bauchpresse und der Beckenbodenmuskulatur. Bei dieser Obstipationsform wird das Ausdrücken des Stuhls durch gestörte Bauchpresse und Schwäche der Beckenbodenmuskulatur behindert. Atrophien und Lähmungen der Bauchdecken- und Beckenbodenmuskulatur können dafür verantwortlich sein. Andere Ursachen werden unter den anorektalen Affektionen angeführt.
Verschiedene Obstipationstypen lassen sich nicht in eine der oben erwähnten Formen einordnen, da mehrere Mechanismen gleichzeitig für die Obstipation verantwortlich sein können. So sind z. B. die psychogenen Formen zu ungenügend untersucht, um sie klassifizieren zu können. Auch bei Obstipation unter Eisenpräparaten, Antazida, Bismuth und Diuretika ist der Mechanismus der zur Obstipation führt, nicht geklärt.

2.3.4 Divertikulose des Dickarms

Definition

Die Dickdarmdivertikulose ist eine Veränderung mit Schleimhaut-Submukosaprolapsen durch die Kolonringmuskulatur, meist im Bereiche von Gefäßdurchtritten. Sie befällt vor allem das linke Hemikolon und ist im Sigmabereich besonders ausgeprägt.

Ätiologie

Die Kolondivertikulose korreliert mit dem Konsum schlackenarmer Kost [17, 27] (s. 1.1). Sie tritt selten vor dem 40. Lebensjahr auf, findet sich bei etwa 5% der 50jährigen und bis zu 50% bei den über 80jährigen. Mit zunehmendem Alter nimmt nicht nur die Prävalenz der Divertikulose, sondern auch die Divertikelzahl und die Ausdehnung nach oral zu [28].

Pathogenese

Am häufigsten tritt die Dickdarmdivertikulose in Kombination mit dem irritablen Kolon auf. Dabei ist die Wand des Colon descendens und des Sigmas deutlich verdickt und durch zirkuläre Ringmuskelverdickungen

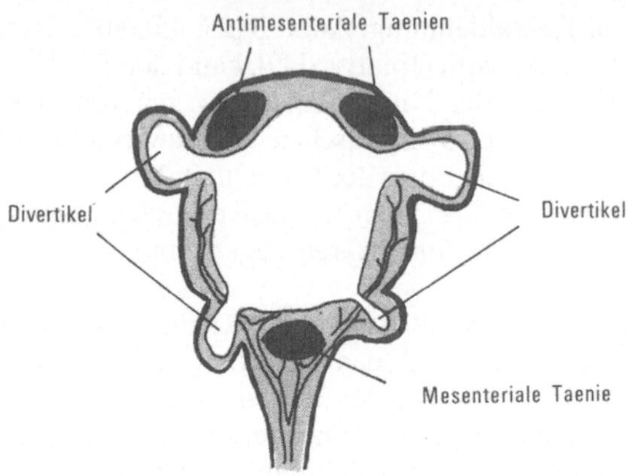

Abb. 24. Austrittsstellen der Divertikel in der Dickdarmwand

ziehharmonikaähnlich gekammert. Diese Veränderungen werden Myochosis genannt. Sie engen das Lumen so stark ein, daß Kontraktionen der Muskulatur die einzelnen Kammern von ihren Nachbarn vollständig abtrennen und lokal zu einem gewaltigen Druckanstieg Anlaß geben [2], da der Darminhalt nicht mehr nach oral bzw. aboral in die nächsten Kammern entweichen kann.

Trotz der Wandverdickung finden sich Schwachstellen innerhalb der Kammerwand, nämlich die Gefäßdurchtrittstellen zwischen der mesenterialen und den beiden antimesenterialen Tänien, welche durch die wiederholten Druckeinwirkungen nachgeben und durch Bildung von Divertikeln zu einer gewissen Druckentlastung innerhalb der Kammern führen (Abb. 24).

Daß der Sigmabereich mit dem kleineren Radius vorzugsweise befallen ist, läßt sich durch das Gesetz von Young und Laplace erklären: $p = k\ T/R$. Dieses Gesetz besagt, daß der intraluminale Druck (P) proportional zu der Wandspannung (T), die von der Muskulatur verursacht wird, ist und umgekehrt proportional zum Radius (R) des Hohlorgans, k entspricht einem konstanten Faktor. Das gleiche Gesetz erklärt auch die günstige Wirkung schlackenreicher Kost auf die Divertikulose: da durch eine größere Stuhlmasse der Radius des Sigmas größer gehalten wird, nimmt der Druck im Sigma ab [17].

Pathophysiologie

Etwa 80% der Fälle mit unkomplizierter Divertikulose bleiben zeitlebens symptomlos. Bei den symptomatischen Patienten, die vor allem unter Schmerzattacken leiden, lassen sich Schmerzzustände und symptomfreie Perioden über Jahre hin verfolgen. Die Schmerzen können dumpfkolikartig sein, werden meist im linken Unterbauch lokalisiert und halten Stunden bis einige Tage an. Stuhlabgang oder Flatusabgang können zur Besserung der Beschwerden führen. Postprandial nehmen die Schmerzen oft an Intensität zu. Komplikationen der Divertikulose sind Blutung und Entzündung der Divertikel.

Die Divertikelblutung kann bei anderweitig asymptomatischer Divertikulose auftreten. Ihre Häufigkeit wird auf 10–30% geschätzt, schwere Blutungen sollen bei 3–5% auftreten. Etwa 70% aller Divertikelblutungen erfolgen aus dem rechten Hemikolon [48]. Diese Häufigkeitsangaben sind mit Vorsicht zu interpretieren, andere Blutungsquellen wurden oft nicht ausgeschlossen.

Die Divertikulitis ist die häufigste Komplikation der Divertikulose. Nach 5jährigem Bestehen der Divertikulose fanden sich bei 10%, nach 11- bis 18jährigem Bestehen bei 37% der Patienten eine Divertikulitis [22]. Als Ursache für die Entzündung im Divertikelsack wird eingeklemmter Stuhl oder Fäkolithen angesehen. Die Entzündung, die zumeist von einem Divertikel ausgeht, kann sich über die Divertikelwand hin ausbreiten und zur Peridivertikulitis Anlaß geben.

Zusammenfassung

Die Dickdarmmotilität resultiert aus myoelektrischen, mechanischen und biochemischen Aktivitäten der Dickdarmmuskulatur. Sie ist vor allem für die Transport- und Reservoirfunktion des Dickdarms verantwortlich und spielt wahrscheinlich bei der Regulation der Dickdarmflora eine Rolle. Sekretorische und absorptive Aktitiväten der Dickdarmschleimhaut sind eng mit der Motilität verbunden. Leider sind die Kenntnisse über den Ablauf und die Regulation der Motilität sehr beschränkt, was das Verständnis für die physiologischen und pathophysiologischen Vorgänge erschwert. So finden sich z. B. bei der Obstipation Motilitätsstörungen unterschiedlicher Art, welche letztlich zu reduzierter Stuhlmenge und Stuhlfrequenz führen.

Ohne Zweifel nehmen Motilitätsstörungen einen wichtigen Platz bei der Genese der Dickdarmdivertikel ein. Die Einzelvorgänge sind jedoch weitgehend unbekannt.

Literatur

1. Almy TP, Tulin M (1947) Alterations in colonic function in man under stress. I Experimental production of changes simulating the "irritable colon". Gastroenterology 8:616–626
2. Almy TP, Howell DA (1980) Diverticular diseases of the colon. N Engl J Med 302:324–331

3. Battle WM, Snape WJ Jr, Alavi A, Cohen S, Braunstein S (1980) Colonic dysfunction in diabetes mellitus. Gastroenterology 79:1217–1221
4. Battle WM, Snape WJ Jr, Wright S, Sullivan MA, Cohen S, Myers A, Tuthill R (1981) Abnormal colonic motility in progressive systemic sclerosis. Ann Int Med 97:749–752
5. Bennett A (1975) Pharmacology of colonic muscle. Gut 16:307–311
6. Bloom SR (1972) An enteroglucagon tumor. Gut 13:520–523
7. Cannon WB (1902) The movements of the intestines studied by means of the roentgen rays. Am J Physiol 6:251–277
8. Chaudhury NA, Truelove SC (1961) Human colonic motility. III. Effect of emotions. Gastroenterology 40:27–36
9. Christensen J, Anuras S, Hauser RL (1974) Migrating spike bursts and electrical slow waves in the cat colon: effect of sectioning. Gastroenterology 66:240–247
10. Christensen J, Caprilli R, Lund GF (1969) Electric slow waves in circular muscles of the cat colon. Am J Physiol 217:771–776
11. Christensen J, Freeman BW (1972) Circular muscle electromyogram in the cat colon: local effect of sodium ricinoleate. Gastroenterology 63:1011–1015
12. Christensen J, Weisbrodt NW, Hauser RL (1972) Electrical slow wave of the proximal colon of the cat in diarrhea. Gastroenterology 62:1167–1173
13. Conell AM, Hilton C, Irvine G, Lennard-Jones JE, Misiewics JJ (1965) Variation of bowel habit in two population samples. Br Med J 2:1095–1099
14. DeVroede G (1983) Constipation: mechanism and management. In: Sleisenger MH, Fordtran JS (eds) Gastrointestinal disease. Saunders, Philadelphia, pp 288–308
15. Elliott TR, Barclay-Smith E (1904) Antiperistalsis and other muscular activites of the colon. J Physiol (Lond) 31:272–304
16. Gardette B, Gonella J (1974) Etude electromyograhique in vivo de la commande orthosympathique du colon chez le chat. J Physiol (Paris) 671–692
17. Gear JSS, Ware A, Fursdon P, Mann JI, Nolan DJ, Bodripp AJM, Vessey MP (1979) Symptomless diverticular disease and intake of dietary fibre. Lancet 1:511–514
18. Grossman MI (1970) Gastrin, cholecystokinin and secretin act on one receptor. Lancet 1:1088–1089
19. Hartshorne DJ, Gorecka A (1980) Biochemistry of the contractile proteins of smooth muscle. In: Boher PF, Somylo AP, Sparks HO Jr (eds) Handbook of physiology, Sec 2: The cardiovascular system, vol II, Smooth muscle. Waverly Press, Baltimore, pp 93–120
20. Harvey JC, Sherbourne DH, Siegel ChI (1965) Smooth muscle involvement in myotonic dystrophy. Am J Med 39:81
21. Holzknecht G (1909) Die normale Peristaltik des Kolons. Münch Med Wochenschr 56:2401–2403
22. Horner JL (1958) Natural history of diverticulosis of the colon. Am J Dig Dis 3:343–350
23. Jessen KR, Polak JM, Van Norden S, Bloom SR, Burnstock G (1980) Peptide-containing neurones connect the two ganglionated plexuses of the enteric nervous system. Nature 283:391
24. Kreulen DL, Szurszewski JH (1979) Nerve pathways in celiac plexus of the guinea pig. Am J Physiol 237:E90–97
25. Lawson JON, Nixon HH (1967) Anal canal pressures in the diagnosis of Hirschsprung's disease. J Pediatr Surg 2:544–552
26. Martelli H, Devroede G, Arhan P, Duguay C, Dornic C, Faverdin C (1978) Some parameters of large bowel motility in normal man. Gastroenterology 75:612–618
27. Painter NS, Burkitt DP (1975) Diverticular disease of the colon, a 20th century problem. Clin Gastroenterol 4:3–21

28. Parks TG (1975) Natural history of diverticular disease of the colon. Clin Gastroenterol 4:53–69
29. Phillips SF (1983) Megacolon: congenital and acquired. In: Sleisenger HM, Fordtran JS (eds) Gastrointestinal disease. Saunders, Philadelphia, pp 912–925
30. Rendtorff RC, Kashagarian M (1967) Stool patterns of healthy adult males. Dis Colon Rectum 10:222–228
31. Ritchie JA (1971) Movement of segmental constrictions in the human colon. Gut 12:350–355
32. Rostad H (1973) Colonic motility in the cat: Extrinsic nervous control. Acta Physiol Scand 89:79–90, 92–103
33. Rostad H (1973) Colonic motility in the cat: influence of hypothalamic and mesencephalic stimulation. Acta Physiol Scand 89:104–115
34. Rostad H (1973) Colonic motility in the cat. Peripheral pathways mediating the effects induced by hypothalamic and mesencephalic stimulation. Acta Physiol Scand 89:154–168
35. Sarna SK, Bardakjian BL, Waterfall WE, Lind JF (1980) Human colonic electrical control activity (ECA). Gastroenterology 78:1526–1536
36. Sarna SK, Waterfall WR, Bardakjian BL, Lind JF (1981) Type of human colonic electrical activities recorded postoperatively. Gastroenterology 81:61–70
37. Schuffler MD, Lowe MC, Bill AH (1977) Studies of idiopathic pseudoobstruction. 1. Hereditary hollow visceral myopathy in clinical pathological studies. Gastroenterology 73:327–338
38. Short IA, Padfield PL (1976) Malignant phaeochromocytoma with severe constipation and myocardial necrosis. Br Med J 2:793–794
39. Snape WJ Jr, Carlson GM, Cohen S (1977) Human colonic myoelectric activity in response to prostigmine and the gastrointestinal hormones. Am J Dig Dis 22:881–887
40. Snape WJ Jr, Cohen S (1979) Effect of bethanechol gastrin I, or cholecystokinin on myoelectrical activity. Am J Physiol 236:E458–463
41. Snape WJ Jr, Matarazzo SA, Cohen S (1978) The effect of eating and gastrointestinal hormones on human colonic and myoelectric and motor activity. Gastroenterology 73:373–378
42. Snape WJ Jr, Shiff S, Cohen S (1980) Effect of deoxycholic acid on colonic motility in the rabbit. Am J Physiol 238:G321–325
43. Sullivan MA, Snape WJ Jr, Matarazzo SA, Petrobuki RJ, Jeffries G, Cohen S (1977) Gastrointestinal myoelectrical activity in idiopathic intestinal pseudo-obstruction. N Engl J Med 297:233–238
44. Swenson WM, Witowski LJ, Roskelley RC (1968) Total colectomy for dermatomyositis. Am J Surg 115:405–407
45. Tobon F, Rein NCRW, Talbert JL, Schuster MM (1968) Non-surgical test for diagnosis of Hirschsprung's disease. N Engl J Med 278:188–194
46. Watier A, Devroede G, Duranceau A, Abdelrahman M, Duguay C, Forand M, Tétreault L, Arhan P, Lamarche J, Elhilali M (1983) Constipation with colonic inertia – a manifestation of systemic disease? Dig Dis Sci 28:1025–1033
47. Weems WA, Szurszewski JH (1977) Modulation of colonic motility by peripheral neural inputs of neurons of the inferior mesenteric ganglion. Gastroenterology 73:273–278
48. Welch CE, Athanasoulis CA, Galdabini JJ (1978) Hemorrhage from the large bowel with special reference to angiodysplasia and diverticular disease. World J Surg 2:73–83
49. Wienbeck M, Christensen J (1971) Effects of some drugs on electrical activity of the isolated colon of the cat. Gastroenterology 61:470–478
50. Wright S, Snape WJ Jr, Battle WM, Cohen S, London RL (1980) Effect of dietary components on the gastrocolonic response. Am J Physiol 238:G228–232

2.4 Colon irritabile

K. EWE

2.4.1 Definition

Das Colon irritabile wird definiert als ein funktionelles Krankheitsbild mit abdominellen Schmerzen und mit Störungen der Darmmotilität und daraus resultierend der Stuhlgewohnheiten. Der Begriff „irritables Kolon“ ist zu eng gefaßt, da die Störungen auch andere gastrointestinale Organe betreffen können: Ösophagus, Magen, Dünndarm, Gallensystem – so daß er zumindest auf „irritabler Darm“ (irritable bowel syndrome) oder zutreffender wahrscheinlich sogar auf "irritable person syndrome" erweitert werden sollte [7, 10, 11, 12]. Es gilt als häufigste gastroenterologische Erkrankung überhaupt. Schätzungsweise 30% der Normalbevölkerung leidet zeitweise an den typischen Beschwerden des irritablen Darmes, die jedoch nur die empfindlicheren und ängstlicheren unter ihnen zum Arzt führen [7, 10, 18, 22].

2.4.2 Ätiologie

Die Ätiologie des irritablen Kolons ist unbekannt. Entsprechend dem funktionellen Charakter der Erkrankung werden psychische, psychoneurotische und psychovegetative Faktoren in den Vordergrund gestellt: Angst, depressive Verstimmung, Somatisation von Affekten [8, 12 (s. auch 1.7)]. Eine Verstärkung des Syndroms durch psychische Einflüsse und Streß wurde beschrieben [2, 8, 20, 21]. Eine herabgesetzte Reizschwelle des Darmes auf Dehnungsreize [9, 14, 20], eine erhöhte Empfindlichkeit gegenüber hormonaler und cholinerger Stimulation [2, 6, 16] und ein abnormes Überwiegen eines langsamen myoelektrischen Grundrhythmus [15, 17] werden als weitere ätiologische Faktoren angesehen. Daneben wurde der Fehlernährung unserer Zeit eine ätiologische Rolle zugewiesen und das irritable Kolon als Ausdruck des Kampfes eines gesunden Darmes gegen eine schlackenarme Kost apostrophiert [13].

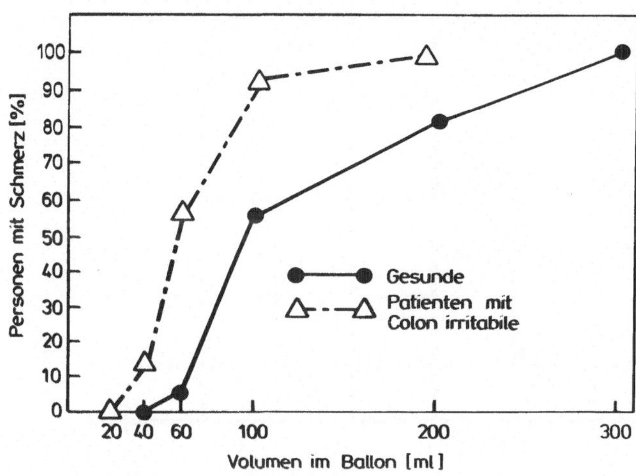

Abb. 25. Schmerzempfindung im Rektum bei Gesunden und Patienten mit Kolon irritabile in Abhängigkeit vom Volumen eines im Rektum aufgeblasenen Ballons. Bei 60 ml verspürten nur 6% der Gesunden einen Druckschmerz gegenüber 56% der Patienten mit Kolon irritabile. (Nach Ritchie [14])

2.4.3 Pathogenese und Pathophysiologie

Schmerz und Defäkationsstörungen sind die Leitsymptome des irritablen Kolons.

Schmerz

Die Schwelle für die Schmerzempfindung ist beim Patienten mit irritablem Kolon herabgesetzt, sie empfinden die gleiche Menge Gas im Darm sehr viel früher als unangenehm als normale. Dies wurde durch Insufflation eines inerten Gases, Argon, in den Darm nachgewiesen [9]. Eine andere Nachweismethode dieses Phänomens ist das Aufblasen von Ballons im Kolon. Eine ähnliche Kurve wie im Sigma (Abb. 25) [14] wurde für das Rektum erhalten [20]. Vor kurzem wurde an einem charakteristischen Beschwerdemuster gezeigt, daß auch Zökum und Colon ascendens beim irritablen Kolon „überempfindlich" reagieren [1].

Defäkationsstörung

Das Verhältnis von Obstipation zu schmerzloser Diarrhö bei Patienten mit irritablem Kolon beträgt etwa 4:1.

Motilität. Die Motilität eines Patienten mit Wechsel von Obstipation und Diarrhö ist in Abb. 26 wiedergegeben [4]. Die durch intraluminale Ballons gemessenen Drücke sind hoch während der Obstipation und

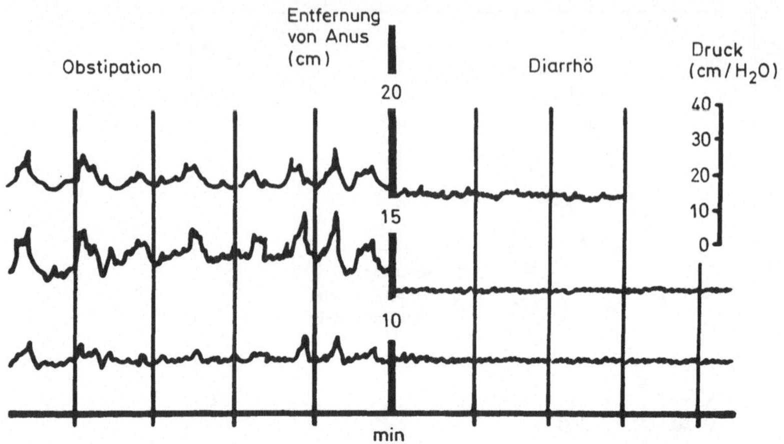

Abb. 26. Dickdarmmotilität bei einem Patienten mit irritablem Kolon und Wechsel von Obstipation und Diarrhö. Gesteigerte Kontraktionen im Stadium der Obstipation *(links)*, verminderte Kontraktionen während der Diarrhö *(rechts)*. (Nach Connell [4])

niedrig während der Diarrhö. Dieses scheinbare Paradox erklärt sich dadurch, daß die physiologischen und die gesteigerten segmentalen Kontraktionen die Propulsion des Darminhaltes verhindern, während sie im Falle des Durchfalls herabgesetzt sind und so dem Inhalt keinen Widerstand entgegensetzen, so daß er als Diarrhö im Rektum erscheint [4, 19]. Diese Befunde wurden allerdings von anderen Autoren nicht in gleicher Gesetzmäßigkeit bestätigt [12, 15, 20].

Transitzeit. Die Transitzeit durch den gesamten Magen-Darm-Trakt ist bei Patienten mit irritablem Kolon gegenüber der Norm verändert: Sie ist verlängert bei Patienten mit Obstipation (87 versus 53 h) und verkürzt bei Patienten mit vorwiegender Diarrhö (35 versus 53 h). Interessanterweise wird der gleiche Trend für den Dünndarm gefunden: 5,4 versus 4,2 h bei Obstipation; 3,3 versus 4,2 h bei Diarrhö, so daß sich zeigt, daß nicht nur das Kolon, sondern auch der Dünndarm von der Störung betroffen ist. Die Magenentleerung war in dieser Untersuchung normal [1].

Myoelektrische Vorgänge (s. auch 2.3). Die Kolonmotilität wird gesteuert durch myoelektrische Phänomene, deren langsamer basaler Rhythmus sich in Form von Slow waves manifestiert. Ihnen setzen sich schnelle Spitzenpotentiale, Spike potentials auf, welche von Muskelkontraktionen gefolgt sind [3]. Die Zuordnung von Long spike bursts bei 20 s und Short spike bursts von 1,5–3,5 s Dauer zu den verschiedenen

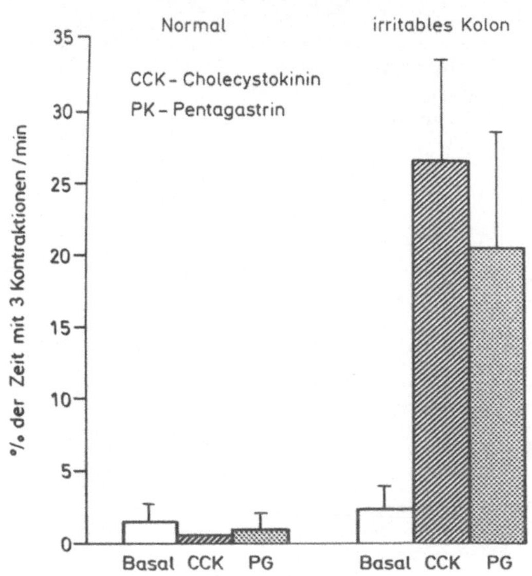

Abb. 27. Motorische Aktivität mit 3 Kontraktionen/min unter Cholezystokinin. Starke Steigerung bei Patienten mit irritablem Kolon *rechts*. (Nach Snape et al. [15])

Arten der Kolonmotilität: propulsiv, nichtpropulsiv, ist noch nicht eindeutig möglich [12]. Nicht jede Slow wave geht mit der Bildung von Spitzenpotentialen einher, aber die meisten Kontraktionen folgen im Zusammenhang mit diesen Spike bursts auf einer Slow wave. Der normale basale elektrische Rhythmus dieser Wellen hat eine Frequenz von 6–9/min. Beim irritablen Kolon kommen gehäuft Zyklen von 3–4/min vor, ohne daß dabei allerdings die motorische Aktivität primär gestört sein muß [15]. Die Sensitivität des Kolons läßt sich bei Patienten mit irritablem Kolon durch Hormone wie CCK oder Gastrin erhöhen (Abb. 27) [6, 15]. Nach einer Mahlzeit nahmen die Spike potentials und der Motilitätsindex bei Patienten mit irritablem Kolon im Gegensatz zu Normalen weiter zu, ein Effekt, der durch das Anticholinergikum Clinidium unterdrückt werden konnte (Abb. 28) [16].

Eine wesentliche Einschränkung muß zum Schluß gemacht werden: Die Spanne des Normalen ist bei der Transitzeit, der Darmmotilität und der Myoelektrizität im Kolon so groß, daß Abweichungen von der Norm, wie sie für das irritable Kolon postuliert werden, außerordentlich schwer zu sichern sind [5, 7, 12, 22]. Darüber hinaus sind die Untersuchungsmethoden, mit denen diese Ergebnisse gewonnen wurden, zum großen Teil im Experimentalstadium, was die Widersprüchlichkeit vieler Ergebnisse erklärt. Wir befinden uns somit noch immer auf der Suche nach dem Wesen des irritablen Kolons.

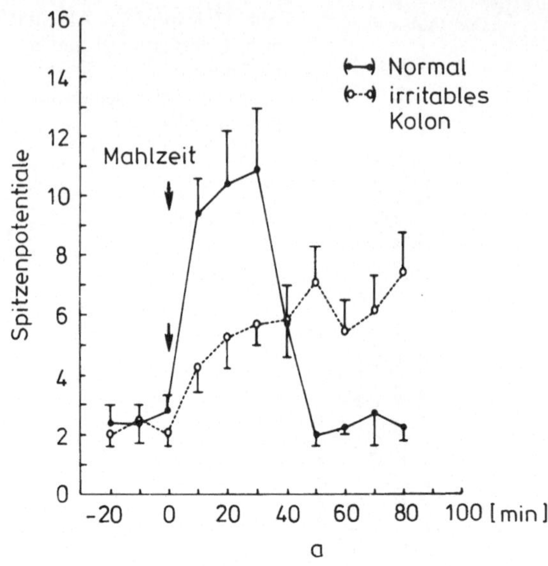

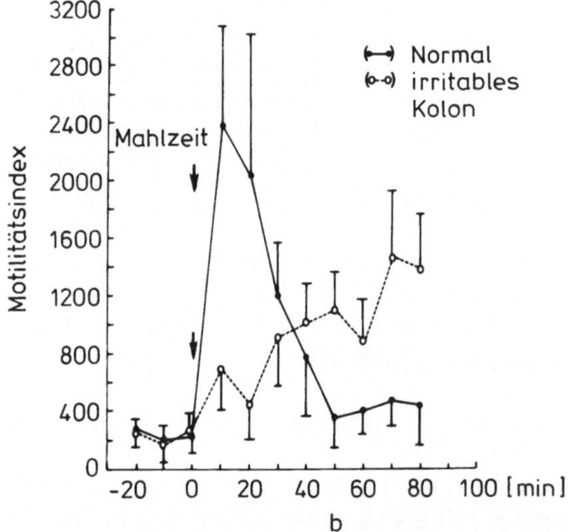

Abb. 28 a, b. Elektrische Spitzenpotentiale **a** und Motilitätsindex **b** bei Normalen und Patienten mit irritablem Kolon postprandial. Die Steigerung beider Werte beträgt bei den Normalen nur etwa 30 min, bei den Patienten steigt sie kontinuierlich weiter an. Dieser Effekt war durch das Anticholinergikum Clidinium zu unterdrücken

Zusammenfassung

Unter dem Begriff des irritablen Kolons sind funktionelle Störungen des Magen-Darm-Traktes subsummiert, die sich in abdominellen Schmerzen (erhöhte Sensitivität gegenüber Dehnungsreizen; hormonale und cholinerge Stimulationen) und Motilitätsstörungen (Diarrhö/Obstipation) möglicherweise als Ausdruck einer gestörten myoelektrischen Steuerung manifestieren.

Literatur

1. Cann PA, Read NW, Brown C, Hobson N, Holdsworth CD (1983) Irritable bowel syndrome: relationship of disorders in the transit of a single solid meal to symptom patterns. Gut 24:405–411
2. Chaudhary NA, Truelove SC (1962) The irritable colon syndrome: a study of the clinical features, predisposing causes and prognosis in 130 cases. Q J Med 31:307–322
3. Christensen J (1971) The controls of gastrointestinal movements: some old and new views. N Engl J Med 285:85–98
4. Connell AM (1962) The motility of the pelvic colon. II. Paradoxical motility in diarrhea and constipation. Gut 3:342–348
5. Dinoso VP, Murthy SNS, Goldstein J, Rosner B (1983) Basal motor activity of the distal colon: a reappraisal. Gastroenterology 85:637–642
6. Harvey RF, Read AE (1973) Effects of cholecystokinin on colonic motility and symptoms in patients with the irritable bowel syndrome. Lancet 1:1–3
7. Heaton KW (1983) Irritable bowel: still in search of its identity. Br Med J 287:852–853
8. Hislop IG (1971) Psychological significance of the irritable colon syndrome. Gut 12:452–457
9. Lasser RB, Bond JH, Levitt MD (1975) The role of intestinal gas in functional abdominal pain. N Engl J Med 293:524–526
10. Lennard-Jones JE (1983) Current concepts: functional gastrointestinal disorders. N Engl J Med 308:431–435
11. Moriarty KJ, Dawson AM (1982) Functional abdominal pain: further evidence that the whole gut is affected. Br Med J 284:1670–1672
12. Murney RG, Winship DH (1982) The irritable colon syndrome. Clin Gastroenterology 11:563–592
13. Painter NS (1972) Irritable or irritated bowel. Br Med J 1:46
14. Ritchie J (1973) Pain from distension of the pelvic colon by inflating a balloon in the irritable colon syndrome. Gut 14:125–132
15. Snape WJ, Carlson GM, Matarazzo SA, Cohen S (1977) Evidence that abnormal myoelectrical activity produces colonic motor dysfunction in the irritable bowel syndrome. Gastroenterology 72:383–387
16. Sullivan MA, Cohen S, Snape WJ (1978) Colonic myoelectrical activity in irritable bowel syndrome. Effect of eating and anticholinergics. N Engl J Med 298:178–883
17. Taylor I, Dorly C, Hammond P, Basu P (1978) Is there a myoelectrical abnormality in the irritable colon syndrome? Gut 19:391–395
18. Thompson WG, Heaton KW (1980) Functional bowel disorders in apparently healthy people. Gastroenterology 79:283–288

19. Wangel AG, Deller DJ (1965) Intestinal motility in man. III. Mechanisms of constipation and diarrhea with particular reference to the irritable colon syndrome. Gastroenterology 48:69–84
20. Whitehead WE, Engel BT, Schuster MM (1980) Irritable bowel syndrome. Physiological and psychological differences between diarrhea – predominant and constipation – predominant patients. Dig Dis Sci 25:404–413
21. Wiedmann KH, Dölle W (1979) Das irritable Colon. Intern Welt 12:398–405
22. Wyman JB, Heaton KW, Manning AP, Wicks ACB (1978) Variability of colonic function in healthy subjects. Gut 19:146–150

2.5 Ileus

F. NÖTHIGER

2.5.1 Definition

Als Ileus wird eine Störung des Transportes des Darminhaltes mit Distension des Darmes bezeichnet.

Beim *mechanischen* Ileus ist das Darmlumen entweder von außen (Okklusion) oder von innen (Obturation) verlegt. Beim Strangulationsileus werden außer dem Lumen auch die Mesenterialgefäße komprimiert (Strangulation), wobei sich rasch eine schwere Zirkulationsstörung an der Darmwand einstellt.

Der *funktionelle* Ileus ist gekennzeichnet durch den Verlust der Beförderungsfunktion *ohne* Passagehindernis. Die Ursachen dazu liegen oft nicht am Darm selbst und können vielfältig sein.

Zur *Ileuskrankheit* des Gesamtorganismus kommt es dann, wenn der Verlust der Transportfunktion des Darmes über eine längere Zeit persistiert. Im Vordergrund des pathophysiologischen Geschehens steht dabei ein gemischter hypovolämisch-toxisch-septischer Schock.

2.5.2 Anatomische und physiologische Grundlagen

Die Gesamtlänge des Dünndarms beträgt ungefähr 2–3 m. Bereits 3–5 h nach der Nahrungsaufnahme treten die Abbauprodukte des Chymus ins Zökum über. Der Nahrungsbrei wird relativ schnell durch den 1. und 2. Teil des Duodenums getrieben. Weiter distal wird der Darminhalt mit verschiedenen muskulären Kontraktionsformen der Dünndarmwand weitertransportiert und durchmischt.

Kontinuierliche, anuläre Muskelkontraktionen bilden intestinale Segmente, die durch den gleichen Mechanismus wieder aufgelöst und dann erneut gebildet werden. Diese *rhythmische Segmentation* dient verschiedenen Zielen. Die aufgenommene Nahrung wird mit den jejunoilealen

Sekreten vermischt und die Dünndarmmukosa für eine optimale Absorption der Nahrungsbestandteile freigemacht. Zusätzlich wird eine Art „Pumpeffekt" auf die submukösen Blut- und Lymphgefäße ausgeübt, womit der Abtransport des resorbierten Materials in die Zirkulation erleichtert wird.
Die *peristaltische Welle* bewegt den Darminhalt mit einer Geschwindigkeit von 1–2 cm/min nach distal. Ihre Frequenz ist wesentlich kleiner als die der rhythmischen Segmentation.
Der *"peristaltic rush"* ist durch die schnelle Passage einer Kontraktionswelle (2–25 cm/s) über ein langes Dünndarmsegment gekennzeichnet. Diese Vorwärtsbewegung wird im Ileum durch antiperistaltische Aktivitäten gebremst, um den Darminhalt länger den rhythmischen Segmentationen auszusetzen.
Schließlich müssen zu diesen myographisch erfaßbaren und auch meist sichtbaren Kontraktionen noch die *villösen Bewegungen* erwähnt werden. Dieser Retraktionsmechanismus der Zotten erleichtert wahrscheinlich den Übertritt der Nahrungsbestandteile in die Kapillaren der Submukosa [1].

2.5.3 Ätiologie

Wir unterscheiden 2 Hauptgruppen: den *mechanischen* und den *funktionellen* Ileus. In der Praxis ist es oft schwierig oder gar unmöglich, diese voneinander abzugrenzen, da sie gelegentlich von der einen in die andere Form übergehen können.
Der *mechanische* Darmverschluß läßt sich weiter unterteilen. Beim *Obturationsileus* ist das Darmlumen von innen verlegt, z. B. durch Tumor oder Fremdkörper. Damit ist nur die Passagefunktion gestört. Die Rückwirkungen auf den Gesamtorganismus entwickeln sich langsam und schleichend. Das gleiche gilt auch für den seltenen, reinen *Okklusionsileus* – der einfachen Verlegung der Darmwegsamkeit durch einen komprimierenden Prozeß von außen. Der *Strangulationsileus* führt rasch zu deutlichen Symptomen und zum Zerfall des Allgemeinzustandes. Grund dafür ist die *Zirkulationsschädigung* der Darmwand infolge mechanischer Drosselung der Mesenterialgefäße, wobei zunächst der venöse, später der kapilläre und schließlich auch der arterielle Gefäßschenkel betroffen werden. Die klinische Differenzierung zwischen *Dünndarm-* und *Dickdarmileus* ist insofern von Bedeutung, als der Dünndarm Prädilektionsstelle für eine Strangulation ist, während das Kolon überwiegend von der reinen Obturation betroffen wird.
Adhäsionen sind mit 40–60% am gesamten Krankengut häufigste Ursache für den mechanischen *Dünndarmileus*. Unter den Hernien überwiegt

die inguinale beim Mann, die femorale bei der Frau. Primäre Dünndarmneoplasie, Peritonealkarzinose, Crohn-Krankheit, Strahlenschaden, Bezoar, Fremdkörper, Gallensteine usw. sind seltene Ursachen. Beim Neugeborenen kann die Darmwegsamkeit durch Atresien oder Volvulus bei Malrotation verlegt sein. Die ileozökale Invagination stellt die häufigste Ileusform beim Kleinkind dar. Im *Kolon* ist das Karzinom in mehr als der Hälfte aller Fälle für die Obstruktion verantwortlich. Der Ileus durch Divertikulitis entwickelt sich ähnlich wie beim Karzinom, oft aber mit stärkeren Schmerzen und entzündlichen Zeichen. Beim Kolonvolvulus – eine bei uns seltene Erkrankung – finden sich elongierte und bewegliche Dickdarmabschnitte. Er ist häufiger im Sigma als im Zökum oder gar Colon transversum anzutreffen.

Ursachen des mechanischen Ileus:

Strangulation	Inkarzerierte Hernien, Darmeinklemmung in Mesenteriallücken, Briden, Volvulus, Invagiantion, Malrotation.
Obturation/Okklusion	Gallensteine, Kotstauung, Bezoar, Askariden, Fremdkörper, Tumoren, Stenosen, Atresien, Duplikaturen, entzündliche Darmerkrankungen (z.B. M. Crohn, aktinische Schäden), Peritonealkarzinose, Strikturen, Briden, Adhäsionen.

Die Ursachen für einen *funktionellen Ileus* können mannigfaltig sein. Sie liegen meist nicht am Darm selbst. Für die Mehrzahl der Fälle ist eine vegetative Fehlsteuerung über die Nn. splanchnici mit pathologischer Dominanz des Sympathikus typisch. Tonus und Motilität des Darmes werden dann gehemmt, wenn die sympathische Modulation der cholinergen Erregung der Darmmuskelzelle gestört ist. Diese Hemmung wird durch eine reflektorische und humorale Sympathikusüberaktivität verursacht. Diese blockiert über α-Rezeptoren die intestinale Motilität. Im gleichen Sinne scheinen Amine und Kinine zu wirken.

Ursachen des funktionellen Ileus:

Infektiös-toxisch	Peritonitis, Urämie, ketoazidotisches Coma diabeticum.
Reflektorisch	Postoperativ, Koliken (Ureter, Gallenblase), akute Pankreatitis, retro- und intraperitoneale Hämatome.
Nerval	Querschnittslähmung, andere neurologische Erkrankungen.
Muskulär	K-Mangel

Vaskulär	Akute Durchblutungsstörung, (arterieller Mesenterialinfarkt; Mesenterialvenenthrombose; nichtokklusive Form, z. B. bei kardiogenem Schock).

Die *Pseudoobstruktion,* die erstmals 1948 von Ogilvie [8] beschrieben wurde, spielt im Bereiche des Gastrointestinaltraktes eine besondere Rolle. Auch bei klinisch segmentärem Befall ist offenbar die Motilität im Bereich des gesamten Magen-Darm-Traktes gestört [9]. Die Ätiologie der Erkrankung ist bis heute ungeklärt. Reflektorische, toxische und vaskuläre Faktoren werden diskutiert. In über 90% aller Fälle findet sich eine extraabdominelle Begleiterkrankung [7]. Männer werden 4mal häufiger als Frauen mit einem Maximum in der 6. Lebensdekade betroffen. Die klinische Bedeutung der Krankheit liegt bei einem erheblichen Perforationsrisiko im akuten Schub mit einer Letalität zwischen 25 und 45% [2].

2.5.4 Pathogenetische Prinzipien

Alle Ileusformen weisen ein gemeinsames pathophysiologisches Substrat auf, die *Darmwanddistension* [6]. Sie wird beim mechanischen Ileus durch den Rückstau vor der Verschlußstelle, beim funktionellen Ileus durch die Motilitätsstörung ausgelöst. Die Darmwanddistension ist der Ausgangspunkt der weiteren Entwicklung, die über mehrere Rückkoppelungsmechanismen zur eigentlichen Ileuskrankheit führt. *Erbrechen* und *Sequestration von Flüssigkeit* ins Darmlumen, die für die Homöostase nicht mehr zur Verfügung steht, führen zum Verlust von Wasser, Elektrolyten und wahrscheinlich auch Plasma. Dadurch und durch die Erhöhung des intraluminalen Druckes entsteht eine Darmwandschädigung mit einer Permeabilitätsstörung. Damit wird die Darmwanddistension noch verstärkt. Unabhängig von diesem Mechanismus wird durch die Stase der Flüssigkeit im Darmlumen das *Wachstum pathogener Keime* gefördert, was zunächst zur Bildung von Darmgas mit einer weiteren Verstärkung der Darmwanddistension führt. Die Bakterienendotoxine können eine Durchwanderungsperitonitis mit nachfolgendem septischtoxischem Schock auslösen. Zusätzlich kommt es zur Bildung vasoaktiver Substanzen (Amine, Kinine), die den Schock verstärken können. In einem 3. Folgekreis wird das intraabdominelle Volumen und damit der *intraabdominelle Druck* durch die Gas- und Flüssigkeitsansammlung in den Darmschlingen angehoben, wobei sich diese Druckerhöhung hauptsächlich auf das Zwerchfell auswirkt. Die daraus resultierende Minderdurchlüftung der Lungen kann zur allgemeinen und damit auch zur Verstärkung der lokalen Hypoxie am erkrankten Darmabschnitt führen.

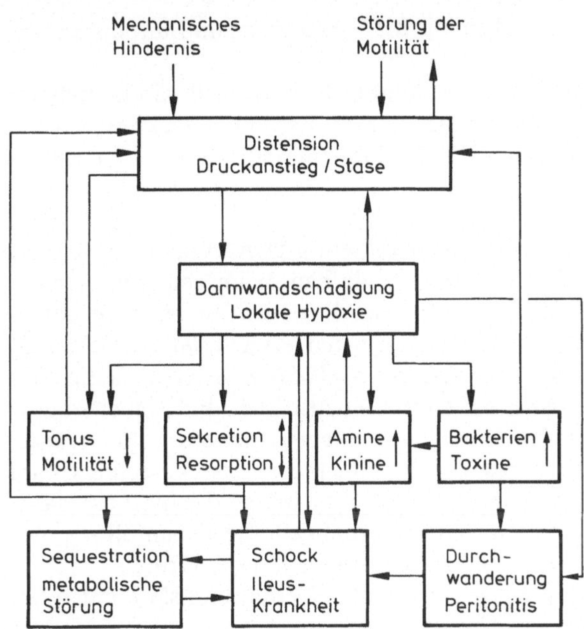

Abb. 29. Vereinfachtes Schema der Ileuspathophysiologie

Schließlich kommt es zur lymphatischen und venösen Abflußbehinderung aus der Darmwand. Das Resultat ist eine *Mikrozirkulationsstörung* am Darm, auch Sludge-Syndrom genannt. Aus dieser entwickeln sich zunächst Schleimhauterosionen, später die Durchwanderungsperitonitis und schließlich die *Perforation* in die Bauchhöhle [6] (Abb. 29).

2.5.5 Pathophysiologie: Störungen des „Milieu Interne"

Wir kennen die normale Zusammensetzung der Flüssigkeitsräume des Körpers ebenso wie diejenige der Intestinalsekrete, die normalerweise in einer Gesamtmenge von 6–8 l/Tag produziert werden [4]. Beim Ileus jeder Genese ist die körperinterne Zirkulation von Wasser, Natrium, Chlor, Kalium und Bikarbonat durch *gestörte Rückresorption der Verdauungssäfte,* oft verbunden mit einer Hyperproduktion, schwer gestört. Die eintretenden Störungen stellen im Grunde ein reines Bilanzproblem dar. Aus 3 Gründen vermag man trotzdem beim Ileuskranken den tatsächlichen Bestand an Wasser, Elektrolyten und Bikarbonaten nie exakt, sondern nur annähernd zu beurteilen:

Die üblichen Laborwerte geben nur die Verhältnisse im Blutplasma wieder.
Die Menge der Verluste in den Verdauungstrakt ist nicht direkt meßbar. Die Zusammensetzung der sequestrierten Verdauungssekrete variiert von Fall zu Fall. Sie ist auch von der Höhenlokalisation des Darmverschlusses abhängig.

Mit Ausnahme der Feuchtigkeit in der Atemluft wird Wasser im Körper immer zusammen mit Elektrolyten verschoben. Beim Ileus wird Wasser zusammen mit den Elektrolyten zunächst dem *intravasalen Raum* entzogen. Dann findet durch Osmose ein Ausgleich aus dem *Interstitium* statt, das seinerseits osmotisch aus dem *intrazellulären Bereich* nachgefüllt wird (Abb. 30). Vom Wasserverlust werden also alle 3 Flüssigkeitsräume des Körpers betroffen. Nach langdauerndem Abwandern von Wasser ins Darmlumen finden wir deshalb eine allgemeine Exsikkose, die wir am klinischen Bild erkennen können. Die Symptome sind schlechter Hautturgor, eingefallenes, gerötetes Gesicht, mangelhafte Venenfüllung, ungenügende Urinproduktion und hohe Osmolarität des Urins.
Da mit Ausnahme des Magensaftes alle Verdauungssäfte reich an Natrium sind, kommt es beim Ileus zu einem wesentlichen Verlust von Natriumionen. Sie sind das wichtigste Kation des Extrazellulärraumes, der zusätzlich Natrium in die Zellen hinein verliert, wo es den Kaliumverlust ersetzt. Der Gesamtvorrat des Körpers an Kalium und Natrium, das sich vor allem im Knochengewebe angereichert findet, ist relativ groß, so daß sich nur schwere Verluste deletär auswirken. Die klinische Beurteilung des Natriumverlustes gestaltet sich schwierig, da die Serumkonzentration ein ungenügender Parameter für die Gesamtmenge ist. Die Dauer des Darmverschlusses und der Natriumgehalt der abgesaugten Darmsekrete ergeben lediglich grobe Richtwerte. Das Kalium befindet sich im Blut auf dem Wege von den Zellen zu den Nieren. Die Nieren scheiden es, normale Funktion vorausgesetzt, unabhängig vom Serumspiegel aus. Da die Verdauungssäfte reichlich Kalium enthalten und beim Ileus die Zufuhr fehlt, entwickelt sich bei diesem Krankheitsbild stets ein *Kaliumdefizit.* Als wichtigstes intrazelluläres Kation wird es bei negativer Bilanz dort durch Natrium- und Wasserstoffionen ersetzt. Der intrazelluläre Kaliummangel läßt sich labormäßig nicht erfassen, man erkennt ihn im EKG, an einem ungenügenden Tonus der glatten Muskulatur und an orthostatischen Symptomen. Zusätzlich beobachtet man eine zunehmende Dämpfung des Bewußtsteins.
Die Chloridverluste gehen in der Regel parallel zu den Natriumverlusten. Sie sind etwas geringer bei anazidem Magensaft. In ihrer klinischen Auswirkung spielen sie praktisch keine Rolle.

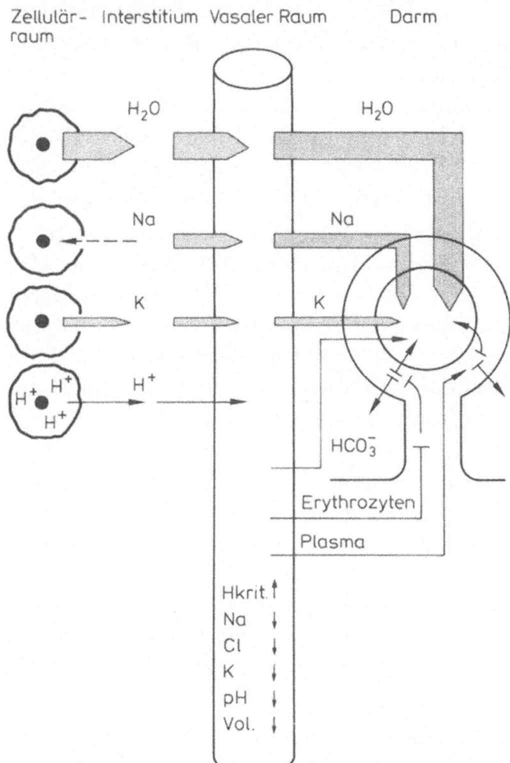

Abb. 30. Wichtigste Verschiebungen im „milieu interne" beim Ileus. Zusammen mit Wasser werden aus dem intrazellulären Raum zunächst Natrium, weniger Kalium und H-Ionen ins Interstitium und von dort in den intravasalen Raum verschoben. Im Serum steigen Hämatokrit, allenfalls Eiweiß an. Natrium, Chlor, Kalium, pH, Alkalireserve und das Volumen werden vermindert. Schließlich kommt es aus dem intravasalen Raum zur Sekretion von Wasser und Elektrolyten in das Darmlumen, wobei diese Flüssigkeit für die Homöostase nicht mehr zur Verfügung steht [4]

Beim Ileus besteht meist eine *metabolische Azidose* aus den folgenden Gründen: Es entwickelt sich stets eine Hypovolämie, die sich in einer verminderten Urinproduktion ausdrückt. In gleicher Richtung wirken massive Verluste an Bikarbonat aus dem Dünndarm durch Sequestration, Erbrechen und möglicher Sondenableitung. Dazu addiert sich ein vermehrter Anfall anorganischer und organischer Säuren aus dem katabol verlaufenden Stoffwechsel, der wegen der fehlenden Nahrungszufuhr zur Energiegewinnung auf den Abbau von Fett- und Muskelgewebe angewiesen ist. Die Alkalireserve ist durch den Bikarbonatverlust vermindert. Oft kann aber die Verschiebung des Säure-Basen-Gleichge-

wichtes durch massive Chlorid- und Wasserstoffionenverluste aus dem Magen kompensiert werden. Das gleiche gilt für den intrazellulären Ersatz von Kaliumionen durch H-Ionen.
Der gestörten intramuralen Zirkulation im Ileus wird eine zentrale Bedeutung zugesprochen, da als Folgeerscheinung Kapillar- und Zellschäden sowie ein interstitielles Ödem der Darmwand auftreten. Ein stauungsbedinger passiver Plasmaaustritt in die Darmwand und das Darmlumen sowie eine zirkulatorisch bedingte verminderte Resorptionsleistung der intestinalen Schleimhaut führen entsprechend dieser Hypothese zu einer weiteren Dehnung der Darmwand. Die diesem Konzept zugrunde liegenden Befunde des passiven Plasmaaustrittes sind ausführlich untersucht und dargestellt worden [3]. Im fortgeschrittenen Stadium des Ileus werden zusätzlich Bakterienendotoxine in die Blutbahn resorbiert, wo sie toxisch den Gefäßtonus herabsetzen. Das Mißverhältnis zwischen Gefäßbahn und ihrem Inhalt wird damit noch vergrößert. Klinisch bietet sich dann das Bild des *schweren Kreislaufkollapses.* Eine zusätzliche vorbestehende Reduktion des Blutvolumens durch Kachexie und Hypoproteinämie finden wir gelegentlich beim karzinombedingten Kolonileus.
Zusammenfassend ist die pathophysiologische Reaktion auf die Ileuskrankheit der *gemischt hypovolämisch-septische-Schock,* der sich klinisch zu Beginn kaum, dann aber rasch progredient bemerkbar macht.

Zusammenfassung
Beim mechanischen – und dort vor allem beim Strangulationsileus – und beim funktionellen Ileus steht ein Wasserverlust aus allen 3 Flüssigkeitsräumen des Körpers, zusammen mit einem Verlust an Natrium, Kalium, Chloriden und Bikarbonaten, als Störung des „milieu interne" im Vordergrund. Die Situation wird durch die Resorption von Bakterienendotoxinen und die Produktion von Aminen und Kininen noch verschärft.

Literatur

1. Ellis H (1982) Intestinal obstruction. Appleton, Century, Crofts, New York
2. Gierson ED, Storm FK, Shaw W (1975) Caecal rupture due to colonic ileus. Br J Surg 62:383–386
3. Grund KE, Kümmerle F (1983) Mechanischer und funktioneller Ileus. In: Caspary WF (Hrsg) Dünndarm. Springer, Berlin Heidelberg New York (Handbuch der inneren Medizin, B3/3B, S 435–442)
4. Haldemann G, Nöthiger F, Deucher F, Alder A (1984) Ileus. In: Demling L (Hrsg) Klinische Gastroenterologie, Bd I. Thieme, Stuttgart New York, S 763–785
5. Häring R (Hrsg) (1985) Ileus: Chirurgische und gastroenterologische Praxis. De Gruyter, Berlin New York

6. Kern E (1980) Postoperativer Ileus – Grundsätzliches zur Pathophysiologie und Klinik. Chirurg 51:193–197
7. Nanni G, Garbini A, Succhetti P (1982) Ogilvie's syndrome. Dis Col Rect 2:157–166
8. Ogilvie H (1948) Large intestine colic due to sympathetic deprivation: A new clinical syndrome. Br Med J 2:671–673
9. Schuffler MD, Pope CI (1976) Esophageal motor dysfunction in idiopathic intestinal pseudoobstruction. Gastroenterology 70:677–682

2.6 Rektoanale Störungen

M.-C. Marti

2.6.1 Störungen der analen Kontinenz (Inkontinenz)

Definition

Die anale *Kontinenz* ermöglicht ein Zurückhalten des Stuhls und der Darmgase nicht nur in verschiedensten Körperstellungen, sondern auch während körperlicher Anstrengungen sowie beim Husten und Niesen. Die normale *Defäkation* ermöglicht eine kontrollierte und vollständige Entleerung des Rektums. Die Funktionen Kontinenz und Defäkation ergänzen sich und sind eng miteinander verbunden. Beide ergeben sich aus dem Zusammenspiel von mehreren anatomischen Strukturen und funktionellen Einheiten: Rektum, sensible Analschleimhaut und Anoderm, rektales Corpus cavernosum, Levator ani, Puborektalisschlinge, äußerer und innerer Sphinkter, sensible Rezeptoren und neuromuskuläre Reflexbögen. Unter *Inkontinenz* versteht man die partielle oder totale Unfähigkeit, den Stuhlgang zu beherrschen und die Kotmasse und Darmgase zurückzuhalten. Eine *rektale Form der Obstipation* kann durch die Überdehnung des Rektums mit Sphinkterdysfunktion im Sinne eines Sphinkterspasmus, eines nicht relaxierbaren Sphinkters oder ein Levatordysfunktionssyndrom bedingt sein.

Anatomie

Das Kontinenzorgan besteht aus verschiedenen Muskeln (Abb. 31), die 2 trichterförmige Strukturen bilden: Der innere oder viszerale Anteil untersteht im Gegensatz zum äußeren oder somatischen Anteil nicht der willkürlichen Kontrolle. Der äußere Sphinkter ist eng mit der Puborektalisschlinge verbunden. Dieser Sphinkter ist wahrscheinlich nicht ein einziger Schließmuskel, sondern er besteht aus 3 Schlingen, welche die Länge des Analkanals und die Öffnung seines Eingangs und Ausgangs kontrollieren [10].

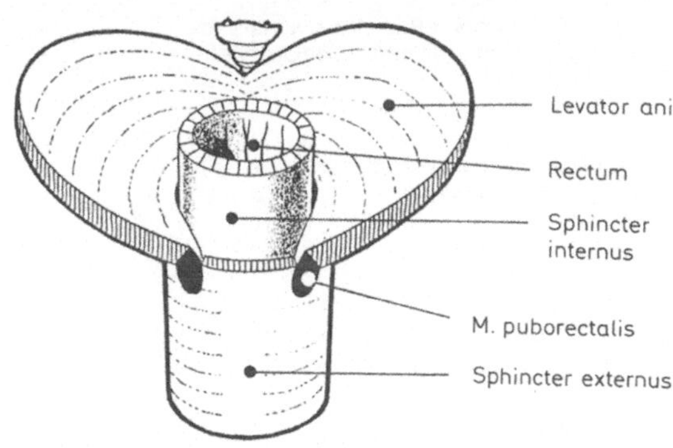

Abb. 31. Muskulärer Aufbau des Kontinenzorgans

Physiologie

Die Elemente der Kontinenz sind

- bestimmte anatomische Strukturen,
- passive Kontinenzkräfte,
- die motorischen Leistungen der Sphinkteren und der Levatoren,
- die Afferenzen aus der Haut, der Schleimhaut und den Muskeln,
- die intestinalen Leistungen, besonders des Rektums;
- die zentralnervöse Leistung.

Normalerweise ist das Rektum leer; es füllt sich, wenn eine propulsive Kontraktionswelle Stuhl aus dem linken Kolon in die Ampulle treibt. Dadurch wird die Rektalwand gedehnt, was eine Stimulation der Dehnungsrezeptoren bewirkt (Abb. 32), welche über ihre afferenten Fasern den Defäkationsreiz an den Kortex weiterleiten und gleichzeitig über den parasympathischen und sympathischen Bauch- und Beckenplexus eine kurzfristige Entspannung des inneren Schließmuskels (rektoanaler Inhibitionsreflex nach Gowers [1, 3, 8]) bewirken.

Der Stuhl kommt mit der sensiblen Schleimhaut des oberen Teils der Analschleimhaut in Kontakt, welche in der Lage ist, die Qualität der berührenden Substanzen festzustellen. Die Entspannung des inneren Schließmuskels ist von einem sofortigen Tonusanstieg gefolgt, womit ein Stuhlaustritt vermieden wird. Der weitere Verlauf hängt davon ab, ob die Information über die Qualität des Rektuminhaltes das Individuum veranlaßt, dem Defäkationsreiz stattzugeben oder durch Kontraktion des M. sphincter ani externus und der Puborektalisschlinge, die in den Analkanal eingetretenen Substanzen zurückzutransportieren. Die Kontraktion des M. puborectalis verstärkt den Ventileffekt des Sphinkters, indem er den Analkanal nach vorne zieht. Dadurch wird der Analkanal abgeknickt und seine Vorder- und Hinterwand legen sich aufeinander.

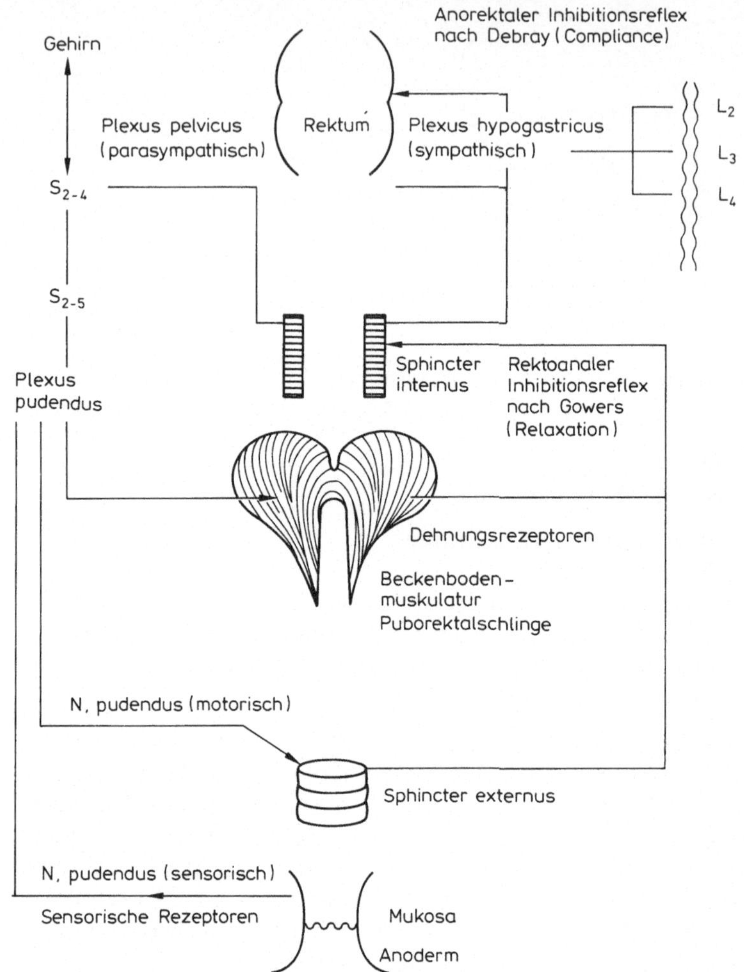

Abb. 32. Neurale und muskuläre Elemente der Kontinenz

Feste Substanzen werden so im Rektum festgehalten und die vorübergehende Erschlaffung des inneren Sphinkters ausgeglichen [5].

Die Kontraktion des äußeren Sphinkters verengt den Analkanal, verursacht eine Stauung des Corpus cavernosum und schafft damit einen gasdichten Verschluß. Die willkürliche Anspannung der quergestreiften Muskulatur kann nicht länger als 1 min aufrechterhalten werden. Um die rektale Wandspannung zu vermindern, paßt sich die Rektummuskulatur dem steigenden Druck über eine Muskelerschlaffung an (anorektaler Inhibitionsreflex nach Debray). Dieser anorektale Anpassungsreflex ermöglicht durch die Erhöhung der Compliance einen Ausgleich der Druckschwankungen während der Füllungsphase [8, 9]. Dehnbarkeit der Ampulle ist von größter Bedeutung für den Defäkationsreiz; jede Minderung des intrarektalen Druckes vermindert den Defäkationsreiz, entlastet den Sphinkter und fördert damit die Kontinenz. Es kommt zu einer Stuhlentleerung, wenn dem Defäkationsreiz nachgegeben wird. Dabei finden folgende Vorgänge statt: Die Erschlaffung der Puborektalisschlinge und des inneren Sphinkters hebt den anorektalen Winkel auf; der Gower-Sphinkterreflex senkt den Sphinktertonus; das Austreiben des Stuhls wird durch die Kontraktion des Rektums und die Erhöhung des intraabdominalen Drucks erreicht. Nach Rektumresektion, sogar mit tiefer kolo-analer Anastomose, wie z. B. nach der Park "colo-anal sleeve anastomosis", kann das Stuhlgefühl erhalten bleiben. Eine Regeneration der intramuralen Plexen über die Anastomose hinweg soll innerhalb einiger Wochen stattfinden und zusammen mit den propriozeptiven Rezeptoren des Levatortrichters die reflektorische Sphinktererschlaffung bei Dehnung des Neorektums ermöglichen und auch die reflektorische Anpassung der rektalen Wandspannung begünstigen [6].

Pathogenetische Prinzipien

Jedes der Bauelemente der Kontinenz kann teilweise oder ganz beschädigt werden. Der Ausfall der verschiedenen physiologischen Mechanismen führt zu 2 pathologishen Erscheinungsformen: Die anale Inkontinenz und die rektale Obstipation, deren Ursachen in der Übersicht zusammengestellt sind.

Ursachen der analen Inkontinenz:

1) *Anatomische Störungen*
   - Veränderung des Klappenventilmechanismus durch unvollständige Aufrichtung des anorektalen Winkels.
   - Verminderung des rektalen Fassungsvermögens (vorhergehende Rektumsresektion, pull-through).
   - Verminderung der rektalen Compliance durch Sklerose, entzündliche Krankheiten, Strahlenschäden).
   - Rektozele.

2) *Sensible Störungen*
   - Zerstörung der rektalen Dehnungsrezeptoren (Chirurgie, Proktitis).
   - Zerstörung der analen Schleimhautrezeptoren (Hämorrhoidektomie, pull-through).
   - Dauerstimulierung der Rezeptoren mit sekundärer Erschlaffung des inneren Sphinkters (Fäkalom, Prolaps).

3) *Motorische Störungen*
   - Trauma (Pfählungsverletzung, Sphinkterdurchtrennung bei Analfistelsanarierung und zu ausgedehnter innerer Sphinkterotomie).
   - Geburtsfolgen (Dammriß, Episiotomie).
   - Kollagenosen und systemische Myopathien (selten).

4) *Neurologische Störungen*
   - Traumatische Rückenmarkdurchtrennung (Unterbrechung der sensiblen Afferenzen und der motorischen Efferenzen).
   - Traumatische Schädigung des Beckenplexus und des N. pudendus internus: Chirurgie des kleinen Beckens; Unterbrechung der spinalen Reflexbögen.
   - Perinealer Deszensus und Diabetes: Muskeldenervation.

5) *Psychoorganische Störungen*

Ursachen der rektalen Obstipation:

1) Störung der Stimulation der Dehnungsrezeptoren und der Rezeptoren des Analkanals.
2) Erhöhung der Compliance des Rektums
   - Verlust der Füllungsempfindung,
   - Reizschwellenerhöhung,
   - Funktionsstörung der Rektummuskulatur,
   - Dauerkontraktur der Levatorplatte,
   - Hypertonie des inneren Sphinkters,
   - paradoxale segmentförmige Kontraktion des äußeren Sphinkters während der Defäkation,
   - Störung des rektoanalen Inhibitionsreflexes.

Zusammenfassung
Die Mechanismen der Kontinenz und der Stuhlentleerung sind sehr komplex und können an den verschiedensten Stellen des Regelkreises durch einzelne oder gekoppelt auftretende anatomische, sensible, neurologische oder muskuläre Ausfälle gestört werden.

2.6.2 Hämorrhoiden

Definition
Die Hämorrhoiden sind eine Hypertrophie des Corpus cavernosum recti mit oder ohne Prolaps desselben.

Anatomie und Physiologie

Der Hämorrhoidalring mit den Columnae rectales, auch Corpus cavernosum recti genannt, beteiligt sich an der Feinregulierung der Kontinenz und ermöglicht erst den gasdichten Verschluß des Rektums (Abb. 33). Die Columnae rectales enthalten ein reiches Netz von Arteriolen und Venolen, die zahlreiche Anastomosen, die sog. Glomeruli, bilden. Dieses

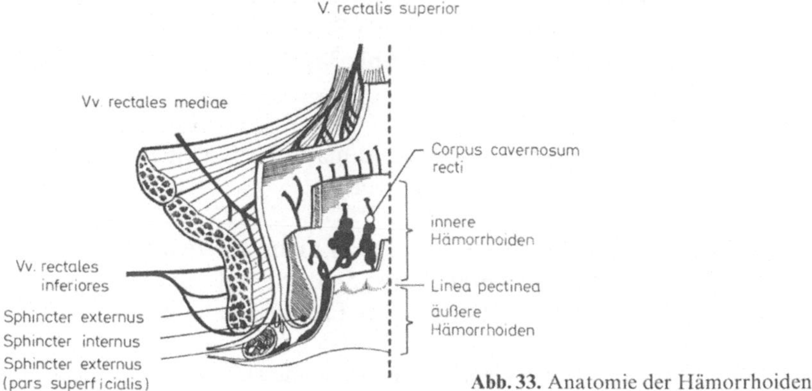

Abb. 33. Anatomie der Hämorrhoiden

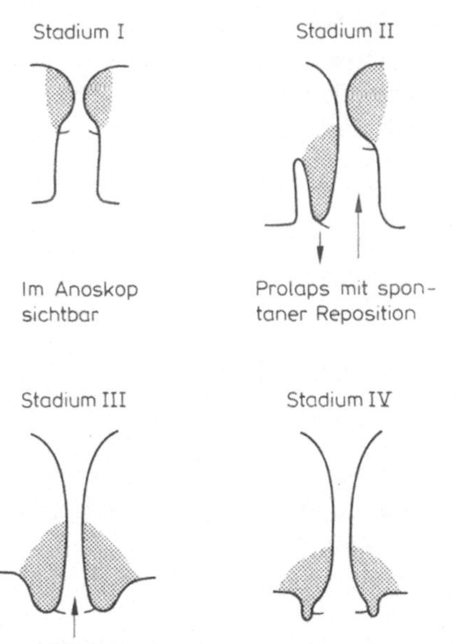

Abb. 34. Schweregrade des Schleimhautprolapses

Gefäßnetz übt die Funktion eines Schwellkörpers aus; jede Veränderung des venösen Blutstroms wird bei gleichbleibendem arteriellem Zustrom einen Blutstau des Corpus cavernosum bewirken. Der venöse Blutstrom kann aus verschiedenen Gründen behindert werden: Durch Anstrengung bei der Defäkation, durch Kotstau, durch Druckerhöhung im Bekken oder durch eine Sphinkterhypertonie. Elektromanometrische Untersuchungen haben gezeigt, daß bei Hämorrhoidalleiden der Internusanteil des Ruhedrucks des Analkanals erhöht ist [2, 4 7]. Hypertrophie, Blutstau und Ödem des Hämorrhoidalringes dehnen das Schleimhautligament von Parks und begünstigen den Schleimhautprolaps. Es lassen sich 4 Schweregrade unterscheiden (Abb. 34).

Pathophysiologie
Der Hämorrhoidalring kann durch traumatische Läsionen oder durch Durchblutungsstörungen geschädigt werden.

Traumatische Störungen. Verletzungen können auf dem Boden einer durch chronische Diarrhö geschädigten Schleimhaut, durch die Passage von hartem Kot oder die Dehnung eines Prolapses entstehen.

Akute Durchblutungsstörungen. a) Das perineale Hämatom. Die Bildung eines Blutkoagels im äußeren Plexus hämorrhoidalis, verursacht weder Durchblutungsstörung noch Ödem; sie manifestiert sich vielmehr als blauroter Knoten, auch oberflächliches Hämatom genannt. b) Eine mehr oder weniger ausgebreitete Thrombose einer Vene des inneren Plexus hämorrhoidalis bewirkt ein Anschwellen einer oder mehrerer Columnae rectales und kann so einen irreponiblen Prolaps verursachen, wobei die Gefahr einer Nekrose besteht.

Primäre Analfissuren

Definition
Eine primäre Analfissur ist eine längsgerichtete Wunde des Anoderms unterhalb der Linea dentata.

Anatomie
Der Wundgrund einer Analfissur besteht entweder aus subkutanem Fettgewebe oder aus dem inneren Sphinkter.

Ätiologie
Die Fissur entsteht durch Verletzung des Anoderms, das durch eine Parakeratose des Epithels seine Elastizität eingebüßt hat (Abb. 35). Die

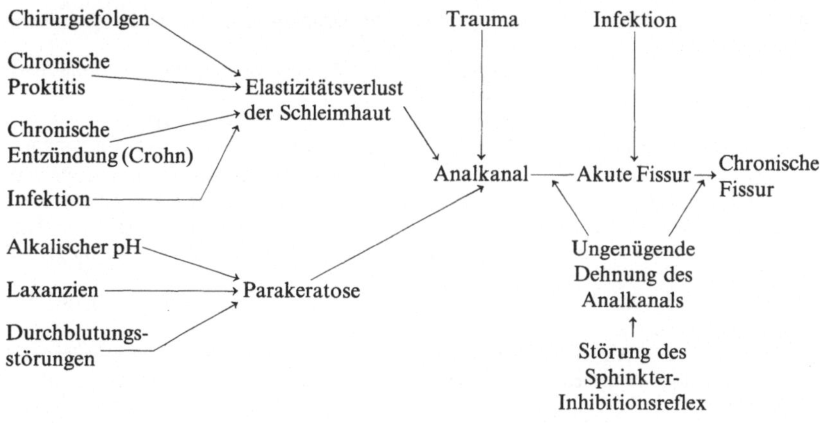

Abb. 35. Pathogenese der Analfissur

Entwicklung zur Chronizität wird durch die Störung des Gower-Sphinkterinhibitionsreflexes begünstigt: Der innere Sphinkter entspannt nicht reflektorisch, sondern kontrahiert sich, und das sogar in übersteigertem Maße, was die sehr schmerzhafte Stuhlentleerung erklärt. Die anale Sphinkterdehnung oder die innere Sphinkterotomie kann diese Störung beseitigen.

Komplikation

Die chronische Analfissur kann sich durch gestauten Stuhl infizieren, einen Abszeß bilden, der dann zur Fistulisation führen kann.

Zusammenfassung

Die Mechanismen der Kontinenz und der Defäkation sind komplex. Der Tonus des Sphinkterapparates und sensible und motorische Ausfälle beteiligen sich an der Entwicklung von organischen Störungen wie Hämorrhoiden und Analfissuren.

Literatur

1. Denny-Brown D, Robertson EG (1935) An investigation of the nervous control of defecation. Brain 58:256–310
2. Hancok BP, Smith K (1975) The internal sphincter and Lord's procedure for haemorrhoids. Br J Surg 62:833–866
3. Henry MM, Swash M (1985) Coloproctology and the pelvic floor. Butterworths London

4. Holschneider A (1977) Elektromanometrie des Enddarmes. Urban & Schwarzenberg, München
5. Parks AG, Porter NH, Hardcastle JD (1966) The syndrome of the descending perineum. Proc R Soc Med 59:477–482
6. Parks AG (1975) Anorectal incontinence. Proc R Soc Med 68:681–709
7. Read NW, Bartolo DCC, Read MG, Hall J, Haynes WG, Johnson AG (1983) Differences in anorectal manometry between patients with haemorrhoids and patients with descending perineum syndrome: implications for management. Br J Surg 70:656–659
8. Schuster MM (1968) Motor action of rectum and anal sphincters in continence and defecation. American Physiological Society, Washington (Handbook of physiology, vol IV, pp 2121–2146)
9. Schweiger M (1982) Funktionelle Analsphinkteruntersuchungen. Springer, Berlin Heidelberg New York
10. Shafik A (1975) A new concept of the anatomy of the anal sphincter mechanism and the physiology of defecation – the external anal sphincter: a triple loop system. Invest Urol 12:412

3 Störungen der Sekretion und Absorption

3.1 Diarrhö

G. J. KREJS

3.1.1 Definition

Unter Diarrhö versteht man eine abnorme Erhöhung des täglichen Stuhlgewichts (>200 g), der Stuhlfrequenz (mehr als 3 Stuhlgänge/Tag), und eine Erniedrigung der Stuhlkonsistenz (normal geformt oder weicher Stuhl, was einem Stuhlwassergehalt von 70–85% entspricht). Chronischer Durchfall ist oft verbunden mit imperativem Stuhldrang, perianalen Beschwerden und Stuhlinkontinenz. Einige typische Stuhlgewichte sind in Tabelle 8 aufgeführt.

Table 8. Typische Stuhlgewichte

		Stuhlgewicht (g/Tag)
Normalpersonen:	„Westliche Diät“	< 200
	Fleischdiät	50– 70
	Vegetarische Diät oder Faserzusatz	200– 500
	Langes Fasten	10– 20
Colon irritabile		200– 500
Osmotische Diarrhö		500–1000
Sekretorische Diarrhö		>1000

3.1.2 Physiologie

Wenn eine Normalperson 3 Mahlzeiten pro Tag einnimmt, so gelangen etwa 9 l Chymus in den oberen Dünndarm. 2 l stammen von eingenommener Flüssigkeit und Nahrung, und 7 l von Speichel, Magensekretion, Galle, Pankreassaft und intestinaler Sekretion.

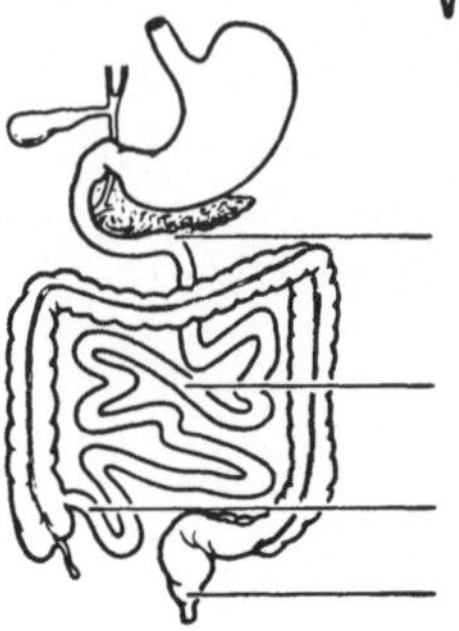

Passage-Volumen ml/Tag	Elektrolyt-Konzentration mval/l Na	K	Cl	HCO_3	Osmolalität
9000	60	15	60	15	UNTERSCHIEDLICH
3000	140	6	100	30	ISOTONISCH
1000	140	8	60	70	ISOTONISCH
100	40	90	15	30	ISOTONISCH

Abb. 36. Passagevolumen, Elektrolytkonzentration und Osmolalität des Chymus entlang des Intestinaltraktes bei normaler täglicher Nahrungsaufnahme

Aktive Absorption von Elektrolyten, Zuckern und Aminosäuren, passive Diffusion und „Solvent Drag" [10] führen zu schneller Aufnahme von Flüssigkeit, Salzen und Nährstoffen, was zu einer Reduktion des Chymus auf etwa 3 l/Tag im unteren Jejunum führt. Nur ungefähr 1 l/Tag gelangt in den Dickdarm, und weniger als 200 g werden täglich im Stuhl ausgeschieden [11]. Eine ausführliche Beschreibung der normalen Physiologie findet sich bei Krejs und Krejs et al. [17, 18] und eine Synopsis der Veränderung des Darminhaltes von proximal nach distal findet sich in Abb. 36.

3.1.3 Ätiologie und phatogenetische Prinzipien

Man unterscheidet 5 Hauptursachen für chronische Diarrhö: 1. osmotische Diarrhö, die durch schwer absorbierbare und osmotisch aktive Stoffe im Darmlumen ausgelöst wird; 2. intestinale Wasser- und Elektrolytsekretion; 3. Fehlen oder Hemmung eines normalen aktiven Ionenabsorptionsprozesses; 4. morphologische Veränderungen der Schleimhaut mit Ausscheidung von Schleim, Blut und Protein in das Darmlumen; 5. Veränderungen der intestinalen Motilität mit verkürzter Kontaktzeit zwischen Darminhalt und Absorptionsoberfläche.

Osmotische Diarrhö

Osmotische Diarrhö wird durch die Einnahme schwer absorbierbarer Stoffe hervorgerufen. Meistens handelt es sich um nichtspaltbare oder nichtabsorbierbare Zucker oder 2wertige Ionen, wie z. B. Magnesium oder Sulfat. Solche Stoffe gelangen üblicherweise in hypertoner Lösung in den Dünndarm. Entsprechend dem osmotischen Gradienten tritt Flüssigkeit sehr schnell vom Plasma so lange in das Darmlumen über, bis isotone Verhältnisse erreicht werden. Während im Mageninhalt leicht hypertone Verhältnisse herrschen können, besitzt die Dünndarmmukosa relativ durchlässige „tight junctions“ zwischen den Epithelzellen, und eine osmotische Äquilibration erfolgt sehr schnell. Danach bleibt der nichtabsorbierbare Stoff im Lumen und verhindert die Wasserabsorption durch Beibehaltung isotonischer Verhältnisse. Falls die Stoffe nichtabsorbierbare Zucker sind (z. B. Laktoseintoleranz oder Laktulosebehandlung), werden die Kohlenhydrate durch Dickdarmbakterien zu Monosacchariden, kurzkettigen Fettsäuren oder CO_2, H_2 und CH_4 metabolisiert. Kohlenhydrate, die im Dünndarm nicht absorbiert werden, können zum Teil durch das Kolon aufgenommen werden, wenn sie zu kurzkettigen Fettsäuren (Azetat, Propionat, Butyrat, etc.) umgewandelt worden sind. Größere Mengen können jedoch nicht auf diese Weise absorbiert werden. Die verbleibende osmotische Aktivität (viele kleine Moleküle entstammen dem Metabolismus der großmolekulären Kohlenhydrate) führen zur fortdauernden Verflüssigung des Darminhaltes und damit zu Diarrhö. Die häufigsten Ursachen der osmotischen Diarrhö sind in der Übersicht aufgeführt.

Ursachen osmotischer Diarrhö:

Laktoseintoleranz und andere Disaccharidasemangelzustände.

Glukose-Galaktosemalabsorption, Fruktosemalabsorption.

Mannitol-, Sorbitoleinnahme (Kaugummi), Diät (Süßigkeiten).

Laktulosetherapie.

Magnesiumsulfat, Natriumsulfat, Natriumphosphat, Natriumzitrat und einige Antazida wie z. B. MgO, $Mg(OH)_2$.

Zustand nach Magenresektion oder Vagotomie
und verkürzte intestinale Transitzeit.

Kurzdarmsyndrom.

Jejunoilealer Bypass und gastrokolische Fistel.

Klinisch zeichnet sich osmotische Diarrhö dadurch aus, daß der Durchfall aufhört, wenn der Patient fastet oder die schwer absorbierbaren Stoffe nicht mehr zu sich nimmt. Die Stuhlanalyse zeigt eine „osmotische Lücke“, d. h. es besteht eine Differenz zwischen Osmolalität und der doppelten Summe von [Na] und [K] im Stuhl (Tabelle 9).

Tabelle 9. Typische Befunde bei osmotischer und sekretorischer Diarrhö

	Osmotische Diarrhö	Sekretorische Diarrhö
Tägliches Stuhlvolumen	<1 l	>1 l
Nach 24 h Fasten	Diarrhö endet	Diarrhö besteht weiter
Stuhlwasser:		
Osmolalität (mosmol/kg)	330	290
[Na] (mval/l)	30	100
[K] (mval/l)	30	40
[Na]+[K] (mval/l)	60	140
([Na]+[K] · 2[a]	120	280
Osmotische Lücke[b]	210	10[c]

[a] Summe der Kationen · 2, um die Anionen zu berücksichtigen.
[b] Berechnet durch Subtraktion von ([Na]+[K]) · 2 von Osmolalität.
[c] Die osmotische Lücke kann bei sekretorischer Diarrhö sogar 10–20 mval/l negativ sein entsprechend dem bekannten Unterschied zwischen berechneter und gemessener Osmolalität von reinen Elektrolytlösungen.

Sekretorische Diarrhö

Der Dünndarm sezerniert normalerweise etwas Flüssigkeit [9]. Diese Sekretion, die in den Krypten erfolgt, wird von den viel höheren Absorptionsraten in den Zotten der Dünndarmmukosa überschattet [7, 31]. Bei sekretorischer Diarrhö befindet sich der Dünndarm (in seltenen Fällen auch der Dickdarm) in einem Zustand der Nettosekretion von Wasser und Elektrolyten.

Aktive Ionensekretion kann durch Enterotoxine hervorgerufen werden (asiatische Cholera ist das klassische Beispiel) sowie durch andere Stoffe, die die Enterozyten vom Lumen her, von der Blutzirkulation, auf parakrinem Weg, oder als Neurotransmitter beeinflussen. Bei den intrazellulären Vorgängen, die zur Sekretion führen, spielen cAMP, cGMP und Kalzium eine regulierende Rolle (s. auch 1.2).

Sekretion von Wasser und Elektrolyten kann auch aufgrund eines erhöhten hydrostatischen Drucks in den Blutgefäßen oder im interstitiellen Gewebe erfolgen. Eine Liste von Stoffen, die intestinale Sekretion auslösen können, ist in der Übersicht aufgeführt.

Substanzen, die intestinale Sekretion auslösen können:

Enterotoxine (Vibrio cholerae, Escherichia coli, Shigella, Staphylococcus aureus, Clostridium perfringens, Pseudomonas aeruginosa, Klebsiella pneumoniae, Yersinia enterocolitica, Bacillus cereus, Aeromonas).

VIP, PHM, Kalzitonin, CCK, GIP, Glukagon, Sekretin, antidiuretisches Hormon, Serotonin, Prostaglandine, Motilin und Substanz P.

Laxanzien (Dihydroxygallensalze, Bisacodyl, Dioctylnatriumsulfosuccinat, Rizinolsäure).

cAMP.

Kalziumionophoren.

Cholinergische Substanzen (Carbamyl).

Klinisch zeichnet sich sekretorische Diarrhö durch ein großes Stuhlvolumen aus (gewöhnlich mehr als 1 l/Tag), sie besteht auch beim Fasten weiter, und es findet sich keine „osmotische Lücke" (s. unten). Klinische Syndrome, die mit sekretorischer Diarrhö einhergehen, sind nachstehend aufgeführt. Einige Krankheitszustände werden im folgenden besonders besprochen:

Ursachen chronischer sekretorischer Diarrhö:
Laxanzienabusus,
pankreatische Cholera,
medulläres Karzinom der Schilddrüse,
Ganglioneurom, Ganglioneuroblastom, Neurofibrom,
Zollinger-Ellison-Syndrom,
malignes Karzinoid,
idiopathische sekretorische Diarrhö (pseudopankreatische Cholera),
kongenitale Chloridorrhö (in einigen Fällen),
letale familiäre protrahierte Diarrhö,
sezernierendes villöses Adenom im Rektum,
totale Zottenatrophie im Dünndarm,
Kollagenosen (Sklerodermie, Lupus erythematosus und mixed connective tissue disease),
intestinales Lymphom,
Kollagene Kolitis,
Giardiasis, Strongyloidiasis, Amoebiasis.

Laxanzienabusus
Die meisten Patienten, die Laxanzien mißbrauchen, haben eine sekretorische Diarrhö [19], obwohl osmotische Diarrhö auch vorkommen kann (z. B. bei Magnesiumsulfateinnahme) [21]. Bei Studien an Patienten mit chronischer Diarrhö, bei denen zuvor keine Diagnose gestellt werden konnte, fanden wir als häufigste Ursache Laxanzienmißbrauch (20 von 87 Patienten) [18, 25]. Dieses Krankheitsbild wird fast nur bei Frauen angetroffen. In einer Variante des Syndroms verursachen Mütter Diarrhö bei ihren Kindern (Polle-Syndrom) [1].

Die Diagnose beruht entweder auf direktem Nachweis der Laxanzien (rote Farbreaktion bei Alkalinisieren einer Stuhl- oder Harnprobe durch Phenolphthalein, Nachweis von Anthrachinon im Harn, hohe Mg-, SO_4- und PO_4-Konzentration im Stuhlwasser (normal <12 mM), Durchsuchung des Krankenzimmers, und forensische Methoden zur Identifikation von Medikamenten, oder auf dem Nachweis von Folgeerscheinungen (kathartisches Kolon bei Kontrastmitteleinlauf und Melanosis bei Rektumbiopsie) [6, 8, 22, 23].

Pankreatische Cholera

Erhöhte Plasmaspiegel von VIP (vasoaktives intestinales Polypeptid) verursachen intestinale Wasser- und Elektrolytsekretion, was zu wäßrigem Durchfall führt [4, 20]. Tumoren, die VIP produzieren, stammen hauptsächlich von den Inselzellen des Pankreas ab, doch werden bei Kindern auch Ganglioneurome und Ganglioneuroblastome beobachtet, die zu diesem Syndrom führen. Andere Namen für diese Krankheit sind Verner-Morrison-Syndrom, VIPoma-Syndrom oder WDHH-(Watery Diarrhea-Hypokalemia-Hypochlorhydria)Syndrom. Die Erkrankung kann bei gesunden Normalpersonen nachgeahmt werden, indem VIP langfristig (10 h) intravenös infundiert wird [14]. Wenn bei Patienten die Tumoren entfernt werden, verschwindet die Diarrhö zu einer Zeit, da die Plasma-VIP-Konzentration zur Norm zurückkehrt. Die Hälfte dieser Patienten haben jedoch bei der Diagnosestellung bereits Metastasen.

Bei 8 solcher Patienten, die wir untersuchten, fanden wir während normaler Nahrungsaufnahme ein durchschnittliches Stuhlgewicht von 4071 g/Tag. Während des Fastens (intravenöser Flüssigkeits- und Elektrolytersatz) sank das Stuhlgewicht auf durchschnittlich 1944 g/Tag ab.

Hypokalämie und metabolische Azidose (Kalium- und Bikarbonatverlust im Stuhl) sind weitere Merkmale dieses Syndroms. Die Hypochlorhydrie ist variabel und nicht immer vorhanden. In letzter Zeit wurde der Hypochlorhydrie weniger Bedeutung beigemessen als zu einer früheren Zeit, als Radioimmunoassays noch nicht zur Verfügung standen und die Hypochlorhydrie dazu diente, dieses Syndrom vom Zollinger-Ellison-Syndrom zu unterscheiden.

Diese Tumoren können auch andere Polypeptide sezernieren wie z. B. Kalzitonin, pankreatisches Polypeptid [27], und PHM (peptide histidine methionine) [5].

Chronische idiopathische sekretorische Diarrhö (pseudopankreatische Cholera)

Diese Patienten haben wäßrige Diarrhö, und auch alle anderen Symptome entsprechen denjenigen von Patienten mit pankreatischer Cholera. Es kann jedoch weder ein Hinweis auf einen Tumor noch eine abnorm erhöhte Konzentration einer zirkulierenden sekretionsstimulierenden Substanz gefunden werden. Diese Patienten haben gewöhnlich eine ausgedehnte klinische Abklärung hinter sich, die in den meisten Fällen eine Probelaparotomie einschließt. Der Schweregrad dieses Syndroms variiert sehr stark, die Prognose ist gleichfalls sehr unterschiedlich. Einige Patienten haben ständig schwere chronische Diarrhö, andere haben persistierende Diarrhö von geringerem Ausmaß, und bei wieder anderen Patienten verschwindet der Durchfall spontan nach mehreren Monaten der Erkrankung. Einige Patienten sprechen auf Opiate an. Eine unserer Patientinnen starb, und die Autopsie ergab keinen pathologischen Befund.

Gastrinom

Eine spezielle Ursache liegt der sekretorischen Diarrhö beim Zollinger-Ellison-Syndrom zugrunde. Diarrhö haben $^1/_3$ aller Patienten mit Gastrinom, und bei 7% stellt diese die Erstmanifestation der Krankheit dar. Die Hypersekretion von Magensäure ist der wichtigste Faktor in der Entstehung der Diarrhö. Sie kann durch Dauersog an einer Magensonde zum Stillstand gebracht werden, ebenso durch Behandlung mit H_2-Rezeptorantagonisten und totaler Gastrektomie. Bei einer Patientin maßen wir einen pH von 1,1 im proximalen Jejunum, und durch eine Perfusionsstudie errechneten wir, daß während des Nüchternzustandes täglich 15 l Flüssigkeit in den Dünndarm gelangten. Obwohl die prozentuelle Verminderung des Flüssigkeitsvolumens im Darm dem von Normalpersonen [24] ähnlich ist, beträgt das tägliche Stuhlvolumen meistens mehr als 1 l.

Andere Faktoren, die beim Zollinger-Ellison-Syndrom für die Entstehung der Diarrhö eine untergeordnete Rolle spielen können, sind morphologische Veränderungen der Dünndarmschleimhaut, eine Hemmung der intestinalen Wasser- und Elektrolytabsorption durch hohen Plasmagastrinspiegel, eine kurze Dünndarmpassagezeit sowie eine Hemmung der Lipase durch saures Milieu (leichte Steatorrhö).

Fehlen eines normalen Absorptionsprozesses

Das am besten untersuchte Beispiel ist die kongenitale Chloridorrhö (2). Bei dieser Krankheit sind die Patienten nicht in der Lage, im Dünndarm und Kolon Chlorid aktiv zu absorbieren. Jeglicher Übertritt von Chlorid durch die Darmschleimhaut geschieht aufgrund eines Konzentrationsgefälles. Da der normalerweise im Ileum und Kolon vorhandene Austausch von Bikarbonat gegen Chlorid nicht stattfindet, wird Bikarbonat im Blut angereichert, was zu metabolischer Alkalose führt (dieses Syndrom ist auch als kongenitale Alkalose bekannt). Die Chloridkonzentration im Stuhl ist größer als die Summe von Natrium- und Kaliumkonzentration zusammen (die Kationenlücke wird meistens durch NH_4^+ gefüllt). Diese Patienten können mit oraler Verabreichung von NaCl und KCl behandelt werden [13]. Das Erscheinen von Chlorid im Harn weist darauf hin, daß die orale Verabreichung in genügendem Maße durchgeführt wird. Bei dieser Behandlung ist es möglich, daß sich Kinder trotz bestehender chronischer Diarrhö normal entwickeln.

Exsudation und morphologische Veränderungen

Ulzerationen und Entzündung der Schleimhaut können zur Absonderung von Mukus sowie Verlust von Serumprotein, Lymphe und Blut in das Darmlumen führen. Wenn eine solche Krankheit auf die Dünndarmschleimhaut limitiert ist, reicht die Exsudation meistens nicht aus, so daß es zu einem wesentlichen Wasser- und Elektrolytverlust kommt. Zustände, die zusätzlich bestehen können, sind Hypoproteinämie durch intestinalen Eiweißverlust, oder Gallensalzmalabsorption durch Erkrankung des terminalen Ileums. Die Übersicht zeigt eine Liste der Erkrankungen in dieser Kategorie. Einige werden im folgenden kurz besprochen.

Diarrhö durch morphologische Veränderungen
der Dünndarmschleimhaut:

Virale Gastroenteritis.

Bakterielle Infektionen mit Gewebeinvasion,

Sprue (einheimische, tropische, kollagene).

M. Whipple.

Medikamentöse Schäden (z. B. Chemotherapeutika).

Strahlenenteritis.

Amyloidose.

Kollagenosen (Lupus erythematosus, Sklerodermie,
mixed connective tissue disease).

Chronische entzündliche Darmkrankheiten (M. Crohn,
eosinophile Gastroenteritis).

Dünndarmlymphom.

Intestinale Ischämie.

Acquired immunodeficiency-syndrome (AIDS).

Virale Gastroenteritis (s. auch 1.2)

Man schätzt, daß in den Entwicklungsländern jährlich ungefähr 5 Millionen Kinder unter 2 Jahren an den Folgen von akutem Durchfall sterben [3]. Das Rotavirus ist bei mindestens 50% dieser Fälle der Krankheitserreger. Die Pathogenese der viralen Gastroenteritis wurde mit Rotavirus und Coronavirus an Schweinen genau untersucht. Die Viren dringen in die reifen Enterozyten der Dünndarmzotten ein. Die Zellen werden abgeschilfert und neue Zellen rücken schnell von der Krypte nach. Diese Zellen sind unreif, haben geringe Saccharase- und Laktaseaktivität, wobei aber die Adenylzyklaseaktivität und der cAMP unverändert bleiben (bei Cholera finden sich völlig verschiedene Verhältnisse: normale Saccharase- und Laktaseaktivität, erhöhte Adenylzyklaseaktivität und erhöhter cAMP-Gehalt). Die intestinale Mukosa zeigt bei viraler Gastroenteritis keine erhöhte Wasser- und Elektrolytsekretion, doch sind die natriumstimulierte Glukoseabsorption und Wasserabsorption stark vermindert [29]. Folglich kommt es zu Malabsorption von Wasser, Salzen und Nährstoffen, bis die Infektion überwunden ist und reife Enterozyten an den Dünndarmzotten wieder für die Absorption zur Verfügung stehen.

Sprue (s. auch 3.2)
Bei Patienten mit totaler Zottenatrophie findet sich Wasser- und Elektrolytsekretion im Dünndarm, wenn Perfusionsmethoden zur Untersuchung verwendet werden [12]. Diese Beobachtung entspricht der Erwartung, da nur die Krypten sezernieren und die Schleimhaut bei solchen Patienten nur aus Krypten besteht. Diese Patienten leiden unter Diarrhö aufgrund von Malabsorption von Fett und Kohlenhydraten. Beim Fasten besteht typischerweise keine Diarrhö. Wahrscheinlich kommt es im Kolon zu einer Reabsorption der im Dünndarm sezernierten Flüssigkeit. Ausnahmsweise zeigen solche Patienten jedoch einen sehr schweren sekretorischen Durchfall. Ein Patient, den wir untersuchten, hatte ein Stuhlvolumen von über 5 l, das beim Fasten auf 1,4 l pro Tag sank [16].

AIDS (Acquired-immunodeficiency-syndrome)
Patienten mit AIDS haben oft chronischen Durchfall, Malabsorption und Gewichtsverlust. Bei einem Teil lassen sich Infektionen nachweisen (Giardia, Salmonellen, Cryptosporidium, Mycobacterim avium intracellulare). Bei anderen Patienten mit AIDS und Diarrhö findet sich kein Hinweis auf Infektion. Dünndarmbiopsien zeigen eine Abflachung der Schleimhautzotten und eine entzündliche Infiltration der Lamina propria, was zu Malabsorption Anlaß gibt. D-Xylosetest und Stuhlfettbestimmung ergeben pathologische Werte [15].

Motilitätsstörungen
Die intestinale Motilität kann die Wasser- und Nährstoffabsorption in verschiedener Weise beeinflussen. Erhöhte motorische Aktivität kann

entweder die Passagezeit verkürzen und damit zu einem verkürzten Kontakt des Chymus mit der Resorptionsoberfläche führen, was Diarrhö verursachen kann. Andererseits kann erhöhte Motilität den Chymus in Darmsegmenten hin- und herbewegen und an Ort und Stelle durch erhöhtes Mischen die Absorption erhöhen. Intestinale Stase oder z.B. Fehlen des "migrating myelectric complex" im Nüchternzustand kann zu einem Fehlen der Säuberung des Dünndarms von Bakterien und Debris führen, was durch bakterielle Überwucherung Diarrhö auslösen kann [28, 30]. Krankheitszustände, bei denen Diarrhö und Motilitätsstörung wahrscheinlich ursächlich zusammenhängen, zeigt die Übersicht.

Diarrhö durch intestinale Motilitätsstörung:

1. *Hyperaktivität*
   Karzinoid [1].
   Hyperthyreose.
   Kalzitoninproduzierende Tumoren. [1]
   Diabetes mellitus und andere Neuropathien,
   akute Darminfektionen und Parasitenbefall,
   idiopathisch.
2. *Hypoaktivität*
   Sklerodermie,
   Amyloidose,
   Diabetes mellitus und andere Neuropathien,
   nach Abdominaloperationen,
   Hypothyreose,
   Chagas-Erkrankung,
   idiopathisch.

Andere Durchfallerkrankungen

Bei vielen Durchfallerkrankungen liegen mehrere der oben angeführten Mechanismen zugrunde, oder die Ursache ist nicht eindeutig bekannt.

Verschiedene Durchfallerkrankungen:

Medikamente (Neomycin, Diuretika, Herzglykoside, Propranolol, Chinidin, Colchicin, Antibiotika, Meclomen).

Endokrine Störungen (M. Addison, Hypoparathyroidismus).

Neurologische Krankheiten (Tabes dorsalis, multiple Sklerose, Myelitis, Enzephalitis, Hitzschlag, Charcot-Marie-Tooth-Krankheit, Myotonia dystrophica, orthostatische Hypotension).

Intoxikation (Bleivergiftung).

---

[1] Zusätzlich erhöhte intestinale Sekretion und verkürzte Passagezeit.

Immunoglobulinmangel.
Allergie.
Systemische Mastozytose.

Zusammenfassung

Die 9 l Chymus, die täglich in den Dünndarm gelangen, werden durch normale intestinale Absorptionsmechanismen auf ein durchschnittliches Stuhlgewicht von 100 g reduziert. Die 5 Hauptursachen chronischer Diarrhö (Stuhlgewicht >200 g/Tag) sind: 1) Osmotische Diarrhö, die durch schwer absorbierbare und aktive Stoffe im Darmlumen ausgelöst wird (Beispiel: Laktasemangel); 2) sekretorische Diarrhö durch intestinale Wasser- und Elektrolytsekretion (Beispiel: pankreatische Cholera); 3) Fehlen oder Hemmung eines normalen aktiven Ionenabsorptionsprozesses (Beispiel: kongenitale Chloridorrhö); 4) morphologische Veränderungen der Schleimhaut mit Ausscheidung von Schleim, Blut und Protein in das Darmlumen (Beispiel: M. Crohn); und 5) Veränderung der intestinalen Motilität mit verkürzter Kontaktzeit zwischen Darminhalt und Absorptionsoberfläche (Beispiel: diabetische Enteropathie).

Literatur

1. Ackerman NB Jr, Strobel CT (1981) Polle syndrome: chronic diarrhea in Munchhausen's child. Gastroenterology 81:1140–1142
2. Bieberdorf FA, Gorden P, Fordtran JS (1972) Pathogenesis of congenital alkalosis with diarrhea. Implications for the physiology of normal ileal electrolyte absorption and secretion. J Clin Invest 51:1958–1968
3. Blacklow NR, Cukor G (1982) Viral gastroenteritis. N Engl J Med 304:397–406
4. Bloom SR, Polak JM, Pearse AGE (1973) Vasoactive intestinal peptide and watery-diarrhea syndrome. Lancet II:14–16
5. Bloom SR, Christofides ND, Delamarter J, Guell G, Kawashima E, Polak JM (1983) Diarrhoea in VIPoma patients associated with cosecretion of a second active peptide (peptide histidine isoleucine) explained by single coding gene. Lancet II:1163–1165
6. Cummings JH, Sladen GE, James OFW, Sarner M, Misiewicz JJ (1974) Laxative-induced diarrhoea: a continuing clinical problem. Br Med J I:537–541
7. Davis GR, Santa Ana CA, Morawski S, Fordtran, JS (1980) Active chloride secretion in the normal human jejunum. J Clin Invest 66:1326–1333
8. deWolff FA, deHaas EJM, Verweij MA (1981) Screening method for establishing laxative abuse. Clin Chem 27:914–917
9. Field M (1974) Intestinal secretion. Gastroenterology 66:1063–1084
10. Fordtran JS (1967) Speculations on the pathogenesis of diarrhea. Fed Proc 26:1405–1414
11. Fordtran JS, Locklear TW (1966) Ionic constituents and osmolality of gastric and small intestinal fluids after eating. Am J Dig Dis 11:503–521
12. Fordtran JS, Rector FC, Locklear TW, Ewton MF (1976) Water and solute movement in the small intestine of patients with sprue. J Clin Invest 46:245–248

13. Holmberg C (1978) Electrolyte economy and its hormonal regulation in congenital chloride diarrhea. Pediat Res 12:82–86
14. Kane MG, O'Dorisio TM, Krejs GJ (1983) Intravenous VIP infusion causes secretory diarrhea in man. N Engl J Med 390:1482–1485
15. Kotler DP, Gaetz HP, Lange M, Klein EB, Holt PR (1984) Enteropathy associated with the acquired immunodeficiency syndrome. Ann Int Med 101:421–428
16. Krejs GJ (1981) Peptidergic control of intestinal secretion – studies in man. In: Bloom SP, Polak JM (eds) Gut Hormones, 2nd ed. Churchill Livingstone, Edinburgh London New York, pp 516–520
17. Krejs GJ (1983) Wasser- und Elektrolyttransport. In: Caspary W (Hrsg) Dünndarm. Springer, Berlin Heidelberg New York (Handbuch für Innere Medizin, Bd 3, Teil 3A, S 434[4]63)
18. Krejs GJ, Fordtran JS (1979) Diarrhea. In: Sleisenger M, Fordtran JS (eds) Gastrointestinal Disease, 3rd ed. Saunders, Philadelphia London Toronto, pp 257–280
19. Krejs GJ, Walsh JH, Morawski SG, Fordtran JS (1977) Intractable diarrhea. Intestinal perfusion studies and plasma VIP concentrations in patients with pancreatic cholera syndrome and surreptitious ingestion of laxatives and diuretics. Am J Dig Dis 22:280–292
20. Krejs GJ, Fordtran JS, Bloom SR et al. (1980) Effect of VIP infusion on water and ion transport in the human jejunum. Gastroenterology 78:722–727
21. Krejs GJ, Hendler RS, Fordtran JS (1980) Diagnostic and pathophysiologic studies in patients with chronic diarrhea. In: Field M, Fordtran JS, Schulz SG (eds) Secretory diarrhea. American Physiology Society, Bethesda, Maryland, pp 141–151
22. Morris AI, Turnberg LA (1979) Surreptitious laxative abuse. Gastroenterology 77:780–786
23. Plumeri PA (1984) Gastroenterology and the law. J Clin Gastroenterol 6:181–185
24. Rambaud JC, Modigliani R, Emonts P, Matuchansky C, Vidon N, deRecherche M, Besterman H, Bernier JJ (1978) Fluid secretion in the duodenum and intestinal handling of water and electrolytes in Zollinger-Ellison syndrome. Dig Dis 23:1089–1097
25. Read NW, Krejs GJ, Read MG, Santa Ana CA, Morawski SG, Fordtran JS (1980) Chronic diarrhea of unknown origin. Gastroenterology 78:264–271
26. Read NW, Read MG, Krejs GJ, Hendler RS, Davis G, Fordtran JSA (1982) A report of five patients with large-volume secretory diarrhea but no evidence of endocrine tumor or laxative abuse. Dig Dis Sci 27:192–201
27. Santangelo WC, O'Dorisio TM, Kim JG, Severino G, Krejs GJ Effect of synthetic somatostatin analogue on intestinal water and ion transport in pancreatic cholera syndrome. Ann Int Med 103:363–367, 1985
28. Summers RW (1981) Role of motility in infectious diarrhea. Gastroenterology 80:1070–1071
29. Telch J, Shepherd, RW, Butler DG et al. (1981) Intestinal glucose transport in acute viral enteritis in piglets. Clin Sci 61:29–34
30. Vantrappen G, Janssens J, Hellemans J, Ghoos Y (1977) The interdigestive motor complex of normal subjects and patients with bacterial overgrowth of the small intestine. J Clin Invest 59:1158–1160
31. Welsh MJ, Smith PL, Fromme M, Frizzell RA (1982) Crypts are the site of intestinal fluid and electrolyte secretion. Science 218:1219–1221

3.2 Malabsorption

H. LORENZ-MEYER

3.2.1 Definition

Unter Malabsorption versteht man einen klinisch definierten Zustand, bei dem der Körper infolge mangelnder Aufnahme aus dem Darm in eine negative Bilanz für die verschiedenen Nährstoffe, Vitamine, Elektrolyte und Spurenelemente gerät. Dieser Zustand führt früher oder später zu mangelbedingten Krankheitszuständen. Sie sind gekennzeichnet durch eine Vielfalt von Symptomen, die durch das Fehlen einzelner oder mehrerer lebenswichtiger Bestandteile der Nährung erklärt werden können. Die Symptomatik wird bestimmt von häufigen voluminösen Diarrhöen und Steathorrhöen.

3.2.2. Anatomische und physiologische Grundlagen

Anatomie des Absorptionsorgans
Der wichtigste Absorptionsort für die Aufnahme der Nährstoffe, Vitamine, Elektrolyte und Spurenelemente ist der Dünndarm. Seine anatomische Gliederung in die Abschnitte Duodenum, Jejunum und Ileum spiegelt die unterschiedliche funktionelle Leistung dieser Abschnitte wider. So ist das Duodenum der Ort der Absorption von Eisen, Kalzium und bestimmten Vitaminen, das Jejunum leistet den überwiegenden Anteil in der Aufnahme der eigentlichen Nährstoffe: Kohlenhydrate, Protein und Fette. Nur im Ileum werden Gallensäuren und Vitamin B_{12} absorbiert. Die Elektrolyte kommen in allen 3 Abschnitten zur Absorption. Sie ist als Nettobilanz von Sekretions- und Absorptionsvorgängen zwischen dem Lumen und der intestinalen Schleimhaut aufzufassen (Abb. 37). Die wichtigste Voraussetzung zur Wahrnehmung seiner Aufgaben erbringt der Dünndarm durch seine anatomische Feinstruktur: Die innere Faltenbildung der Schleimhaut (Kerckring-Falten) erhöht

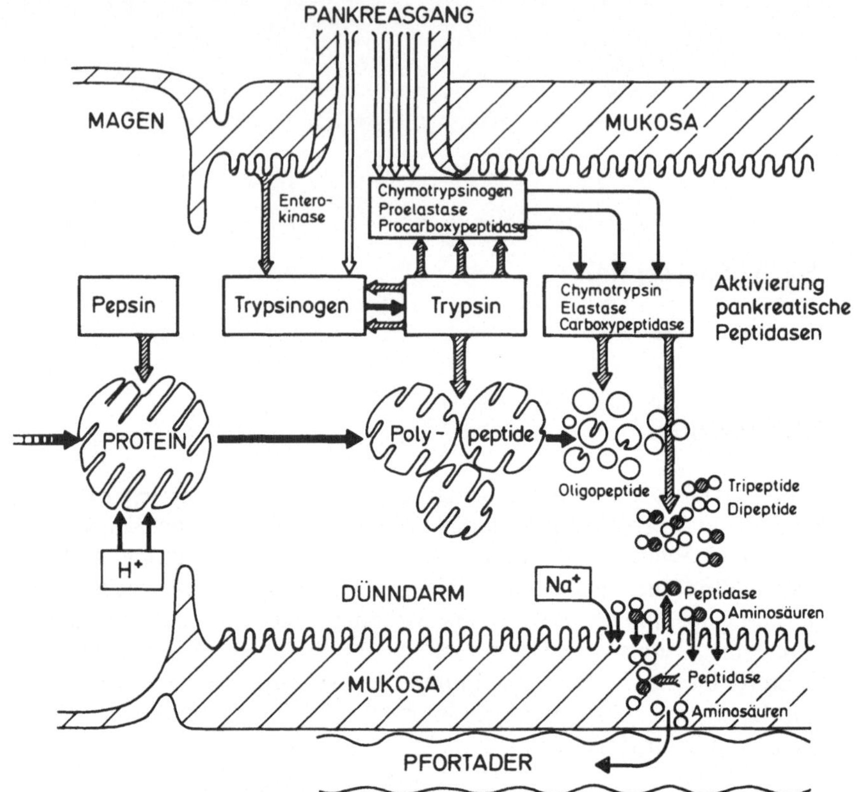

Abb.37 a–c. Physiologie der Nährstoffresorption. **a** Intestinale Proteinabsorption. Enzymatische Aktivität dargestellt durch (= = = =); **b** intestinale Kohlenhydratabsorption, Absorption; von Elektrolyten, Eisen und Spurenelementen, enzymatische Aktivität wie in **a**; **c** intestinale Fettresorption, Bildung der Mizellen im Darmlumen, Lipoproteinsynthese und Chylomikronenbildung; enzymatische Aktivität wie in **a**

die Fläche um den Faktor 2. Ein weiterer Flächengewinn wird durch die Zottenkonfiguration des eigentlichen Absorptionsepithels erreicht (Faktor 7), jeder Enterozyt vervielfacht schließlich seine dem Lumen zugewandte Oberfläche durch die Ausbildung seiner Mikrovilli nochmals um einen Faktor 20. Die Dünndarmschleimhaut setzt sich aus dem Krypten- und dem Zottenkompartiment zusammen. Das Kryptenkompartiment ist der Ort der Proliferation und der Reifung der auf die Zotten wandernden Enterozyten. Funktionell ist die Kryptenregion an der Elektrolytsekretion beteiligt. Bestimmte ortsständige Zellen (Paneth-Zellen) tragen durch die Sekretion von antibakteriell wirkendem Lysozym dazu bei, das Lumen keimarm zu halten. Die auf Krypten und Zot-

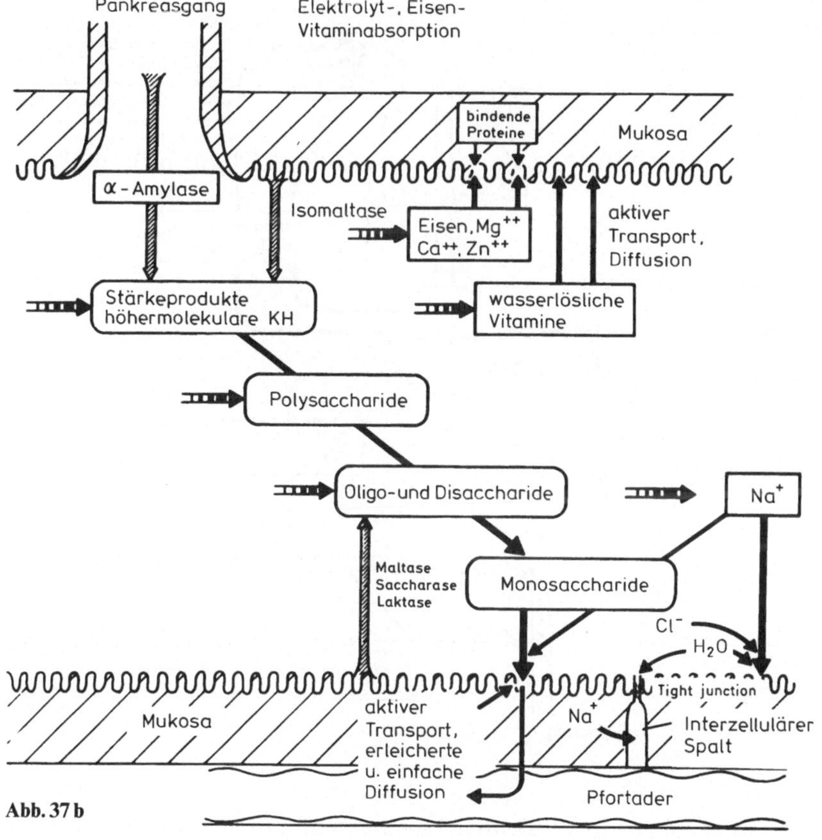

Abb. 37 b

ten verteilten Becherzellen benetzen zudem die Schleimhaut mit einem feinen Mukusfilm und tragen dazu bei, einen direkten Kontakt zwischen Darmkeimen und Parasiten und dem eigentlichen Epithel zu verhindern.

In der Schleimhaut des gesamten Dünndarms werden eine Anzahl von epithelialen Peptidhormon produzierenden Zellen gefunden, die dem sog. APUD-Zellsystem zugehören, mit größter Dichte im Duodenum. Ihnen obliegt u. a. die lokale und systemische Regulation des Verdauungsablaufs [1].

Auf der Zotte differenzieren sich die Enterozyten zu den reifen funktions- und resorptionsfähigen Zellen. Aus der Golgi-Region stammen Membranfragmente mit spezifischen Gluko-, Enzym- und Transportproteinen. Sie werden in die Zellmembran integriert. Im Kontakt mit dem Chymus nehmen diese Zellen während der 48 h ihrer Wanderung

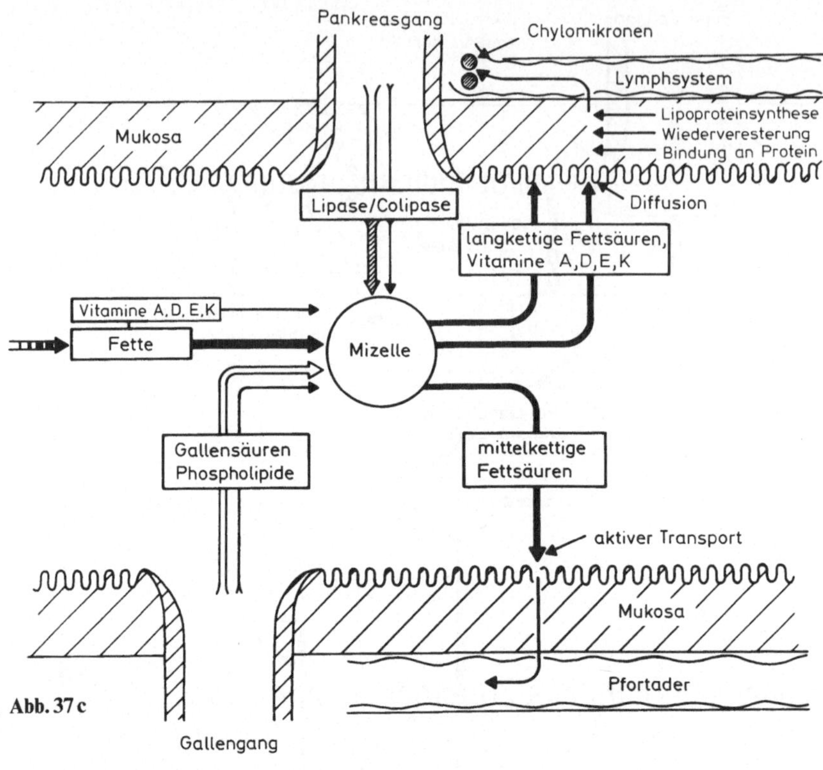

Abb. 37 c

zur Zottenspitze ihre absorptive Leistung auf. Durch die übergeordnete Dünndarmmotilität und durch die lokale Kontraktion der Zotten selbst wird diese optimiert. An der Zottenspitze erfolgt die physiologische Ablösung der Zellen durch Lösung von der Basalmembran und dem Zellverband. Sie fallen nun selber der Verdauung anheim.

Physiologie des Verdauungsprozesses

Der intestinale Verdauungsablauf beginnt mit der *intraluminalen Phase* der Digestion unter dem Einfluß des Pankreas und Gallesekretes. Die *Proteine* werden zunächst im Magen unter dem Einfluß der HCl denaturiert und durch Pepsin zu Peptiden hydrolisiert und von dem pankreatischen Trypsin, und Chymotrypsin, der Elastase und Carboxypeptidase in Aminosäuren, Oligo- und Dipeptide zerlegt. Letztere werden teils an der Enterozytenmembran, teils intrazellulär durch die intestinalen Peptidasen zu den Aminosäuren abgebaut [7]. Die Aktivierung des Trypsinogens erfolgt durch die im intestinalen Bürstensaum lokalisierte Enterokinase.

Die Spaltung der *Kohlenhydrate* erfolgt durch die Amylase von Speicheldrüse und Pankreas und führt zu Oligosaccharidfragmenten. Die 1- bis 6-Bindung der Stärke wird bereits durch die intestinale Isomaltase hydrolysiert. Andere Disaccharidfragmente wie Maltose und Saccharose und die Laktose werden durch spezifische Disaccharidasen der Bürstensaummembran zerlegt. Die verbleibenden Monosaccharide werden durch aktiven Transport, erleichterte und einfache Diffusion durch den Enterozyten ins Pfortaderblut transportiert (s. Abb. 37 a, b).

Die *Fette* bilden zunächst mit den in der Leber synthetisierten, über die Galle ins Darmlumen sezernierten konjugierten Gallensäuren und Phospholipide Mizellen. Aus diesen werden Fettsäuren und Glyzerin durch die pankreatische Lipase und Colipase gespalten. Die langkettigen Fettsäuren diffundieren durch die Membran des Enterozyten und werden hier nach einer Bindung an fettsäurebindendes Protein wiederverestert und an in den Dünndarmzellen gebildeten Lipoproteine gebunden [13]. In Form der Chylomikronen werden sie in das Lymphsystem aufgenommen. Mit ihnen wandern die fettlöslichen Vitamine. Die Absorption der mittelkettigen Fettsäuren erfolgt aktiv, sie werden vom Pfortaderblut aufgenommen (s. Abb. 37 c). Die konjugierten Gallensäuren werden im terminalen Ileum reabsorbiert und in die Leber zurücktransportiert (enterohepatischer Kreislauf) [29]. Nur ein kleiner Teil verläßt den Dünndarm und wird im Kolon unter dem bakteriellen Stoffwechsel dekonjugiert und metabolisiert. Wasserlösliche Vitamine, die Elektrolyte, (Na^+, K^+, Cl^-, Bikarbonat, Ca^{2+}, Mg^{2+}, Phosphat), Zink und andere Spurenelemente, und das Eisen werden im proximalen Dünndarm teilweise aktiv und nach Bindung an Trägerproteine zur Absorption gebracht.

Immunologie und Verdauung (s. 1.4)
Über seinen Inhalt erfährt der Dünndarm anhaltenden Kontakt mit großen Mengen potentieller *Immunogene*. Er verfügt daher über einen differenzierten Immunapparat mit der Fähigkeit vor allem zur humoralen aber auch zellvermittelten Reaktion [11]. Von besonderer Bedeutung ist die Ausbildung einer aktiven immunologischen Toleranz gegenüber Bestandteilen der Ingesta. Sie entwickelt sich durch Aktivierung spezifischer T-Suppresssorlymphozyten im darmassoziierten Lymphgewebe und unter dem Einfluß zirkulierender Serumfaktoren mit Immunglobulincharakter. Ihre Entwicklung ist abhängig von der Darreichungsform des Antigens (löslich, in Partikelform und denaturiert).

Die morphologische Grundlage des intestinalen Immunapparates bilden die in der Lamina propria ortsständigen IgA-produzierenden Plasmazellen und die Lymphfollikel der Schleimhaut, die Peyer-Plaques. Spezifische im Epithelverband der Plaques eingebaute M-Zellen vermitteln dabei den Durchtritt der Antigene und den Kontakt zu den submukosalen Lymphozyten.

3.2.3 Ätiologie

Patienten mit einheimischer Sprue bilden den klinisch bedeutenden Anteil am Krankengut mit dem Bild der Malabsorption [30]. Mit Malabsorption einhergehende Krankheitsbilder sind zudem der M. Crohn mit ausgedehntem Dünndarmbefall und Patienten unter Zytostatika oder nach Strahlenbehandlung des Abdomens. Weitere mit Malabsorption einhergehende Krankheitsbilder sind in der Übersicht zusammengestellt.

Erkrankungen mit obligatorischer oder fakultativer Reduzierung der Zottenoberfläche:
- einheimische Sprue,
- nicht klassifizierbare Sprue,
- tropische Sprue,
- Dermatitis herpetiformis,
- Hypogammaglobulinämie,
- Sojabohnenintoleranz,
- Kwashiorkor,
- Mauriac-Syndrom.

Erkrankungen mit pathologischer Dünndarmschleimhaut und erschwerter Diffusion:
- M. Whipple,
- primäres intestinales Lymphom,
- „kollagene Sprue“,
- eosinophile Enteritis,
- A-Betalipoproteinämie

Auch die *exokrine Pankreasinsuffizienz* kann mit dem klinischen Bild einer Malabsorption einhergehen. Sie ist bedingt durch einen unzureichenden intraluminalen enzymatischen Abbau der Ingesta, so daß die Nahrstoffträger nicht über das intestinale Epithel aufgenommen werden.

Die einheimische Sprue (s. auch 1.4)
Sie ist eine meist bereits in der Kindheit symptomatische Krankheit, deren Hauptsymptom die Neigung zu voluminösen profusen Diarrhöen und Steathorrhöen ist. Symptome der Malabsorption wie Eiweißmangelödeme, Vitaminmangelzustände mit neurologischen und hämatologischen Erscheinungen und Hautsymptomen, Gerinnungs- und Mineralisationstörungen können gemeinsam, aber auch alleine, das klinische Bild bestimmen [15].
Es gilt als gesichert, daß genetische Voraussetzungen zu ihrer Manifestation beitragen (besondere Häufung von HL-A8 und DRW 3 bei Sprue-

patienten, familiäres Vorkommen). Doch sind zur Manifestation des Krankheitsbildes zusätzlich Umweltfaktoren erforderlich (Manifestation bei nur einem von eineiigen Zwillingen [29]). Die größte Inzidenz ist in Irland anzutreffen (ca. 30/10,000). Als auslösendes Agens des Krankheitsbildes wurde von Dicke (1950) und van de Kamer et al. (1953 [37]) das Gluten, eine Peptidfraktion der Getreidekeimlinge identifiziert. Kleinkinder entwickeln in der Regel bereits kurz nach dem ersten Genuß von Mehlprodukten die charakteristischen Symptome, Glutenentzug führt nach wenigen Tagen zu deutlicher Besserung des Krankheitsverlaufes. Erneute Exposition läßt die Symptome innerhalb weniger Stunden wieder auftreten.

Morbus Crohn

Der M. Crohn (s. 4) ähnelt in seinen genetischen Voraussetzungen der einheimischen Sprue, doch mit größerer Bedeutung von Umweltfaktoren. So wird dieses Krankheitsbild fast ausschließlich in den Industrienationen mit hohem Lebenstandard beobachtet. Die reale Zunahme der Inzidens bis zur Mitte der 70iger Jahre weist auf einen Einfluß sich ändernder Lebensgewohnheiten hin [19]. Ein bestimmter ätiologischer Faktor konnte jedoch bisher nicht gesichert werden. Eine Malabsorption wird in ca. 10% der Patienten mit Dünndarmbefall gesehen [19].

Zytostatika- und Strahlenschäden (s. 10.2)

Zytostatika und Strahlenschäden des Darmes treten im Zusammenhang mit kurativen und adjuvanten Behandlungen maligner Erkrankungen dosisabhängig auf und sind meist ein transitorisches Phänomen [6].

Morbus Whipple

Der M. Whipple ist ein relativ seltenes Krankheitsbild. Männer erkranken sehr viel häufiger als Frauen. Es wird wahrscheinlich durch charakteristische, immer in der Lamina Propria der Dünndarmschleimhaut nachweisbare stäbchenförmige Bakterien ausgelöst. Hierfür spricht u. a. auch das Ansprechen der Erkrankung auf antibiotische Behandlung. Es ist bisher nicht geglückt, die Bakterien zu identifizieren [30].

Tropische Sprue

Die tropische Sprue hat eine andere Genese als die einheimische Sprue. Sie wird in den typischen tropischen Regionen beobachtet und tritt epiwie endemisch auf. Erkrankungsraten bis zu 40% der Bevölkerung sind beobachtet worden. Männer wie Frauen sind gleichermaßen betroffen. Ätiologisch werden verschiedene Faktoren für ihre Manifestation angegeben. Dieses sind: Proteinmangelzustände, Infektionen und Toxine in der Nahrung [30].

Intestinale Lymphome, Beteiligung des Dünndarms an malignen Systemerkrankungen, α-Kettenkrankheit (s. 1.7.4)
Intestinale Lymphome treten als primäre Erkrankungen des Dünndarms [32] oder aber sekundär auf dem Boden vorbestehender Erkrankungen (einheimische Sprue [14], generalsiertes Lymphom) auf. Es handelt sich hierbei um Lympho- und Retikulosarkome und die Lymphogranulomatose. Männer sind häufiger betroffen als Frauen. Eine Sonderform des intestinalen Lymphoms ist die α-Kettenkrankheit mit einem auf den Mittelmeerraum beschränkten Vorkommen [32]. Sie trifft Männer wie Frauen gleichermaßen. Direkte auslösende Ursachen für die primären intestinalen Lymphome und die α-Kettenkrankheit sind nicht bekannt.

Immunmangelerkrankungen mit Malabsorption (s. 1.4)
Krankheitsbilder, die auf primären, meist genetisch determinierten Immundefekt basieren und vor allem den Darm betreffen, werden überwiegend im Kindesalter manifest. Es sind dies: Die kongenitale X-chromosomal gebundene Hypogammaglobulinämie, die transitorische Hypogammaglobulinämie des Kindesalters, die variable Hypogammaglobulinämie (alle B-Lymphozytendefekte), der isolierte IgA-Mangel, das Netzelof-Syndrom, das Wiskott-Aldrich-Syndrom, die Ataxia teleangiektasia (Louis-Bar-Syndrom), die schwere kombinierte Immunmangelerkrankung (alle T- und B-Lymphozytendefekte), und das Di-George-Syndrom (T-Lymphozytendefekt). Alle Krankheitsbilder gehen mit chronischen Diarrhöen, oft schweren rezidivierenden Infektionen und mehr oder weniger dem Bild einer Malabsorption einher [34].

Bakterielle Fehlbesiedlung (s. 1.2)
Ein von Symptomen der Malabsorption begleitetes Krankheitsbild entwickelt sich, wenn durch Stase oder Versagen der antibakteriellen Schutzmechanismen Bakterien sich massiv vermehren können [35]. Dieses tritt vor allem nach bestimmten Operationen am Darm auf (Blindschlingensyndrom). Aber auch spontan, wenn angelegte oder im Laufe des Lebens entwickelte Divertikel Verhältnisse für eine bakterielle Übersiedlung schaffen. Weitere Ursachen für meist ausgedehntere Fehlbesiedlungen des Dünndarms sind Störungen der Motilität oder ein Versagen der natürlichen antibakteriellen Barriere des Gastrointestinaltraktes.

Ursachen und Krankheitsbilder mit bakterieller Fehlbesiedlung:
- operativ angelegte Blindschlinge des Dünndarms, Seit-zu-Seit-Anastomosen,
- Syndrom der zuführenden Schlinge (B-II-Magen),

- entzündliche Strikturen und Stenosen
  (M. Crohn, Z. n. lokaler Darmischämie, u. a.)
- Z. n. Bestrahlung.
- Fistelbildungen, v. a. bei Dünndarm-Kolon-Fisteln, gastrojejunalen Fisteln, jejunoileale Bypass-OP wegen Adipositas.
- Dünndarmdivertikel
  (Meckel, Duodenaldivertikel bei älteren Menschen),
- Verlust der Bauhin-Klappe,
- Störungen der intestinalen Motilität,
  (Sklerodermie, diabetische Neuropathie),
- Achlorhydrie,
- intestinale Immundefekte

Angeborene Enzym- oder Transportdefekte
Intestinale Enzym- und Transportdefekte stören den intestinalen Kohlenhydrat- und Aminosäurenumsatz und können zu sekundären Vitaminmangelzuständen führen [20]. Die davon betroffenen Patienten erkranken meist bereits in der Kindheit, wenn ihnen die nicht metabolisierbaren Substanzen angeboten werden. Für alle dieser seltenen Störungen wird ein autosomal-rezessiver Erbgang angenommen. Am häufigsten ist der intestinale Laktasemangel, vor allem in der „primär erworbenen" Form. In allen Fällen ist der nur biochemisch faßbare Defekt auf dem Bürstensaum des reifen Enterozyten lokalisiert. Enzym- oder Transportproteine sind Folge einer mutationsbedingten Proteinsynthesestörung auf der Basis einer 1-Gen- 1-Proteinbeziehung (s. Tabelle 10).

Tabelle 10. Angeborene Enzym- und Transportdefekte

Enzymdefekte	Transportdefekte
Laktase/Phlorizin-Hydrolase[a]	Glukose-Galaktosetransport
Saccarase/Isomaltase[a]	Zystinurie
Maltase	Hartnup-Erkrankung
Trehalase	„Blue Diaper"-Syndrom
Enterokinase	„Oast-House"-Syndrom
	Vitamin-B_{12}-Malabsorption
	kongenitale Chloridorrhö

[a] Genetisch aneinander gekoppelt.

3.2.4 Pathogenetische Prinzipien

Einheimische Sprue

Patienten mit einheimischer Sprue weisen eine spezifische intestinale Unverträglichkeit gegenüber dem Gliadin, eine wasserunlösliche Peptidfraktion des Gluten auf. Unter In-vitro-Kulturbedingungen verursacht Gliadinzusatz zum Medium charakteristische toxische Schädigungen der Dünndarmschleimhaut Spruekranker [8]. Auch eine Glutenreexposition nach mehrmonatiger glutenfreier Kost induziert akute morphologische Veränderungen an der Schleimhaut: Eine initiale Verdickung der Basalmembran, eine vermehrte Ansammlung von Plasma- und Rundzellen in der Laminapropria [33]. Auch kommt er zu einer verstärkten Invasion von Lymphozyten in das Epithel. Durch einen noch nicht im einzelnen erfaßten Mechanismus werden reife Enterozyten toxisch geschädigt, sie verlieren ihre Adhäsivität an die Basalmembranen und werden – zusammen mit den intraepithelialen Lymphozyten [3] – in großem Umfang in das Darmlumen abgestoßen [38]. Auf diesen massiven Verlust funktionsfähigen Epithels wird die Zellneubildung in der Kryptenregion zu maximaler, aber nicht kompensierender Regeneration angeregt. Die Zellwanderung der Zellen aus den Krypten steigert sich um ein Vielfaches der Norm. Die Zelle erreicht nicht mehr ihre typische Zylinderform. Das die Oberfläche abdeckende Epithel ist abgeflacht und kuboid konfiguriert (Abb. 38). Elektronenoptische Untersuchungen weisen deutliche Zeichen der Unreife dieser Zellen nach, der Gehalt der Zellmembran an speziellen Membranpartikeln (Enzym- und Transportproteine) ist vermindert [24]. Folgende noch hypothetische Mechanismen werden hierfür verantwortlich gemacht: 1. Gliadin hat eine lektinartige Bindungsaffinität an spezifische Glukoproteinstrukturen der intestinalen Epithelmembran spruekranker Patienten. Über eine Störung der Membranfluidität bewirkt es Veränderungen des Zellzytoskeletts mit schweren funktionellen Störungen und Verlust der Zelladhäsivität [39]. Toxische Wirkungen von Lektinen auf die Dünndarmschleimhaut wurden inzwischen auch für andere Lektine im Tierversuch nachgewiesen [21]. Dabei kann Gluten seinen toxischen Effekt nur entfalten, wenn das Glukoproteinmuster der Enterozyten – etwa durch einen genetisch determinierten Defekt – verändert oder nicht ausdifferenziert ist. Dafür spricht, daß gelegentlich nach schweren Operationen am Gastrointestinaltrakt oder nach bestimmten enteralen Virusinfektionen eine – wenn auch temporäre – symptomatische Glutenempfindlichkeit beobachtet wird. Eine operations- oder infektionsbedingte Schleimhautschädigung führt zu beschleunigtem Nachwandern noch unreifer Kryptenzellen (mit undifferenziertem Glykoproteinbesatz) auf die Zotten und macht diese für Gluten empfindlich. 2. Ein primär immunologischer Mechanismus wird von

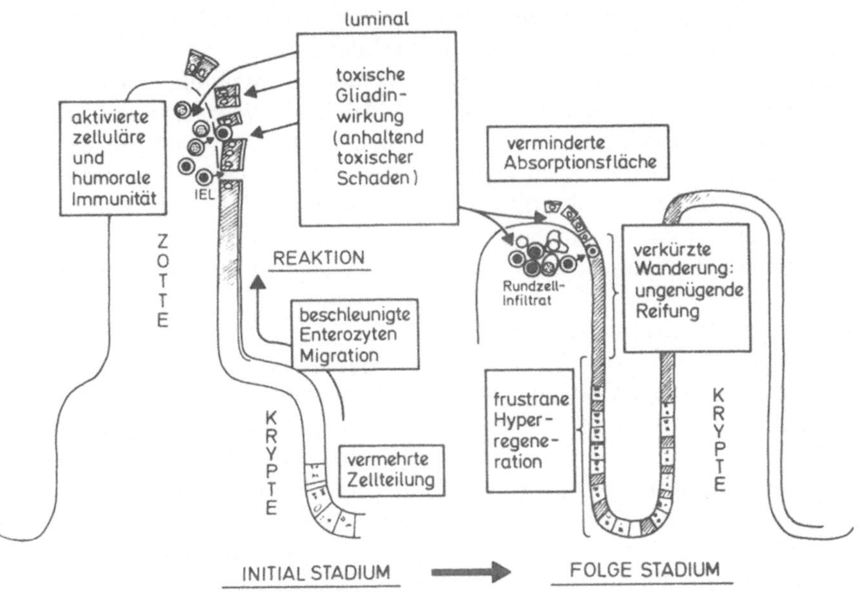

Abb. 38. Pathogenese der Schleimhautschädigung bei der einheimischen Sprue. Dargestellt ist die initiale Schädigung bei noch intakter Schleimhautstruktur sowie die Genese des sich entwickelnden hyperregeneratorischen Schleimhautumbaus (sog. „Schleimhautatrophie"), die zur Reduktion der Resorptionsfläche führt

Ferguson [9] postuliert. Danach geben bestimmte sensitive T-Lymphozyten auf einen intraluminalen Gliadinreiz vermehrt Lymphokine ab. Sie rufen über eine Hemmung der Migrationsrate der Leukozyten entzündliche Schleimhautreaktionen hervor. Zytotoxische T-Lymphozyten reagieren zudem mit bestimmten als Antigen wirkenden Zellmembrandeterminanten, an die das Gliadin gebunden ist. Der charakteristische Zellverlust in das Darmlumen ist Folge dieser Reaktion. Diese Hypothese leitet sich ab aus Befunden gut untersuchter Tiermodelle mit Wurminfektionen. Einen Hinweis auf einen primär immunologischen Prozeß geben die bei Sprue im Serum vermehrt nachweisbaren Antikörper gegenüber Gluten, jedoch auch anderen Nahrungsbestandteilen [10]. Allerdings kann es sich bei diesem Befund auch um die Folge einer pathologisch vermehrten Permeabilität (s. unten) handeln, die zum vermehrten Einstrom intestinaler Immunogene führt (s. 3.3).

3. Eine weitere Hypothese geht von einem primären Enzymdefekt aus, bei dem die Dünndarmschleimhaut der zur Spaltung des Gluten erforderlichen proteolytischen Aktivität entbehrt [36]. Eine Anreicherung des Glutens in der Schleimhaut hätte über sekundäre immunologische Mechanismen die Schleimhautschädigung zur Folge. Zwar ist im Vollbild

der einheimischen Sprue ein Dipeptidasenmangel nachweisbar, doch verschwindet dieser nach anhaltendem Glutenentzug.

Beim M. Crohn (2.4) ist die Genese der typischen entzündlichen Veränderungen der Schleimhaut nicht bekannt. Auch bei dieser Krankheit gibt es immunologische Phänomene, vor allem des zellulären Immunsystems [2]. Ähnlich wie bei der Sprue ist infolge der großflächigen entzündlichen Wundfläche die Permeabilität der Schleimhaut gesteigert. Dies hat eine vermehrte Aufnahme von Immunogenen aus dem Darm zur Folge. Somit können die beobachteten Immunphänome auch sekundärer Natur sein.

Die für den M. Crohn typischen aphthösen Läsionen scheinen Erstmanifestationen dieses Krankheitsbildes zu sein [25]. Sie liegen oft in unmittelbare Nachbarschaft von in der Submukosa lokalisierten Granulomen. Vieles deutet darauf hin, daß sie eine Reaktion auf eine im Darmlumen enthaltene Noxe darstellen. Ob hierbei bakterielle Bestandteile und Stoffwechselprodukte von pathoätiologischer Bedeutung sind, ist bisher nicht erwiesen. Eine interessante Beobachtung ist der Nachweis von L-Formen von Pseudomonasstämmen im entzündlichen Gewebe. Sie induzieren frustrane Immunreaktionen, sind aber nur unter besonderen (z. B. hyperosmolaren) Bedingungen lebens- und teilungsfähig sowie immunologisch schwer identifizierbar [28]. Es ist noch offen, ob die Granulombildung hiermit im Zusammenhang steht. Weder durch den Nachweis von L-Formen noch von Viren im entzündlichen Gewebe ist die Ursache des M. Crohn gesichert. Das gleiche gilt für angeschuldigte nicht metabolisierbare Nährstoffbestandteile (Carageen, gehärtete Fette u. a. (20).

Der M. Crohn geht mit entzündlichen Infiltration, Wandverdickung und bindegewebiger Induration, Lumeneinengung, Durchbruch aller Wandschichten und Einbeziehung von Nachbarschlingen durch entzündliche Verwachsungen und Fistelbildung einher [25]. Diese Eigenart schafft alle Voraussetzungen für die Ausbildung der Malabsorption (Abb. 39). Sekundäre Phänomene wie Stase und bakterielle Überwucherung schädigen auch die nicht in den Entzündungsprozeß einbezogene Schleimhaut. Die Malabsorption beim M. Crohn ist somit v. a. Folge einer Reduktion normaler funktionsfähiger Schleimhaut. In der akuten Phase entwickeln die Patienten zudem einen entzündungsbedingten Katabolismus. Abdominelle Beschwerden verursachen eine hochgradige Inappetenz [19]. Diese Faktoren beschleunigen die Ausbildung der Malabsorptionssymptomatik.

Strahleneinwirkung und Zytostatika (s. auch 10.2) treffen den Dünndarm als Organ mit hoher Proliferationsrate durch Schädigung der Zellteilung in der Kryptenregion. Die physiologische Regeneration des Zottenepithels bleibt aus. Eine Verminderung der resorbierenden Oberfläche ist die Folge. Die Proliferationszone erholt sich in der Regel jedoch relativ

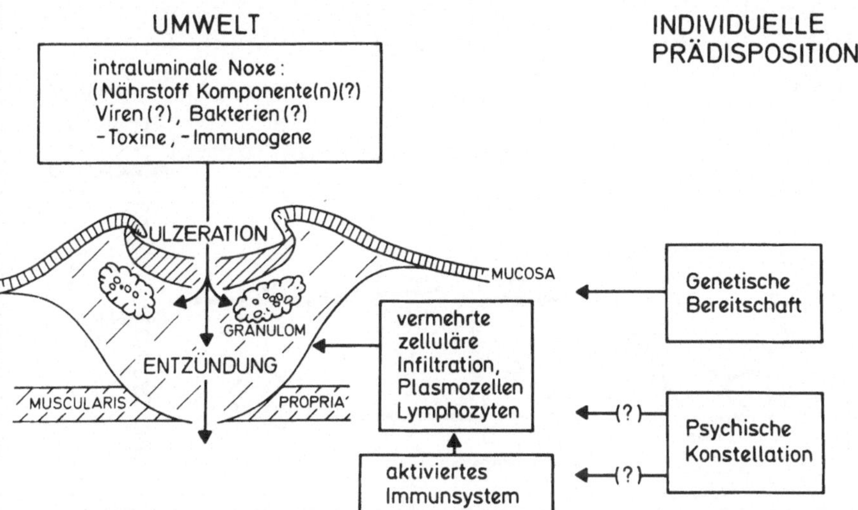

Abb. 39. Pathoätiologie der entzündlichen Primärläsion beim M. Crohn. Durch die Neigung eines Durchbruchs der Entzündung durch alle Wandschichten wird die Entwicklung des entzündlichen Konglomerattumors gefördert. Dies schafft die Voraussetzungen für intestinale Kurzschlüsse (Fisteln) und Stenosen sowie prästenotische Dilatation und Stase

rasch und kompensiert den Schleimhautverlust mit einer überschießenden Zellneubildung [6]. Nur bei schwerer Belastung, etwa durch Stahlenschädigung, wird das Proliferationsepithel irreversibel geschädigt.

Bei Patienten mit M. Whipple (s. 3.3) werden neben den stäbchenförmigen Bakterien Anhäufungen von PAS-positiven Mukopolisacchariden in den Makrophagen der Submukose gefunden, nur ausnahmsweise liegen sie in der Resorptionszone. Die Schleimhaut wird wie bei der Sprue hyperregeneratorisch umgebaut [30]. Das PAS-positive Material ist auch in den regionären Lymphknoten nachweisbar. Über den Mechanismus der Ablagerung der Mukopolisaccharide wie über die Ausbildung des schleimhauttoxischen Effektes gibt es bisher keine gesicherten Erkenntnisse. Auch die tropische Sprue ist wahrscheinlich eine bakteriell und/oder parasitär verursachte Erkrankung [30]. Unterernährte Patienten der tropischen Regionen fallen diversen darmwirksamen Infektionen anheim. Diese zerstören den normalen Schleimhautaufbau. Man findet die Merkmale der frustranen Schleimhauthyperregeneration und wahrscheinlich sekundäre Immunphänome.

Intestinalen Lymphome können sich auf dem Boden vorbestehender Grundkrankheiten entwickeln. Dazu disponiert die einheimische Sprue, aber auch der M. Crohn. Aus theoretischer Sicht scheint den T-(Suppressor)Lymphozyten eine gewichtige Rolle in der Verhinderung oder

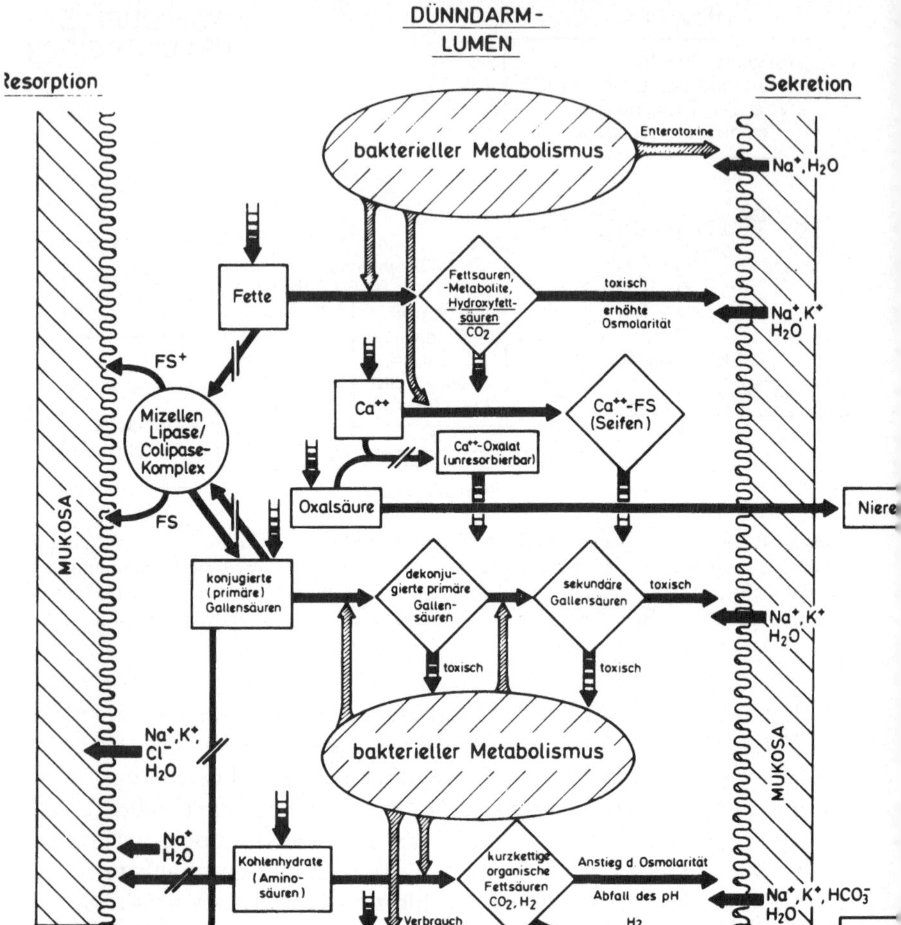

Abb. 40. Einwirkungen des bakteriellen Stoffwechsels bei bakterieller Dünndarmübersiedlung auf die Bestandteile der Ingesta. Auf der linken Seite ist die Hemmung physiologischer Resorptionsabläufe dargestellt, auf der rechten Seite die pathophysiologischen Folgen der Einwirkung toxischer Metabolite. *Rechtecke* Nährstoffe, *Rhomben* bakterielle Metabolite bzw. sekundäre Produkte. Enzymatische Aktivität wie in Abb. 37 a

Begrenzung maligner Erkrankungen zuzukommen [34]. Eine massive Störung der zellulären Immunität ist bei den oben benannten Erkrankungen gesichert. Bei der einheimischen Sprue soll eine Vermehrung der intraepithelialen (zytotoxischen) Lymphozyten einen Hinweis für eine prämaligne Transformation geben [12].

Über die Genese der primären mit Malabsorption einhergehenden intestinalen Lymphome gibt es keine Erklärungen. Die Häufung der sog. α-Kettenkrankheit im Mittelmeerraum spricht für eine genetische Komponente [32].

Immunmangelkrankheiten (s. 1.2) können mit Malabsorptionssyndrom einhergehen. Die dabei nachweisbare intestinale Schleimhautschädigung ist meist parasitärer Genese: So konnte in fast allen Fällen eine pathologische Übersiedlung der Schleimhaut mit Giardia lamblia nachgewiesen werden [34]. Eine antibiotische Therapie vermag die Schleimhautschädigung zu beseitigen. Die mangelnde Fähigkeit der Darmschleimhaut, sich der parasitären Infektion zu erwehren, ist somit der primäre Defekt.

Unter den Bedingungen der *bakteriellen Fehlbesiedlung* (Abb. 40) etwa mit Anärobiern (Bakteroides u. a.), kommt es zur Dekonjugation und Dehydroxylierung von Gallensäuren (s. 8). Die dekonjugierten Gallensäuren werden bereits im proximalen Dünndarm zurückresorbiert [4]. Die zur Fettabsorption erforderlich mizellare Konzentration der Gallensäuren kann nicht mehr erreicht werden und Fette bleiben unverdaut. Auch sie fallen dem bakteriellen Stoffwechsel anheim. Ungesättigte Fettsäuren werden unter seinem Einfluß u. a. zu Hydroxyfettsäuren abgebaut. Diese wirken laxativ und induzieren eine vermehrte Elektrolytsekretion v. a. im Dickdarm. Die Abbauprodukte der Gallensäuren haben, wie am Modell der selbstfüllenden Blindschlinge der Ratte gezeigt, zudem einen direkten toxischen Effekt auf die Dünndarmmukosa [23]. Wahrscheinlich werden die Tight-junctions geschädigt. Die Schleimhaut weist unter diesen Bedingungen Zeichen vermehrter Zellextrusion an der Zottenspitze auf. In der Kryptenregion erfolgt eine kompensierende Zellneubildung. Die bakterielle Fehlbesiedlung führt auch zu einer Störung der Kohlenhydrat- und Proteinabsorption. Dies haben insbesondere Untersuchungen der H_2-Exhalation nach Kohlenhydratbelastung erwiesen [4]. Eine weitere Folge der bakteriellen Besiedlung ist die Vitamin-B_{12} und Folsäureabsorptionstörung [4]. Dies führt zu klinischen Zeichen der Hypovitaminose mit hämatologischen und neurologischen Symptomen. Manche Bakterien können als Enterotoxinbildner (Vibrio Cholerae, Escherichia coli) über eine Aktivierung des cAMP-Systems direkt eine sekretorische Diarrhö auslösen [17].

3.2.5 Pathophysiologie

Eine Malabsorptionssymptomatik entwickelt sich, wenn der Durchtritt der Nährstoffe durch die Dünndarmschleimhaut gehemmt wird und sie im Darmlumen verbleiben. Eine *Verminderung der Absorptionsfläche* ist dabei die häufigste Ursache der Absorptionsstörung. Diese wird bei der einheimischen wie bei der tropischen Sprue, beim M. Whipple und beim intestinalen Lymphom durch den krankheitsbedingten Zottenschwund verursacht und spielt auch beim M. Crohn (v. a. nach Resektionen) eine Rolle. Die Schwere der Malabsorption wird dabei vom Ausmaß der Schleimhautschädigung bestimmt. Lokalisierte Funktionseinschränkungen im oberen Jejunum (am Ort der größten Toxinexposition) können bei blanden Sprueverläufen asymptomatisch bleiben. Die nicht erkrankten distalen Abschnitte kompensieren den Funktionsverlust voll. Untersuchungen der Funktion am Ort (segmentale Dünndarmperfusion [31]) weisen jedoch hier den charakteristischen Funktionsverlust nach. Die Kompensationsfähigkeit geht verloren, wenn schon physiologischerseits für eine bestimmte Substanz ein nur relativ umschriebenes Absorptionsareal besteht und diese Region erkrankt ist. So wird bei der einheimischen Sprue oft vor Manifestation einer globalen Malabsorption ein Defizit für Eisen und Kalzium symptomatisch. Patienten mit M. Crohn und Befall des terminalen Ileum andererseits weisen zunächst die Symptome der Gallensäuren- Vitamin-B_{12}-Absorptionsstörung auf. Eine entzündungsbedingte Zunahme der Permeabilität, mit Elektrolytverlust und Eiweißexudation führen zu klinisch relevanten Bilanzstörungen (Abb. 41). So ist bei der einheimischen Sprue wie auch beim M. Crohn eine erhöhte Permeabilität für niedermolekulares PEG und

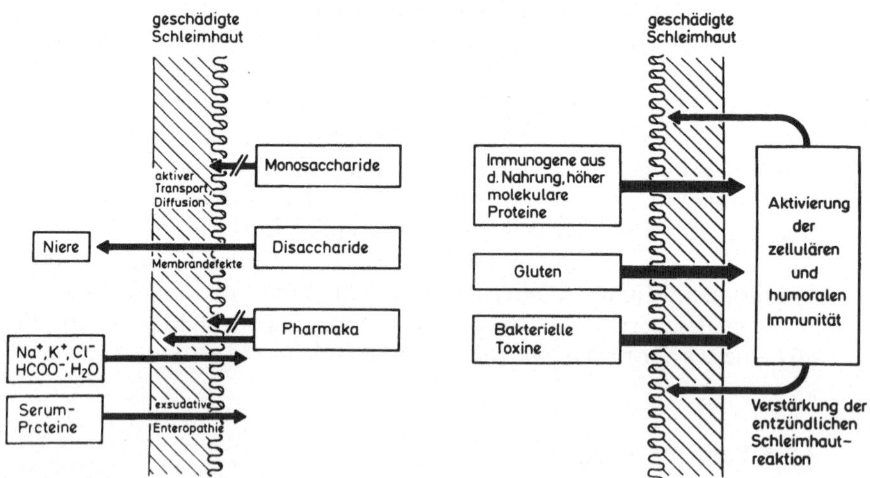

Abb. 41. Folgen veränderter Permeabilität bei entzündlichen Dünndarmerkrankungen. Dargestellt sind die Wechselwirkungen zwischen intraluminalen Noxen und Schleimhautschädigung als Folge der vermehrten Permeabilität sowie die veränderten Permeationsverhältnisse für Zucker und Pharmaka

bestimmte Disaccharide nachgewiesen worden [24]. Bei florid entzündlichen Schleimhautläsionen ist die vermehrte Eiweißexudation [16] neben Katabolismus, verminderter Absorption der Aminosäuren und verminderter Proteinneusynthese der Hauptgrund für erniedrigte Serumeiweißspiegel.
Die veränderte Permeabilität stellt einen ätiologischen Faktor in der Genese der vermehrten Elektrolytsekretion bei der Sprue und beim M. Crohn dar. In der Dünndarmschleimhaut von Patienten mit M. Crohn und Sprue wurde eine erhöhte Aktivität VIP-produzierender Zellen gefunden [5]. Dieser Befund legt nahe, daß hier zudem die hormonale Regulation der Elektrolytresorption involviert ist. Bei der Sprue wird v. a. die Kationenabsorption durch das defekte Absorptionsepithel gehemmt, während die Sekretion in der Kryptenregion fortbesteht [17]. Der anhaltende intestinale Verlust von Na^+ und K^+ kann neurologische Symptome, einen Ileus oder eine tubuläre Nierenschädigung zur Folge haben [30]. Störungen des lymphatischen Abflusses durch Verlegung der Lymphbahnen (Lymphom, M. Whipple, A-Betalipoproteinämie) führt zu einer Hemmung der Fettabsorption.
Von klinischer Bedeutung sind auch die intraluminalen Prozesse, die bei mangelnder Absorption der Ingesta in Erscheinung treten. Es sind dies bakteriell fermentative Prozesse und osmotische Effekte. Die mangelnde Absorption der Fette führt – sei es bei Übersiedlung bereits im Dünndarm oder im Dickdarm – zur bakteriellen Spaltung und Metabolisierung: Hydroxyfettsäuren induzieren eine Na^+-, K^+- und Wassersekretion [4]. Intraluminales Kalzium wird vermehrt an die Fettsäuren gebunden und vermindert absorbiert, auch steht es nicht zur Bindung des Oxalats zur Verfügung. Dieses wird daher vermehrt aufgenommen und in der Niere als Kalziumoxalat ausgeschieden [4] und gibt zur Steinbildung Anlaß. Bleiben Kohlenhydrate unabsorbiert, fallen auch sie der bakteriellen Hydrolyse anheim. Ihre Spaltung zu kurzkettigen organischen Fettsäuren (Propionat, Butyrat, Acetat, Laktat) führt zu einem weiteren Anstieg des intraluminalen osmotischen Druckes mit Zunahme der Flüssigkeitssekretion [20]. Senkung des pH, vermehrte Bildung von CO_2 und H_2 mit Blähungsempfindungen sind weitere Folgen (ein Teil der kurzkettigen Fettsäuren können allerdings von den Epithelzellen des Kolons aufgenommen und metabolisiert werden). Die Absorptionsstörungen der Aminosäuren und Dipeptide tragen vor allem durch Erhöhung der osmotisch wirksamen Soluta zur Symptomatik des chronischen Durchfalleidens bei. Auswirkungen durch toxischen Anfall von Spaltprodukten sind von untergeordneter Bedeutung. Handelt es sich bei pathologischer Darmbesiedlung um Enterotoxinbildner, kann es zu einer *sekretorischen Diarrhö* kommen [17] (s. 3.1). Diese ist bestimmt von einer vermehrten Na- und Wassersekretion in das Darmlumen.

Die Absorptionsstörung betrifft neben den Nährstoffträgern auch die Absorption der wasserlöslichen und fettlöslichen Vitamine. Mit Ausnahme des Vitamin-B_{12}-Mangels sind vor allem Erkrankungen proximaler Dünndarmabschnitte klinisch symptomatisch. Zudem wird die Aufnahme von Eisen, Magnesium, Zink und anderen Spurenelementen beeinträchtigt [30]. Auch die Absorption von Pharmaka kann relevant verändert sein. Neben einer Verminderung der Absorption wurde eine wahrscheinlich (permeationsbedingte) beschleunigte Aufnahme von bestimmten Pharmaka beobachtet [26]. Bei Krankheitsbildern und Malabsorption werden die Motilität und wohl auch die Durchblutung sekundär verändert. Krankheitsbilder mit überwiegender sekretorischer Diarrhö gehen in der Regel mit einer beschleunigten Darmmotilität einher. Bei der einheimischen Sprue ist die Dünndarmpassage gegenüber Kontrollbedingungen eher verlangsamt.

Zusammenfassung

Eine Malabsorptionssymptomatik entwickelt sich unter den Bedingungen verminderter intestinaler Resorptionsfläche oder gestörter Digestion. Diese ist (außer der exokrinen Pankreasinsuffizienz) Folge pathologischer Keimbesiedlung des Dünndarms oder meist genetisch determinierter intestinaler Enzym- und Transportdefekte. Unresorbierte Nährstoffe werden in der Regel bakteriell metabolisiert. Ihre Spaltprodukte wirken osmotisch und z.T. toxisch auf die Schleimhaut und induzieren eine Durchfallsymptomatik. Der Organismus gerät in einen klinisch symptomatischen Mangelzustand. Das Ausmaß der Symptomatik ist bestimmt von der Ausdehnung und dem Ort des Defektes. Die wichtigsten mit Malabsorption einhergehenden Krankheitsbilder in Europa sind die einheimische Sprue, der M. Crohn und die bakterielle Fehlbesiedlung des Dünndarms.

Literatur

1. Arnold R (1982) Gastrointestinale Hormone. Med Welt 33:98–104
2. Auer I (1979) Immunology in Crohn's disease. In: Martini GA, Malchow H (eds) 1. Symposium on Crohn's Disease. Gastroenterol 17:83-92
3. Bullen AW, Losowsky MS (1978) Lymphocyte subpopulations in adult coeliac disease. GUT 19:892–897
4. Caspary, WF (1983) Malassimilationssyndrom (Maldigestion-Malabsorption) In: Caspary W (Hrsg) Dünndarm, Springer, Berlin Heidelberg New York (Handbuch der Inneren Medizin, Bd 3/3A, S 585–626)
5. Domschke S, Bloom SR, Adrian TE, Lux G, Bryant MG, Domschke W (1983) Anreicherung peptiderger Neurotransmitter in Duodenalschleimhaut beim Ulcus duodeni-Leiden und bei Gluten-Enteropathie. Gastroenterol 21:418–419

6. Ecknauer R (1983) Dünndarmveränderungen unter Zytostatika. In: Caspary W (Hrsg) Dünndarm. Springer, Berlin Heidelberg New York (Handbuch der Inneren Medizin, Bd 3/3B, S 571–597)
7. Elsenhans B, Caspary WF (1983) Resorption von Eiweiß. In: Caspary W (Hrsg) Dünndarm. Springer, Berlin Heidelberg New York (Handbuch der Inneren Medizin, Bd 3/3A, S 157–178)
8. Falchuk ZM, Gebhard RL, Sessoms C, Strober W (1974) An in vitro model of gluten-sensitive enteropathy. Effect of gliadin on intestinal epithelial cells of patients with gluten-sensitive enteropathy in organ culture. J Clin Invest 53:487–500
9. Ferguson A (1977) Intraepithelial lymphocytes of the small intestine. Progress report GUT 18:921–937
10. Ferguson A, Carswell F (1972) Precipitins to dietary proteins in serum and upper intestinal secretions of coeliac children. Br Med J 1:75–77
11. Ferguson A, Movat A Mcl (1980) Immunological mechanisms in the small intestine. In: Wright R (ed) Recent Advantages in gastrointestinal pathology. Saunders, Eastbourne, pp 93–103
12. Ferguson A, Asquith P, Cooke WT (1974) The jejunal cellular infiltrate in coeliac disease complicated by lymphoma. GUT 15:458–461
13. Gangl A (1983) Resorption von triglyceriden und fettlöslichen Vitaminen (außer Vitamin D). In: Caspary W (Hrsg) Dünndarm. Springer, Berlin Heidelberg New York. (Handbuch der Inneren Medizin, Bd 3/3A, S 179–215)
14. Harris OD, Cooke WT, Thompson H, Waterhouse JAH (1967) Malignancy in adult coeliac disease and ideopathic steatorrhoea. Am J Med 42:899–912
15. Hekkens WTJM, Pena AS (1974) Coeliac disease. Proc 2nd Intern Symp. Seufert, Kroese, Leiden
16. Jeffries GH (1978) Protein metabolism and protein-losing enteropathy. In: Sleisinger MH, Fordtran JS (eds) Gastrointestinal disease. Saunders, Philadelphia London, pp 1029–1051
17. Kreis (1983) Dünndarm als Sekretionsorgan. Wasser und Elektrolyttransport. In: Caspary W (Hrsg) Dünndarm. Springer, Heidelberg New York (Handbuch der Inneren Medizin. Bd 3, Teil 3A, S 434–463)
18. Lorenz-Meyer H (1983) Resorption von Nährstoffen: Kohlenhydrate. In: Sailer D, Lochs H (Hrsg) Workshop „Enterale Ernährungs-Therapie“ Bernried Mai 1983. Zuckschwert, München
19. Lorenz-Meyer H, Brandes JW (1981) Klinik des Morbus Crohn. Internist 23:420–429
20. Lorenz-Meyer H, Riecken EO (1978) Angeborene Enzym- und Transportdefekte. In: Bock H, Gerok WE, Hartmann F (Hrsg) Erkrankungen des Dünn- und Dickdarms, EO Riecken, Klinik der Gegenwart. Urban & Schwarzenberg, München, S E438b–E442
21. Lorenzsonn V, Olsen WA (1982) In vivo responses in rat intestinal epithelium to intraluminal dietary lectins. Gastroenterology 82:838–848
22. Madara JL, Trier JS (1980) Structural abnormalities of jejunal epithelial cell membranes in coeliac sprue. Lab Invest 43:254–261
23. Menge H, Köhn R, Dietermann KH, Lorenz-Meyer H, Riecken EO, Robinson JWL (1979) Structural and functional altrerations in the mucosa of self-filling intestinal blind loops in rats. Clin Science 56:121–131
24. Menzies IS (1972) Intestinal permeability in coeliac disease GUT 13:847
25. Morson BC, Dawson IMP (1979) Gastrointestinal pathology, 2nd (ed) Blackwell Scientific Publications, Oxford London
26. Nell G (1983) Resorption von Pharmaka. In: Caspary W (Hrsg) Dünndarm. Springer, Heidelberg New York (Handbuch der Inneren Medizin. Bd 3, Teil 3A) S 310–336
27. Nell G (1983) Resorption von Gallensäuren. In: Caspary W (Hrsg) Dünndarm. Springer, Heidelberg New York, (Handbuch der Inneren Medizin Bd 3, Teil 3A, S 337–351

28. Parent K, Mitchell P (1978) Cell wall defective variants of pseudomonas like (Group Va) bakteria in Crohn's disease. Gastroenterology 75:368–372
29. Pena AS (1978) Genetic base of glutensensitive enteropathy. Gastroenterology 75:230–235
30. Riecken EO (1978) Erkrankungen des Dünn- und Dickdarms. In: Bock HE, Gerok W, Hartmann F (Hrsg) Klinik der Gegenwart. Urban & Schwarzenberg, München, S E413–E509
31. Riecken EO, Martini GA (1973) Die Klassifizierung pathologischer Dünndarmschleimhautbilder. DMW 98:998
32. Roth S, Riecken EO (1977) Alpha-chain disease. In: Frick P, v. Harnack GA, Martini GA, Prader A, Schoen R, Wolff HP (Hrsg) Ergebnisse der Inneren Medizin und Kinderheilkunde. Springer, Berlin Heidelberg, S 79–116
33. Shiner M (1974) Electron microscopy of jejunal mucosa. In: Coeliac disease. Clin gastroenterology 3:33–52
34. Strobel S, Ferguson A (1983) Klinische Immunologie des Gastrointestinaltraktes. In: Caspary W (Hrsg) Dünndarm. Springer, Heidelberg New York (Handbuch der Inneren Medizin 3/3A), S 702–734
35. Tabaqchali S, Booth CC (1970) Bacteria and the small intestine. In: Card WI, Creamer B (eds) modern trends in gastroenterology. Vol IV. Butterworth London, pp 143–179
36. Trier JS (1978) Coeliac sprue disease. In: Sleisinger MH, Fordtran JS (eds) Gastrointestinal disease. Saunders, Philadelphia, pp 1029–1051
37. van de Kamer JH, Weigers HA, Dicke WK (1953) Coeliac disease. IV. An investigation into the injurious constituents of wheat in connection with their action on patients with coeliac disease. Acta Paediat 42:223
38. Watson AJ, Wright NA (1974) Morphology and cell kinetics of the jejunal mucosa in untreated patients. In: Coeliac disease. Clin Gastroenterology 3:1131
39. Weiser MM, Douglas AP (1976) An alternative mechanism for gluten toxicity in coeliac disease. Lancet I:567–569

3.3 Gastrointestinaler Proteinverlust

K. WEIGAND

3.3.1 Definition

Bei intestinalen Erkrankungen können vermehrt Plasmaproteine über den Magen-Darm-Trakt ausgeschieden werden. Wird ein exzessiver Proteinverlust nicht durch einen verminderten endogenen Katabolismus und eine gesteigerte Syntheserate kompensiert, kommt es zur Hypoproteinämie, die häufig mit Ödemen einhergeht.

3.3.2 Anatomische und physiologische Grundlagen

Proteinverlust über die Magenmukosa

Nach Neutralisierung des Magensaftes lassen sich in diesem mit immunologischen Methoden neben magenspezifischen Proteinen zahlreiche Plasmaproteine nachweisen [22]. Mit Ausnahme von IgA, welches auch in den Plasmazellen des Magens synthetisiert werden kann [22], gelangen die Proteine aus dem Plasma in den Magen, wie mit intravenös injizierten radioaktiv markierten Plasmaproteinen gezeigt werden konnte [22].

Proteinverlust über die Darmschleimhaut

In verschiedenen Abschnitten des Dünndarms wurden außer den Verdauungsenzymen zahlreiche Plasmaproteine nachgewiesen [22]. Da die Proteine im Darm proteolytisch abgebaut werden, ist es schwierig, ihre genauen Konzentrationen zu bestimmen. Der Übertritt von Proteinen aus dem Plasma in den Darm wurde ebenfalls mit radioaktiv markierten Proteinen gesichert, wobei dieser nicht einfach durch Blutverlust erfolgt. Selbst bei schwerem intestinalem Proteinverlust läßt sich häufig kein Hämoglobin im Darm nachweisen. Beim Gesunden scheint der Übertritt von Plasmaproteinen in den Darm kein selektiver Prozeß zu sein; auch große Moleküle wie Fibrinogen und IgM lassen sich nachweisen [22].

Plasmaproteinverlust über die Galle

Mit der menschlichen Galle können bis zu 1,2 g Plasmaproteine/Tag ausgeschieden werden, vorwiegend Albumin, α_1-saures Glykoprotein, Transferrin, IgA und IgG [3,6]. Mit Ausnahme des IgA's, welches teilweise lokal synthetisiert wird, gelangen die Proteine aus dem Plasma in die Galle, wobei kleinere Proteine offensichtlich leichter übertreten können [3, 6]. Plasmaproteine werden in endozytotischen Vesikeln durch die Hepatozyten (Ratte) transportiert [19]. Nach Operationen an den Gallenwegen war der Albuminverlust am 1. postoperativen Tag 4mal so hoch wie am 5. (20). Bei entzündlichen Erkrankungen der Gallenwege ist der Proteinverlust über die Galle möglicherweise gesteigert [22]; systematische Untersuchungen liegen nicht vor.

Physiologische Bedeutung des Plasmaproteinverlustes über den Gastrointestinaltrakt

Mit Ausnahme der Immunglobuline werden die Plasmaproteine vorwiegend in der Leber synthetisiert. Im Gegensatz zum Mechanismus der Synthese, der für zahlreiche Proteine untersucht wurde, ist über den Katabolismus der Plasmaproteine wenig bekannt. Der Metabolismus des Albumins ist dabei noch am besten untersucht [27, 28]. Die Leber des Gesunden synthetisiert täglich ca. 12 g Albumin, was etwa 10% der intravaskulären Albuminmenge entspricht. Dementsprechend werden 12 g Albumin/Tag abgebaut [9, 26] (Abb. 42), davon etwa 70% wahrscheinlich im Muskel und in der Haut [1, 30] und je etwa 10% in der Leber, den Nieren und dem Magen-Darm-Trakt [22, 24–28]. Im Magen-

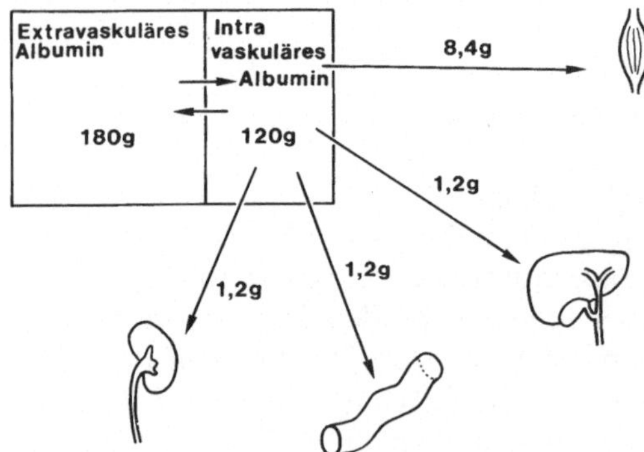

Abb. 42. Katabolismus des Plasmaalbumins. Beim gesunden Erwachsenen werden täglich etwa 10% der intravaskulären Albuminmenge abgebaut. Von diesen 12 g Albumin wird die Hauptmenge vom Muskel und nur etwa 30% von der Niere, dem Magen-Darm-Trakt und dem retikuloendothelialen System der Leber katabolisiert

Darm-Trakt, der physiologischerweise nur einen bescheidenen Beitrag zum Katabolismus der Plasmaproteine leistet, werden die Proteine verdaut und die Aminosäuren resorbiert.

3.3.3 Ätiologie

Zahlreiche Erkrankungen des Magen-Darm-Traktes können mit Verlust von Plasmaproteinen einhergehen.

Beispiele von Mechanismen des gastrointestinalen Proteinverlustes:

Exsudation von Plasma
Colitis ulcerosa [4]
Ulzerierte Tumoren [26]

Verlust von Lymphe
a) Primäre Obstruktion
M. Whipple [25]
Lymphome [24]
Kongenitale Lymphangiektasie [7, 24–26]
b) Sekundäre Obstruktion
Konstriktive Perikarditis [24–26]

Transzellulärer oder parazellulärer Verlust
M. Ménétrier [8, 11, 13, 16, 17]
Allergische Enteropathie [24, 25]
Sprue (24, 25]

Bei Ulzerationen der Mukosa treten die Proteine durch Exsudation von Plasma und interstitieller Flüssigkeit aus [26]. Eine primäre Obstruktion, aber auch eine sekundäre Stauung der Lymphwege infolge eines erhöhten zentralvenösen Druckes führt zu einem Verlust an protein- und lymphozytenreicher Flüssigkeit [22, 25, 26], wahrscheinlich vorwiegend im Zottenspitzenbereich [5]. Dabei könnte die Lymphe durch erhöht durchlässige Lymphkapillaren oder, wie histologisch für 2 Patienten dokumentiert, durch rupturierte Lymphgefäße austreten [7].
Bei der Mehrheit der Erkrankungen des Gastrointestinaltraktes ist der Mechanismus des Plasmaproteinverlustes weitgehend unbekannt. Abnorme Lymphgefäße wurden nur bei einigen Patienten mit M. Ménétrier gefunden [16]. Prinzipiell können Plasmaproteine auf 2 verschiedenen Wegen in das intestinale Lumen gelangen (Abb. 43):

1. mittels vesikulären Transports durch die Epithelzellen,
2. mittels parazellulären Transports durch die “tight-junctions”.

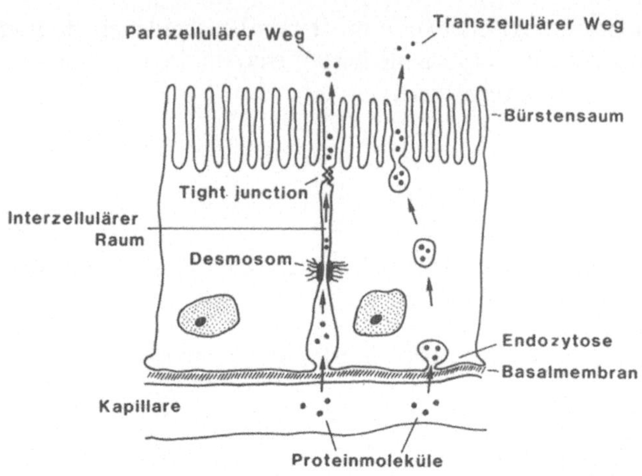

Abb. 43. Schematische Darstellung der intestinalen Mukosazelle und des Proteintransportes. Plasmaproteine können auf 2 prinzipiell verschiedenen Wegen aus den Blutkapillaren in das intestinale Lumen gelangen. Es ist nicht eindeutig geklärt, ob bei gastrointestinalem Proteinverlust der transzelluläre oder der parazelluläre Weg überwiegt

Für den transzellulären Transport sprechen die autoradiographische Lokalisation von Albumin in den Mukosazellen eines Rattenmodelles [21] und der histologische Nachweis von Proteineinschlüssen in den Mukosazellen von Patienten mit Enteropathie [15]. Für einen parazellulären Weg hingegen sprechen die Lokalisation von Peroxidase in den erweiterten interzellulären Räumen bei einem Hundemodell nach Injektion dieses Proteins in die A. gastroepiploica [17] und strukturelle Veränderungen der Tight-junctions [11, 17]. Ein selektiver Verlust vorwiegend von Albumin ist ebenfalls mit einem parazellulären Weg vereinbar [16]. Hingegen sprechen Turn-over-Studien mit verschiedenen radioaktiven Plasmaproteinen bei 10 Patienten mit M. Ménétrier nicht für einen selektiven Verlust [8]. Die wenigen vorliegenden Untersuchungen lassen keine endgültige Aussage darüber zu, ob bei gastrointestinalem Proteinverlust der transzelluläre oder der parazelluläre Weg überwiegt. Der Proteinverlust scheint der H^+-Sekretion parallel zu gehen; er wird durch Pentagastrin stimuliert [11, 12, 18] aber durch Cimetidin [11, 13], Ranitidin [18] und Anticholinergika [11, 14] gehemmt. Allerdings konnte nicht bei allen Patienten der Proteinverlust durch Cimetidin gehemmt werden [11]. Eine erhöhte fibrinolytische Aktivität der Mukosa bei gastrointestinalem Proteinverlust wurde ebenfalls gefunden und deshalb einer erhöhten Gewebsfibrinolyse eine zusätzliche pathogenetische Bedeutung zugeschrieben [12].

3.3.4 Bestimmungsmethoden des gastrointestinalen Proteinverlustes

Radioaktiv markierte Makromoleküle
Zahlreiche radioaktiv markierte Makromoleküle wurden zur Quantifizierung des gastrointestinalen Proteinverlustes verwendet [23, 24]. Ein idealer Marker des Proteinverlustes sollte u. a. folgende Bedingungen erfüllen: 1. Der Metabolismus des Proteins sollte durch die Markierung nicht verändert werden. 2. Die Markierung sollte nur im Rahmen des proteolytischen Abbaues freigesetzt werden. 3. In den Magen-Darm-Trakt sollte die Radioaktivität nur eingebaut in das Proteinmolekül verloren gehen. Dies schließt auch die Radioaktivität ein, die durch Katabolismus außerhalb des Magen-Darm-Traktes freigesetzt wird. Sonst wird der Proteinverlust überschätzt. 4. Nach Exkretion in den Darm sollte das Isotop weder eingebaut in Protein noch in freier Form resorbiert werden, da der Proteinverlust sonst unterschätzt wird.
Diese Bedingungen werden am ehesten von ^{51}Cr-Albumin erfüllt, welches sich deshalb zur Bestimmung des intestinalen Proteinverlustes allgemein durchgesetzt hat [14, 18, 25]. Dabei werden häufig Plasmaclearancewerte von 100–200 ml/Tag (Normalwerte: 5–25 ml/Tag) entsprechend etwa 3–9 g Albumin gemessen [4, 11].

Ausscheidung von α_1-Antitrypsin
Als einfacher, nichtradioaktiver Test des intestinalen Proteinverlustes wurde die immunologische Bestimmung der α_1-Antitrypsinausscheidung im Stuhl vorgeschlagen [2]. Dieses Protein ist relativ resistent gegen tryptischen Abbau und für Untersuchungen bei Proteinverlust aus dem Darm hat es sich bewährt [4, 10]. Im sauren Magensaft hingegen wird es proteolytisch gespalten und kann deshalb zur Bestimmung des Proteinverlustes in dem säurehaltigen Magen nicht verwendet werden [18].

3.3.5 Pathophysiologie

Physiologischerweise wird ein fester Prozentsatz des Plasmagehaltes zahlreicher Proteine täglich abgebaut und es besteht ein Gleichgewicht zwischen Synthese und Katabolismus. Gehen vermehrt Proteine über den Magen-Darm-Trakt verloren, wird dieses Gleichgewicht gestört und die Elimination übersteigt die Synthese wie in Abb. 44 am Beispiel des Albumins gezeigt wird. Deshalb schrumpft der Plasmaalbumingehalt zunächst. Als Antwort wird Albumin aus dem extravaskulären Raum, wo sich normalerweise 60% des Gesamtkörperalbumins befinden, in den intravaskulären Raum nachgeliefert. Dieser Mechanismus dient der schnellen Kompensation des verstärkten Verlustes. Im Laufe von Tagen

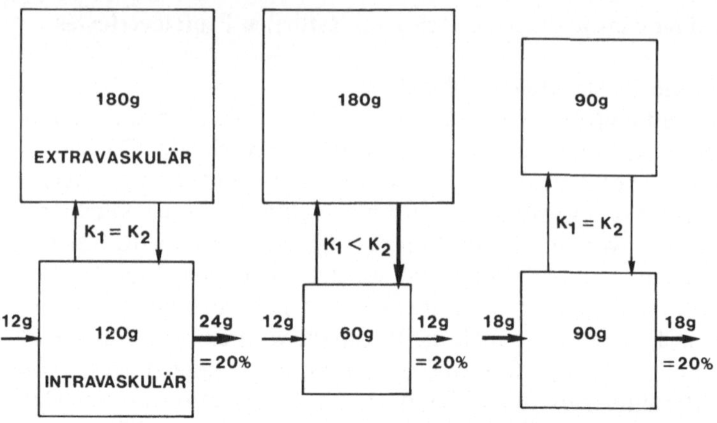

Abb. 44. Regulation des Plasmaalbumingehaltes durch konstante prozentuale Abbaurate bei intestinalem Proteinverlust. Übersteigt der Verlust die Synthese von Albumin, schrumpft zunächst der Plasmaalbumingehalt. Zur schnellen Kompensation wird Albumin aus dem extravaskulären Raum nachgeliefert. Allmählich steigt dann die Syntheserate von Albumin an und es bildet sich ein neues Gleichgewicht zwischen Synthese und Abbau aus. Kann die gesteigerte Synthese nicht voll für den Verlust kompensieren; resultiert ein verminderter Plasma- und Gesamtkörperalbumingehalt

oder Wochen steigt dann die Syntheserate an, bis es zu einem neuen Gleichgewicht zwischen Synthese und Abbau gekommen ist [9]. Kann der Verlust durch die gesteigerte Synthese nicht voll ausgeglichen werden, resultiert ein erniedrigter Plasmaalbumingehalt und ein erniedrigter Gesamtkörperalbumingehalt. Der Anteil des intravaskulären Albumins am Gesamtkörperalbumin kann dann bis zu 60% betragen [8, 9]. Die Albuminsynthese kann unter optimalen Bedingungen auf maximal das Doppelte ansteigen [8, 29]. Beim gleichzeitigen Vorliegen einer Lebererkrankung oder bei Aminosäuremangel wie bei Resorptionsstörungen ist die Synthesesteigerung limitiert, was zu ausgeprägter Hypalbuminämie führt. Infolge des verminderten kolloidosmotischen Druckes entwickeln sich Ödeme und ein sekundärer Hyperaldosteronismus.

Zusammenfassung

Bei zahlreichen Erkrankungen des Magen-Darm-Traktes kann es zu einem verstärkten Verlust von Plasmaproteinen durch Exsudation, Austritt von Lymphe oder vermehrtem transzellulären oder parazellulären Transport kommen. Übersteigt der Verlust die Synthesekapazität oder liegt gleichzeitig eine verminderte Syntheserate vor (Lebererkrankung, Aminosäuremangel), sinkt der Plasmagehalt der Proteine ab und in dessen Gefolge können Ödeme auftreten.

Literatur

1. Baynes JW, Thorpe SR (1981) Identification of the sites of albumin catabolism in the rat. Arch Biochem Biophys 206:372–379
2. Crossley JR, Elliott RB (1977) Simple method for diagnosing protein-losing enteropathies. Br Med J II:428–429
3. Dive Ch, Heremans JF (1974) Nature and origin of the proteins of bile I. A comparative analysis of serum and bile proteins in man. Eur J Clin Invest 4:235–239
4. Florent C, L'Hirondel C, Desmazures C, Aymes C, Bernier JJ (1981) Intestinal clearance of α_1-antitrypsin. A sensitive method for the detection of protein-losing enteropathy. Gastroenterology 81:777–780
5. Granger DN, Cook BH, Taylor AE (1976) Structural locus of transmucosal albumin efflux in canine ileum. A fluorescent study. Gastroenterology 71:1023–1027
6. Hardwicke J, Rankin JG, Baker KJ, Preisig R (1964) The loss of protein in human and canine hepatic bile. Clin Sc 26:509–517
7. Iida F, Wada R, Sato A, Yamada T (1980) Clinicopathologic consideration of protein-losing enteropathy due to lymphangiectasia of the intestine. Surg Gynecol Obstet 151:391–395
8. Jarnum S, Jensen KB (1972) Plasma protein turnover (albumin, transferrin, IgG, IgM) in Ménétrier's disease (giant hypertrophic gastritis): Evidence of non-selective protein loss. Gut 13:128–137
9. Jones EA, Young WB, Morson BC, Dawson AM (1972) A study of six patients with hypertrophy of the gastric mucosa with particular reference to albumin metabolism. Gut 13:270–277
10. Karbach U, Ewe K, Bodenstein H (1983) Alpha$_1$-antitrypsin, a reliable endogenous marker for intestinal protein loss and its application in patients with Crohn's disease. Gut 24:718–723
11. Kelly DG, Miller LJ, Malagelada JR, Huizenga KA, Markowitz H (1982) Giant hypertrophic gastropathy (Ménétrier's disease): pharmacologic effects on protein leakage and mucosal ultrastructure. Gastroenterology 83:581–589
12. Kondo M, Bamba T, Hosokawa K, Hosoda S, Kawai K, Masuda M (1976) Tissue plasminogen activator in the pathogenesis of protein-losing gastroenteropathy. Gastroenterology 70:1045–1047
13. Krag E, Frederiksen H-J, Olson N, Henriksen JH (1978). Cimetidine treatment of protein-losing gastropathy Ménétrier's Disease). A clinical and pathophysiological study. Scand J Gastroentol 13:635–639
14. Krejs GJ, Horica C, Benes I, Blum AL (1975) Modifizierter ^{51}Cr-Chrom-Albumin-Test zur Unterscheidung von exsudativer Gastro- und Enteropathie. Schweiz Med Wochenschr 105:1135–1137
15. Lev R, Brus I (1971). Morphologic and histochemical demonstration of protein in gastric surface epithelium in protein-losing gastropathies. Dig Dis 16:589–598
16. Miura S, Asakura H, Tsuchiya M (1981) Lymphatic abnormalities in protein-losing gastropathy, especially in Ménétrier's disease. Angiology 32:345–354
17. Munro DR (1974) Route of protein loss during a model protein-losing gastropathy in dogs. Gastroenterology 66:960–972
18. Reinhart WH, Weigand K, Kappeler M, Roesler H, Halter F (1983) Comparison of gastrointestinal loss of alpha-1-antitrypsin and chromium-51-albumin in Ménétrier's disease and the influence of ranitidine. Digestion 26:192–196
19. Renston RH, Maloney DG, Jones AL, Hradek GT, Wong KY, Goldfine JD (1980) Bile secretory apparatus: evidence for a vesicular transport mechanism for proteins in the rat, using horseradish peroxidase and (^{125}I)Insulin. Gastroenterology 78:1373–1388

20. Rogos R (1978) Untersuchungen zur Albuminexkretion der Leber in die Galle. I. Postoperative Albuminexkretion in die T-Drainage Galle Dtsch Z Verdau Stoffwechselkr 38:21–26
21. Schiraldi O, Pastore C, Strada C, Marano R (1968) A histoautoradiographic study of protein loss in the intestine of antifolic treated rats. Experientia 24:45–46
22. Schultze HE, Heremans JF (1966) In: Molecular biology of plasma proteins, vol I. Nature and metabolism of extracellular protein. Elsevier, Amsterdam
23. Tavill AS (1971) Protein-losing enteropathy. J Clin Path 24:Suppl. 5:45–54
24. Waldmann TA (1966) Protein-losing enteropathy. Gastroenterology 50:422–443
25. Waldmann TA, Wochner RD, Strober W (1969) The role of the gastrointestinal tract in plasma protein metabolism. Am J Med 46:275–285
26. Waldmann TA, Broder S, Strober W (1974) Protein-losing enteropathies in malignancy. Ann Amer NY Acad Sci 230:306–317
27. Weigand K (1977) Die Regulation des Serumalbuminspiegels unter physiologischen und pathologischen Bedingungen. Klin Wochenschr 55:295–305
28. Weigand K (1980) Synthese, Verteilung und Bedeutung von Serumalbumin. In: Ahnefeld FW et al. (Hrsg) Therapie mit Blutkomponenten. Klinische Anästhesiologie und Intensivtherapie, Bd 21, S 52–64
29. Wochner RD, Weissman SM, Waldmann TA, Houston D, Berlin NI (1968) Direct measurement of the rates of synthesis of plasma proteins in control subjects and patients with gastrointestinal protein loss. J Clin Invest 47:971–982
30. Yedgar S, Carew TE, Pittman RC, Beltz WF, Steinberg D (1983) Tissue sites of catabolism of albumin in rabbits. Am J Physiol 244:E101–E107

4 Chronisch-entzündliche Darmerkrankungen

H. SCHOMERUS

Einleitung
Über die Pathogenese der chronisch-entzündlichen Darmerkrankungen (CEDE) besteht wenig gesichertes Wissen. Was an pathogenetischen Vermutungen in der Literatur zu finden ist, bezieht sich auf beide Formen d. h. auf die Colitis ulcerosa und M. Crohn gleichermaßen. Sie werden daher in der Literatur unter dem Begriff der chronisch-entzündlichen Darmerkrankungen zusammengefaßt. In der Pathophysiologie, d. h. den Folgen, die die Erkrankung für den Organismus hat, muß jedoch zwischen Colitis ulcerosa und M. Crohn unterschieden werden.
Die Informationen über Pathogenese und Pathophysiologie sind bruchstückhaft und außerordentlich vielfältig. Das folgende kann daher nur eine bis zu einem gewissen Grade willkürliche Auswahl darstellen.

4.1 Definition

Die *Colitis ulcerosa* ist eine in Schüben verlaufende entzündliche und ulzerierende Erkrankung der Schleimhaut des Kolons und des Rektums unbekannter Ursache. Sie ist klinisch charakterisiert durch rektale Blutungen, krampfartige Bauchschmerzen, Anorexie und Gewichtsverlust. Die histologischen Erscheinungen (Ulzerationen, Kryptenabszesse, Verminderung der Becherzellen und zelluläre Infiltrate) sind unspezifisch.

Der *M. Crohn* ist eine subakute und chronische transmurale Entzündung des Verdauungstraktes vom Mund bis zum Anus, die jedoch bevorzugt im terminalen Ileum, im Kolon sowie im Rektum und am Anus auftritt. Die Ursache ist ebenfalls unbekannt.
Sie ist klinisch charakterisiert durch Fieber, Diarrhö, Bauchschmerzen, Gewichtsverlust und Wachstumsverzögerung bei Kindern. Rektale Blutungen sind seltener als bei der Colitis ulcerosa.
Die Entzündung tritt fokal auf mit Aphthen, fissuralen Ulzera, lymphoiden Infiltrationen, Dilatation von Lymphbahnen und ausgeprägten Infiltrationen von Rundzellen und Granulozyten. Multiple Granulome werden in 50–70% der Fälle gefunden.

4.2 Anatomische und physiologische Grundlagen

Die spezifische Funktion des terminalen Ileums ist die Rückresorption von Gallensäuren sowie die Resorption von Vitamin B_{12}. Diese Funktionen werden bei Ausfall des terminalen Ileums von anderen Darmabschnitten nicht übernommen.

Die Funktion des Kolons besteht in der Eindickung des Stuhles. Hierbei wird Natrium aktiv durch die Mukosazelle in das Interstitium transportiert, Chlorid und Wasser folgen passiv dem dadurch entstehenden elektrochemischen Gradienten, während Kalium, entsprechend dem elektrischen Gradienten, im Lumen angereichert wird. Voraussetzung für diese Vorgänge sind intakte Epithelzellen sowie die Dichtigkeit der zwischen den Epithelzellen liegenden sog. Kittleisten (Tight-junctions).

Es spricht viel dafür, daß immunologische Prozesse in der Pathogenese chronisch-entzündlicher Darmerkrankungen eine zentrale Rolle spielen. Eine Reihe von Gegebenheiten prädisponieren den Darm besonders als Effektororgan derartiger Prozesse: Der Darm als große innere Oberfläche tritt in intensiven Kontakt mit der Umwelt, soweit diese als Nahrung aufgenommen wird. Im Gegensatz zur äußeren Oberfläche der Haut, die den Organismus vorwiegend gegen die Umwelt abgrenzt, tritt ein großer Teil der Nahrung über die innere Oberfläche in den Organismus ein. Es ist daher nicht verwunderlich, daß das Immunsystem, das der Erkennung von und der Auseinandersetzung mit Fremdstoffen dient, im Darm besonders ausgeprägt ist.

Bei den Tonsillen, den Peyer-Plaques und dem Appendix handelt es sich um spezialisiertes peripheres Lymphgewebe, in dem Immunantworten initialisiert werden und die durch ihre besondere Mikroanatomie Interaktionen zwischen intraluminalen Antigenen und lymphatischen Zellen ermöglichen. Die derartig informierten Zellen wandern mit zunehmender Ausdifferenzierung über die mesenterialen Lymphknoten in den Ductus thoracicus und von dort als voll differenzierte Zellen zurück in die Schleimhaut des Darmes, in der nahezu ausschließlich voll ausgereifte Effektorzellen gefunden werden [6].

Gewisse Ähnlichkeiten zwischen den Antigenen bestimmter Darmbakterien und Darmepithelien lassen „Verwechslungen" und damit autoaggressive Vorgänge möglich erscheinen (s. 1.4).

Zum Verständnis der Pathophysiologie ist die Kenntnis folgender Unterschiede in der pathologischen Anatomie der Colitis ulcerosa und des M. Crohn notwendig: Die Colitis ulcerosa befällt allein das Kolon. Ein im Rahmen einer Colitis ulcerosa entzündlich verändertes terminales Ileum kann ohne Schaden zur Anlage eines Anus praeter benutzt werden. Die Colitis ulcerosa beginnt immer im Rektum und breitet sich von dort nach oral aus. Gelegentlich kann unter einer Behandlung der Befall des distalen Kolons zurückgehen. Auch wenn sich dann makroskopisch das Bild einer rechtsseitigen Kolitis ergibt, ist die Histologie des Rektum immer pathologisch. Die entzündlichen Veränderungen betreffen nur die Schleimhaut. Nur beim toxischen Megakolon wird die Muscularis mucosae von den entzündlichen Vorgängen überschritten. Die Verkürzung, der Haustrenverlust und Stenosen des Kolon sind bei der Colitis ulcerosa nicht durch Fibrose der Darmwand, sondern durch eine Kontraktur der Muskulatur bedingt [5]. Im Gegensatz hierzu kann der M. Crohn den Magen-Darm-Trakt von den Lippen bis zum Anus befallen. Auch wenn der Befall meist Segmente betrifft, mit dazwischenliegenden makroskopisch normalen Darmabschnitten, lassen sich mikroskopisch und submikroskopisch auch in nicht befallenen Arealen eindeutige Veränderungen nachweisen. Die entzündlichen Veränderungen betreffen alle Wandschichten. Stenosen sind durch eine Fibrose der Darmwand bedingt.

4.3 Ätiologie

Die Ätiologie der CEDE ist unbekannt!
Vermutungen zur Ätiologie beruhen auf folgenden Beobachtungen:

4.3.1 Epidemiologische Charakteristika [4, 7]

Geschlecht
Männer und Frauen erkranken gleich häufig.

Ethnische Gruppen
a) Die CEDE treten häufiger unter westlichen Bevölkerungsgruppen auf als bei Orientalen.
b) In Europa sind CEDE häufiger unter nördlichen als unter südlichen Bevölkerungsgruppen.
c) In den USA treten sie häufiger bei Weißen als bei Farbigen auf.
d) Sowohl in Europa als auch in Nordamerika erkranken Juden häufiger als Nichtjuden. Die CEDE sind jedoch unter Juden in Israel eher selten.

Genetische Disposition
Eine famililäre Häufung ist in 15–40% der Fälle nachweisbar. Bei 25% der betroffenen Familien tritt sowohl M. Crohn als auch Colitis ulcerosa

auf. Es gibt eine überzufällig hohe Assoziation mit dem HLA-B-27. Assoziationen mit andern HLA-Typen sind nicht bekannt.

Umwelteinflüsse

a) CEDE sind häufiger unter städtischen als unter ländlichen Bevölkerungsgruppen.
b) In Deutschland ist der Verbrauch an Süßigkeiten bei Patienten, die in der Folge einen M. Crohn entwickeln, höher als in der übrigen Bevölkerung. Andererseits sind Erkrankungen unter Israelis und Arabern, die einen außerordentlich hohen Verbrauch an Süßigkeiten haben, selten [3].

Die aufgeführten epidemiologischen Charakteristika sprechen für das Zusammenwirken von genetischer bzw. ethnischer Prädisposition mit Umwelteinflüssen bei der Entstehung der CEDE.

4.3.2 Bakteriologie, Virologie

Bakteriologische und virologische Untersuchungen haben bisher keine schlüssigen Ergebnisse gebracht. Ein wichtiges Argument gegen eine infektiöse Ursache ist das Fehlen einer höheren Inzidenz der chronisch entzündlichen Darmerkrankungen bei Gastroenterologen.

4.3.3 Immunologie (s. auch 1.4)

Hinweise auf immunologische Vorgänge bei der Entstehung der CEDE ergeben sich aus bestimmten klinischen Phänomenen wie Iritis, Arthritis und Erythema nodosum, die auch bei Autoimmunerkrankungen vorkommen, und aus dem günstigen therapeutischen Effekt von Steroiden und Azathioprin.

Im Serum von Patienten mit CEDE lassen sich hämagglutinierende IgM-*Antikörper* nachweisen, die mit Kolonepithelien keimfreier Ratten reagieren. Diese Zellen tragen ähnliche Antigendeterminanten wie bestimmte Escherichia-Coli-Stämme.

Antigen-Antikörper-Komplexe, die bei Patienten mit aktiver CEDE besonders dann gefunden werden, wenn systemische Manifestationen (wie Arthritis, Iridozyklitis) vorliegen, werden in gleicher Weise bei Patienten mit jejunoilealem Bypass gefunden, die ähnliche systemische Manifestationen zeigen können. Sie verschwinden zusammen mit der Resektion befallener Darmabschnitte, sind daher wahrscheinlich ein Sekundärphänomen, das mit einer bakteriellen Fehlbesiedlung des Darmes zusammenhängt [11].

Zirkulierende Lymphozyten von Patienten mit CEDE sind in vitro zytotoxisch gegen autologe und allogene Kolonepithelien (nicht gegen andere Darmepithelien!). Eine derartige spezifische Zytotoxizität ist nur bei Patienten mit CEDE nachzuweisen. Sie kann bei normalen Lymphozyten durch Inkubation mit Serum von Patienten mit Kolitis induziert werden. Die involvierten Lymphozyten sind Fc-tragende Killerzellen. Es gibt Hinweise, daß diese Zytotoxizität durch kreuzreagierende bakterielle Antigene stimuliert wird [3, 13].
Eine direkte Ableitung pathogenetischer Vorstellungen aus diesen Befunden wird dadurch erschwert, daß das Ausmaß der Zytotoxizität bei allen Patienten mit CEDE unabhängig von der Ausdehnung oder Aktivität der Erkrankung etwa gleich ist, und daß derartige Befunde auch bei Patienten mit einem reinen Dünndarmbefall bei M. Crohn gefunden werden, obwohl eine Zytotoxizität gegen Dünndarmepithelien nicht nachgewiesen wurde. Zudem ließ sich die Zytotoxizität nicht bei Lymphozyten nachweisen, die aus der Darmwand selber isoliert wurden.

4.4 Pathogenese

Aus den dargelegten bruchstückhaften und teilweise divergierenden Befunden läßt sich folgende pathogenetische Hypothese ableiten [3]:

Colitis Ulcerosa und *M. „Crohn* sind Ausdrucksformen eines einzigen Krankheitsprozesses. Unterschiedliche Manifestationsformen beruhen auf dem Ort der immunologischen Reaktion, der Natur der Antigene und auf genetischen Einflüssen.

Ein externes Agens (Bakterie, Virus oder Nahrungsbestandteil) spielt bei der Krankheitsentstehung – möglicherweise über eine Kreuzreaktion mit Wirtsgewebe – eine Rolle.

Das externe Agens ist eine Mikrobe, die normalerweise im Darm zu finden ist. Die Sensibilisierung geschieht früh in der Entwicklung, während der Kolonisierung des Darmes. Man nimmt an, daß jeder gegen Antigene des Darmlumens sensibilisiert wird, daß aber genetische Einflüsse bestimmen, ob sich eine potentiell schädliche Hypersensibilität entwikkelt.

Wenn das darmeigene Immunsystem sensibilisiert ist, kann jede Schädigung, die die intestinale Permeabilität erhöht und bakteriellen Antigenen den Durchtritt durch die Darmwand erlaubt, eine immunologische

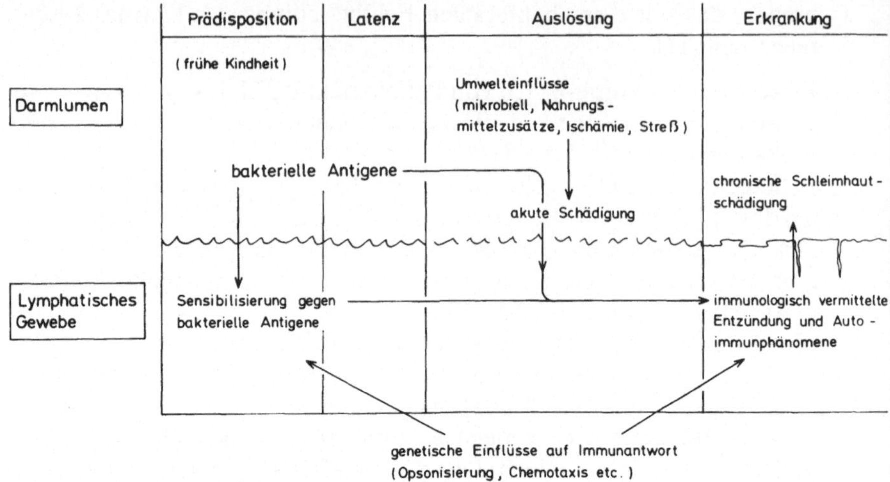

Abb. 45. Hypothetische Vorstellungen zur Pathogenese chronisch entzündlicher Darmerkrankungen. Durch Interaktion mit dem lymphatischen System der Darmwand kommt es zu einer Sensibilisierung gegen intraluminale (bakterielle) Antigene. Zu einem späteren Zeitpunkt löst der Übertritt derartiger Antigene durch eine aus verschiedenen akuten Ursachen geschädigte Darmwand eine immunologisch vermittelte chronische Schleimhautschädigung aus. Art und Intensität der Immunantwort werden genetisch beeinflußt. (Modifiziert nach [2])

Entzündung der Darmwand auslösen. Derartige auslösende Momente können akute bakterielle oder virale Erkrankungen sein, bestimmte Medikamente, (z. B. Antibiotika oder Kontrazeptiva) Ischämie oder Streß (Abb. 45).

4.5 Pathophysiologie

Klinisch manifestieren sich chronisch entzündliche Darmerkrankungen mit Durchfall, Mangelerscheinungen, Darmstenosen, Fisteln, Blutungen und systemischen Erscheinungen wie Arthritiden, Iridozyklitis, Pyoderma gangraenosum, Erythema nodosum u. a. Als akute lebensbedrohliche Komplikation kann sowohl bei der Colitis ulcerosa als auch beim M. Crohn ein sog. toxisches Megakolon auftreten.

Die Pathophysiologie des Durchfalles (s. 3.1) bei chronisch-entzündlichen Darmerkrankungen muß für die Colitis ulcerosa und den M. Crohn getrennt betrachtet werden.

Wie weiter oben ausgeführt, liegt eine wesentliche Störung bei der Colitis ulcerosa in der Muskulatur der Dickdarmwand, die verdickt und im Sinne einer Dauerkontraktur verändert ist. Eine Voraussetzung für die Eindickung des Stuhles im Kolon durch Resorption von Elektrolyten und Wasser ist die hinreichende Verweildauer des Stuhles im Dickdarm, die im normalen Kolon durch eine nichtpropulsive Pendelperistaltik erreicht wird (s. 2.3). Beim Kolon des Patienten mit Colitis ulcerosa führt der Haustrenverlust und ein weitgehender Verlust dieser Pendelperistaltik bei Zunahme der propulsiven Peristaltik zu einer Verkürzung der Verweildauer und allein dadurch schon zu einer verminderten Eindikkung des Stuhles. Hinzu kommt eine Störung des aktiven Natriumtransportes durch die diffuse Schädigung der Dickdarmepithelien, die sich durch eine Verminderung und teilweise Umkehr der transmuralen Potentialdifferenz nachweisen läßt. Weiterhin spielt möglicherweise die Freisetzung von Prostaglandinen im Rahmen der Entzündung eine Rolle. Prostaglandine stimulieren die Adenylzyklasen in den Mukosazellen. Der dadurch erhöhte Gehalt an zyklischem AMP führt zu einer aktiven Chloridsekretion in das Lumen, dem Natrium und Wasser folgen [2].

Bei Patienten mit M. Crohn ohne Befall des Dickdarms ist die Diarrhö u. a. durch die Wirkung von Gallensäuren auf die Dickdarmschleimhaut zu erklären (s. 8). Normal werden die Gallensäuren nahezu vollständig im terminalen Ileum rückresorbiert. Bei Erkrankung des terminalen Ileums treten sie in hoher Konzentration in das Kolon ein und führen hier – wahrscheinlich über eine Lockerung der Kittleisten (Tight-junctions) zwischen den Epithelien – zu einem Rückstrom von Wasser und Elektrolyten in das Darmlumen. Zusätzlich ist eine Wirkung der Gallensäuren auf die Adenylzyklase in ähnlicher Weise wie durch die Prostaglandine oder bestimmte Bakterientoxine beschrieben worden (s. oben). Möglicherweise sind jedoch noch andere Mechanismen beteiligt. So wurde ein erhöhter Gehalt der Nervenfasern des Plexus myentericus an vasoaktivem intestinalen Polypeptid (VIP) gefunden, einem Neurotransmitter, der ebenfalls die Adenylzyklase stimuliert [2].

Die Mangelerscheinungen bei CEDE (Eiweiß- und Kaloriendefizit, Vitaminmangel, Mangel an Mineralien und Spurenelementen) kommen durch eine ganze Reihe unterschiedlicher Mechanismen zustande.

Eine Malabsorption (s. 3.2) durch Verlust an resorbierender Oberfläche ist an eine Erkrankung des Dünndarms gebunden und kommt deswegen nur bei M. Crohn vor. Das Ausmaß ist abhängig von der Ausdehnung und der Lokalisation der erkrankten, resezierten oder durch Bypass (Fisteln oder chirurgisch) ausgeschalteten Darmabschnitte. So fallen die üblichen Resorptionstests (Xylose, Fett, Vitamin B_{12}) bei einer reinen

Kolonerkrankung im allgemeinen normal aus. Bei einem reinen Ileumbefall ist die B_{12}-Resorption in einem hohen Prozentsatz pathologisch (abhängig von der Länge des befallenen Ileums), während die Xyloseresorption i. allg. normal ist. Deutliche Resorptionsstörungen treten bei zusätzlichem Befall höherer Darmabschnitte auf [10]. Ebenfalls als Folge spezifischer Resorptionsstörungen sind das häufige Auftreten von Gallensteinen und Nierensteinen bei chronisch-entzündlichen Darmerkrankungen anzusehen.
Gallensteine treten bei etwa 30% der Patienten mit M. Crohn und Befall bzw. Resektion des terminalen Ileums auf. Man muß annehmen, daß dies auf eine verminderte Rückresorption von Gallensalzen im terminalen Ileum zurückzuführen ist mit konsekutiver Gallensalzverarmung.
Nierensteine finden sich bei 25–35% der Patienten mit M. Crohn, jedoch nur dann, wenn das Kolon in der Passage verbleibt, d.h. nicht bei Patienten mit Ileostomie. Es handelt sich in den meisten Fällen um Oxalatsteine. Es werden 2 Pathomechanismen diskutiert: 1. Eine vermehrte Durchlässigkeit der Kolonschleimhaut für Oxalat unter der Einwirkung von Gallensalzen und Fettsäuren und 2. die Bildung von Kalziumseifen und damit verminderter Verfügbarkeit von Kalzium zur Bildung von unlöslichem Kalziumoxalat [1].

Eine bakterielle Fehlbesiedlung ausgeschalteter oder prästenotischer Dünndarmabschnitte kann über die Dekonjugation von Gallensäuren zu Störungen der Fettresorption führen (s. 1.2 u. 3.2).

Durch Exsudation aus entzündeter und ulzerierter Schleimhaut, die einer offenen Wundfläche gleichzusetzen ist, aber auch durch Obstruktionen mesenterialer Lymphgefäße, kommt es zu Eiweißverlusten in den Darm. Die Auswirkung dieser Exsudation auf den Proteinhaushalt des Gesamtorganismus hängt von der Lokalisation ab. Eiweiß, das durch Exsudation in die oberen Dünndarmabschnitte gelangt, wird normal verdaut und die Aminosäuren werden der Leber zur Resynthese zugeführt. Ein derartiger Eiweißverlust drückt sich vor allem als erhöhter Eiweißumsatz aus. Ein Eiweißmangel tritt erst dann auf, wenn die maximale Syntheseleistung der Leber überschritten wird. Im Gegensatz dazu geht Eiweiß, das in den unteren Dünndarm oder in das Kolon sezerniert wird, quantitativ verloren. Schwere Eiweißmangelzustände treten daher besonders bei ausgedehntem floriden Kolonbefall auf (s. 3.3).

Als weiterer Grund für das Auftreten von Mangelerscheinungen bei CEDE ist eine quantitativ und qualitativ unzureichende Nahrungsaufnahme anzusehen, der neben einer Appetitlosigkeit als Folge der chronischen Entzündung eine enge Assoziation zwischen Nahrungsaufnahme und abdominellen Beschwerden (z. B. bei Darmstenosen) zugrunde liegen kann (s. 1.1). Ob die häufig einseitige Ernährung von Patienten mit CEDE mit einer Verschiebung der Relation zwischen Kohlenhydraten und Eiweiß zugunsten der Kohlenhydrate, Folge oder eine Teilursache der Erkrankung ist, ist bisher ungeklärt [2].

Schließlich handelt es sich bei den CEDE mit ausgedehnten Entzündungen auch um „konsumierende Erkrankungen", die den Nahrungsbedarf des Organismus erhöhen und somit zu einer Verschlechterung der Kalorienbilanz beitragen.

Die Auswirkungen von Darmstenosen und Fisteln – insbesondere im Analbereich bei M. Crohn – sowie von Blutungen auf den Gesamtorganismus bedürfen keiner besonderen pathophysiologischen Erörterung.

Die Pathogenese des toxischen Megakolon ist unklar. Im allgemeinen wird es dadurch erklärt, daß sich im Verlauf eines schweren akuten Schubes einer Kolitis eine transmurale Entzündung entwickelt, die zu einer Lähmung der glatten Muskulatur des Kolon führt. Möglicherweise spielt in einigen Fällen auch die Gabe von Opiaten oder Anticholinergika als antidiarrhöischer Medikation eine Rolle als prezipitierende Ursache.

Die systemischen Manifestationen wie Arthritis, Iridozyklitis, Hauterscheinungen usw. gehen mit dem Nachweis von Antigen-Antikörperkomplexen einher. Sie sind unspezifisch und treten in gleicher Weise bei einer ganzen Reihe anderer granulomatöser Erkrankungen auf wie Sarkoidose, Tuberkulose usw. Da sie auch bei anderweitig gesunden Patienten nach Anlage eines jejunoilealen Bypass mit bakterieller Besiedlung des ausgeschlossenen Darmes beobachtet werden und da sie nach Aufhebung des Bypass bzw. Resektion des erkrankten Darmes bei CEDE verschwinden, muß man vermuten, daß eine Interaktion des Immunsystems mit luminalen bakteriellen Antigenen bei der Entstehung der systemischen Manifestationen eine Rolle spielen [3].

Gänzlich ungeklärt ist die Natur der pathogenetischen Zusammenhänge zwischen CEDE und bestimmten Veränderungen der Leber und des Gallengangssystems. So besteht eine starke Assoziation zwischen sklerosierender Cholangitis und Colitis ulcerosa. Über die Hälfte der Patienten mit sklerosierender Cholangitis haben eine Colitis ulcerosa und es ist bekannt, daß Gallenwegskarzinome häufiger und im Mittel etwa eine Dekade früher bei Patienten mit Colitis ulcerosa auftreten als bei der übrigen Bevölkerung. Das gehäufte Auftreten von Dickdarmkarzinomen bei Patienten mit einer totalen Colitis ulcerosa ist bekannt. Ein gehäuftes Auftreten von Darmkarzinomen bei M. Crohn ist dagegen nicht gesichert.

Zusammenfassung
Die Vorstellungen zur Pathogenese der chronisch entzündlichen Darmerkrankungen sind weitgehend spekulativ. Epidemiologische Charakteristika sprechen für ein Zusammenwirken von genetischer Disposition und Umwelteinflüssen bei der Entstehung. Aus der Tatsache, daß Immunsuppressiva wie Steroide und Azathioprin therapeutisch wirksam sind, kann man auf eine Rolle des Immunsystems bei der Entstehung und Unterhaltung der Erkrankung schließen. Zahlreiche immunologische Einzelphänomene sind bekannt. Sie lassen sich jedoch noch nicht zu einem schlüssigen pathogenetischen Bild zusammenfügen. Die Auswirkungen der chronisch-entzündlichen Darmerkrankungen auf den Gesamtorganismus hängen von der spezifischen Funktion der befallenen Darmabschnitte sowie von dem Ausmaß der entzündlichen Veränderungen ab.

Literatur

1. Dobbins JW, Binder HJ (1977) Importance of the colon in enteric hyperoxaluria. N Engl J Med 296:298
2. Ewe K (1983) Pathogenese der chronisch entzündlichen Darmerkrankungen. Z Gastroenterol 18:8–20
3. Kirsner JB, Shorter RG (1982) Recent developments in "nonspecific" bowel disease. N Engl J Med 306:775–785, 837–848
4. Mendeloff AI (1980) The epidemiology of inflammatory bowel disease. Clin Gastroenterol 9:259–270
5. Morson BC (1975) Pathology of ulcerative colitis. In: Kirsner JB, Shorter RG (eds) Inflammatory bowel disease. Lea and Febiger, Philadelphia, pp 167–181
6. Parrot DMV (1976) The gut as a lymphoid organ. Clin Gastroenterol 5:211–228
7. Sachar DB, Ausländer MO, Walfish JS (1980) Aetiological theories of inflammatory bowel disease. Clin Gastroenterol 9:231–257
8. Schrumpf E, Fausa O, Kolmannskog F, Elgjo K, Ritland S, Gjone E (1982) Sclerosing cholangitis in ulcerative colitis. A follow-up study. Scand J Gastroenterol 17:33
9. Sivak MV, Farmer RG, Lalli AF (1981) Sclerosing cholangitis: its increased frequency of recognition and association with inflammatory bowel disease. J Clin Gastroenterol (261–266):3
10. Smith AN, Balfour TW (1972) Malabsorption in Crohns disease. Clin Gastroenterol 1:433–448
11. Thayer WR, Kirsner JB (1980) Enteric and extraenteric complications of intestinal bypass and inflammatory bowel disease: are there some clues? Gastroenterology 78:1097–1100
12. Whitehead R (1975) Pathology of Crohns disease. In: Kirsner JB, Shorter RG (eds) Inflammatory bowel disease. Lea and Febiger, Philadelphia, pp 182–198
13. Whorwell PJ, Wright R (1976) Immunological aspects of inflammatory bowel disease. Clin Gastroenterol 5:303–321

5 Pankreatitis

P. G. Lankisch

5.1 Definition

Der Begriff „Pankreatitis“ bezeichnet die nichttumorösen Erkrankungen des Pankreas, die mit den Zeichen der akuten oder chronischen Entzündung einhergehen. Die Klassifikation des Internationalen Pankreas-Symposiums in Marseille 1963 [70] unterscheidet folgende Pankreatitisformen:

1) Akute reversible Formen:
   a) akute Pankreatitis,
   b) rezidivierende akute Pankreatitis.
2) Chronische progressive Formen:
   a) chronische rezidivierende Pankreatitis,
   b) chronische Pankreatitis.

Die akuten reversiblen Formen sind gekennzeichnet durch kurzdauernde Schmerzattacken, passagere Fermententgleisung und kurzfristige exokrine und endokrine Pankreasinsuffizienz. Nach Abklingen des akuten Schubes normalisiert sich bei den akuten Formen die Pankreasfunktion, während es bei der chronischen rezidivierenden Pankreatitis zu einem progredienten exokrinen und endokrinen Funktionsverlust kommt.
Nach der neuen Klassifikation von Marseille (80a) unterscheidet man nur noch in
1) Akute Pankreatitis,
2) Chronische Pankreatitis.

Pathologisch-anatomisch unterscheidet man bei der akuten Pankreatitis

1) die akute interstitielle oder ödematöse Pankreatitis,
2) die akute hämorrhagisch nekrotisierende Pankreatitis.

Eine strenge Trennung der beiden Formen ist allerdings nicht möglich, da z. B. eine ödematöse Pankreatitis in eine Pankreasnekrose übergehen kann. Es ist jedoch nicht gesichert, ob der akuten hämorrhagisch nekrotisierenden Pankreatitis regelmäßig ein ödematöses Vorstadium vorausgeht. Als pathologisch-anatomische Kriterien der hämorrhagisch nekrotisierenden Pankreatitis gelten

1) Parenchymnekrosen,
2) Fettgewebsnekrosen,
3) intra- und peripankreatisches Ödem,
4) Hämorrhagien im Pankreas und seiner Umgebung.

Klinisch ist eine sichere differentialdiagnostische Unterscheidung zwischen den beiden pathologisch-anatomischen Erscheinungsformen häufig nicht zu treffen.

Unter den chronischen Pankreatitiden kann die chronisch kalzifizierende Pankreatitis als besondere Form abgegrenzt werden. Sie ist radiologisch durch den Nachweis von Verkalkungen in der Pankreasregion und pathologisch-anatomisch durch den Nachweis von Eiweißkalkkonkrementen faßbar. Die Angaben zur Häufigkeit differieren. Unterschiede in bezug auf die Trinkgewohnheiten werden angenommen [80]. Diskutiert wird, ob alle Patienten mit chronischer Pankreatitis im Laufe der Erkrankung Verkalkungen entwickeln [72]. Nach Erfahrungen anderer Untersucher kann es im Rahmen einer chronischen Pankreatitis auch zu einem schweren exokrinen Funktionsausfall kommen, ohne daß röntgenologisch sichtbare Verkalkungen nachweisbar sind [5, 47].

5.2 Ätiologie der akuten Pankreatitis (Abb. 46)

1) Obstruktion und Reflux:
   a) Gallenwegserkrankungen,
   b) andere Ursachen,
   c) Duodenalerkrankungen.
2) Alkoholismus.
3) Infektionen.
4) Traumatische Ursachen:
   a) postoperativ,
   b) posttraumatisch.
5) Medikamente/Toxine.
6) Gefäßprozesse.
7) Endokrine und metabolische Ursachen:
   a) Hyperparathyreoidismus,
   b) Coma diabeticum,
   c) Schwangerschaft,
   d) Hyperlipoproteinämie,
   e) Urämie.
8) Allergische/immunologische Prozesse.
9) Hereditäre Pankreatitis.
10) Nervale Faktoren.

5.2.1 Obstruktion und Reflux

Gallenwegserkrankungen

Gallensteine werden in 40–80% der Patienten mit akuter bzw. rezidivierender akuter Pankreatitis gefunden. Damit liegt die Gallensteinfrequenz um ein Mehrfaches höher als in der normalen Population. Nach großen Sammelstatistiken kommt es bei etwa 5% der Patienten mit Gallensteinen zu einer Pankreatitis. Goebell u. Hotz [28] hatten bei 1 450 Patienten mit biliärer Pankreatitis bei 72% eine Cholezystolithiasis, bei 20% eine Choledocholithiasis und bei nur 2% der Fälle eine Steineinklemmung vor der Ampulla Vateri festgestellt; bei 8% fand sich lediglich eine entzündete Gallenblase ohne Steinbildung. Untersuchungen von Acosta u. Ledesma [2] haben vor einigen Jahren die Bedeutung der Cholelithiasis für das Auslösen einer akuten Pankreatitis unterstrichen. Sie hatten bei Patienten mit akuten Gallenwegserkrankungen mit und ohne Pankreatitis im Stuhl nach Gallensteinen gesucht. Kleine Gallenkonkremente fanden sich bei Patienten mit Pankreatitis in 94% der Fälle, während sie in einem Kontrollkollektiv der Gallensteinträger ohne Pankreatitis nur in 8% nachweisbar waren. Diese Ergebnisse lassen vermuten, daß kleine Konkremente, besonders beim Vorliegen einer gemeinsamen, relativ langen Ampulle, in dieser kurz vor ihrem spontanen Abgang in

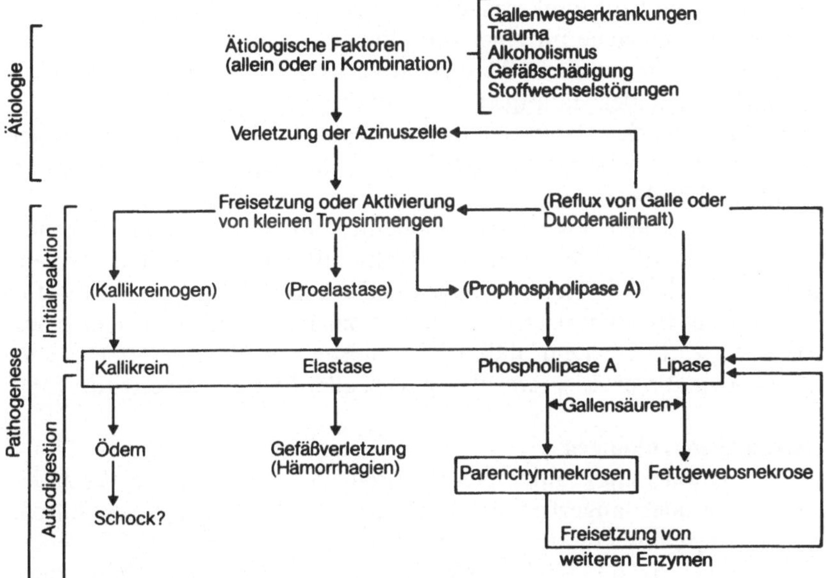

Abb. 46. Synopsis ätiologischer und pathogenetischer Faktoren der akuten Pankreatitis [18]

das Duodenum steckenbleiben und in dieser Zeit einen Reflux von Gallenflüssigkeit mit Entwicklung einer akuten Pankreatitis verursachen können.

Andere Ursachen der Obstruktion

Eine Stenose in den Pankreasausführungsgängen oder der Papille durch Pankreasgangkonkremente, Tumoren, Metastasen nichtpankreatogener Tumoren, entzündliche Strikturen, Askariden, Epithelmetaplasien sowie Spasmen des Sphinkter Oddi oder Entzündungen der Papille kann durch die Abflußstörung für das Pankreassekret die Entstehung einer akuten Pankreatitis begünstigen. Tierexperimentell führt die Obstruktion des Pankreasganges allein lediglich zu einer Atrophie des exokrinen Parenchyms. Wird bei einer akuten Obstruktion ein starker Sekretionsreiz ausgelöst, entwickelt sich ein Pankreasödem. Durch Ruptur kleiner Pankreasgänge tritt hierbei möglicherweise enzymreiches Pankreassekret ins Interstitium (und in Lymph- und Blutbahnen) über. Die Entwicklung einer akuten Pankreatitis ist nach tierexperimentellen Untersuchungen zwar nicht die Regel, aber möglich. Werden zusätzliche lokale Durchblutungsstörungen erzeugt, tritt praktisch gesetzmäßig eine hämorrhagisch nekrotisierende Pankreatitis auf. Letzteres dürfte jedoch nur theoretisch interessant sein. Dagegen erscheint von praktischer Bedeutung, daß eine Obstruktion, die gleichzeitig einen Reflux der Galle gestattet, häufig zur Pankreasnekrose führt [18, 75].
Eine weitere Ursache für eine Abflußbehinderung des Pankreassekrets kann das Vorliegen eines Pancreas divisum sein. Normalerweise wird beim Menschen der Hauptgang des Pankreas durch die Fusion der dorsalen und ventralen Pankreasanlage gebildet. Bei einem kleinen Teil der Bevölkerung [1–5% nach ERCP-Untersuchungen) bleibt diese Fusion aus, und der überwiegende Anteil der Pankreassekretion gelangt über den akzessorischen Gang in das Duodenum. Eine Reihe dieser Patienten leidet unter rezidivierenden akuten Pankreatitiden. Als Ursache wird angenommen, daß die akzessorische Papille und der Santorini-Gang für den Abfluß des Pankreassekrets relativ zu klein sind, was über einen Rückstau zu Schmerzen und zum Auslösen von Pankreatitiden führt [17, 68, 69]. Dieser Zusammenhang wird allerdings auch bestritten [56].

Duodenalerkrankungen

Bei den Duodenalerkrankungen unterscheidet man Prozesse, die zu einer kurzen oder längerfristigen Verlegung des Pankreasganges führen, wie periampulläre Duodenaldivertikel (ca. 5–23% nach ERCP-Untersuchungen) [41, 52, 63), ein Pancreas anulare, arteriomesenteriale Duodenalkompression, entzündliche oder maligne Duodenalstriktur. Ein solcher Mechanismus führt tierexperimentell durch Anlegen einer blinden

Duodenalschlinge (Pfeffer-Technik) zu einer akuten hämorrhagischen Pankreatitis. Ferner kann es durch Penetration eines Ulcus ventriculi oder duodeni ins Pankreas zu einer akuten Pankreatitis kommen.

5.2.2 Alkoholismus

Alkoholiker stellen die zweitgrößte Gruppe der Patienten mit akuter Pankreatitis dar. In den letzten Jahrzehnten hat die Häufigkeit der akuten alkoholischen Pankreatitis deutlich zugenommen, während die der biliären Pankreatitis abgenommen hat [16, 81].

Da erst ein langjähriger schwerer Alkoholabusus von 8–10 Jahren zu einer chronischen Pankreatitis führt und ein gelegentlicher Alkoholexzeß bei Patienten, die nicht regelmäßig Alkohol trinken, keine akute Pankreatitis auslöst, wird diskutiert, daß eine alkoholbedingte Pankreatitis nur bei einem vorgeschädigten Pankreas auftritt. Nach Durbec u. Sarles [22] besteht eine lineare Korrelation zwischen dem Alkoholkonsum und dem logarithmischen Risiko der Entstehung einer chronischen Pankreatitis. Eine Schwellendosis für den Alkoholkonsum konnte nicht festgestellt werden.

Für den Kliniker ist allerdings die Frage, ob es tatsächlich eine akute alkoholbedingte Pankreatitis gibt oder nicht, nur von begrenztem Interesse. Die Therapie wird dadurch nicht beeinflußt.

Der Mechanismus, durch den Alkohol zu einer Pankreasschädigung führt, ist nicht endgültig geklärt.

Entgegen früheren Berichten, nach denen Alkohol die Pankreassekretion stimuliert, weiß man inzwischen, daß Alkohol bei Mensch, Hund, Ratte, Taube und Kaninchen die Bikarbonat- und Proteinsekretion des Pankreas hemmt. Die Art der Hemmung ist noch nicht geklärt. Diskutiert werden direkte Einflüsse des Alkohols sowie cholinergische Mechanismen (Übersicht bei [79]).

Im Verlauf eines chronischen Alkoholismus ändert sich die Reaktion des Pankreas auf Alkohol. Die Hemmung wird durch eine vermehrte Sekretion von Protein ausgelöst (Übersicht bei [79]). In der Folgezeit bilden sich Eiweißpräzipitate in den kleineren und mittleren Gängen des Pankreas. Die entstehende intrapankreatische Obstruktion ist nach den Untersuchungen der Arbeitsgruppe von Sarles die Primärreaktion für die Entstehung einer chronischen Pankreatitis [58, 82]. Kürzlich konnte die gleiche Arbeitsgruppe ein Protein ("pancreatic stone protein") aus dem Pankreassaft isolieren [12, 31, 57]. Der Anteil dieses Proteins am Gesamtprotein im Duodenalsaft ist bei Patienten mit hereditärer und alkoholischer, chronisch kalzifizierender Pankreatitis im Vergleich zu Gesunden, Alkoholikern ohne Pankreasläsionen und Patienten mit akuter

Pankreatitis erniedrigt. Daraus entstand die Hypothese, daß ein Mangel von "Pancreatic Stone Protein" die Voraussetzung für eine spontane Entwicklung einer hereditären Pankreatitis schafft bzw. das individuelle Risiko bei Alkoholkonsum, eine alkoholische Pankreatitis zu bekommen, erhöht.

5.2.3 Infektionen

Infektiös bedingte akute Pankreatitiden von eigenständigem Krankheitswert schienen bislang selten zu sein. Meistens handelte es sich um leichtere Begleiterkrankungen des Pankreas, die mit Abklingen des infektiösen Prozesses von selbst ausheilten. Hierbei handelte es sich um Mumpserkrankungen, infektiöse Mononukleose, Virushepatitis oder Coxsackie-Virusinfektionen. Nach neueren systematischen Untersuchungen aus dem angelsächsischen und skandinavischen Raum konnte jedoch gezeigt werden, daß in einem hohen Prozentsatz von Patienten mit akuter Pankreatitis Antikörper gegen Coxsackie-Viren der Gruppe B und vor allem gegen Mycoplasma pneumoniae nachweisbar waren [7, 26, 36, 55]. Weitere Untersuchungen müssen zeigen, ob dies ein Zufallsbefund war oder ob tatsächlich eine ätiologische Verbindung zwischen diesen Erregern und einer akuten Pankreatitis besteht.
Eine akute Pankreatitis tritt gehäuft bei einer fulminanten Hepatitis auf [1, 27, 49, 64]. Hierbei ist offensichtlich eine direkte virale Mitbeteiligung des Pankreas möglich, da Hepatitis-B_s-Antigene im Pankreas gefunden wurden [32]. Da eine akute Pankreatitis aber ebenfalls bei einem Leberversagen anderer Ursache auftreten kann [49, 64], ist sie möglicherweise auch Folge metabolischer Störungen eines akuten Leberversagens.

5.2.4 Traumatische Ursachen

Postoperative Pankreatitiden machen bis über 10% der Gesamtzahl der akuten Pankreatitiden aus; sie werden meistens nach Eingriffen am Magen und an den Gallenwegen beobachtet, treten jedoch auch nach pankreasfernen Eingriffen auf. Die Ursachen der postoperativen Pankreatitis sind noch unzureichend bekannt. Diskutiert werden eine direkte Traumatisierung des Pankreasparenchyms oder des Pankreasgangsystems, vaskuläre Schädigungen und eine funktionelle oder organische Stase des Duodenalinhaltes mit möglichem Reflux.
Das direkte Trauma als Ursache der akuten Pankreatitis ist selten; sie kann sich sowohl nach stumpfem wie nach penetrierendem Bauchtrauma entwickeln, wird allerdings nur in 1–2% aller stumpfen Bauchtrau-

men beobachtet. Die traumatische Pankreatitis wird ausgelöst durch die Quetschung des Pankreas gegen die Wirbelsäule, wobei es zur Ruptur des Organs und des Gangsystems sowie zu ausgedehnter Hämatombildung kommen kann.

5.2.5 Medikamente/Toxine

Akute Pankreatitiden wurden nach Einnahme einer Reihe von Medikamenten beobachtet. Während für einige Präparate ein Zusammenhang mit der akuten Pankreatitis als gesichert angesehen werden kann, wird er bei anderen Medikamenten lediglich für möglich gehalten, oder der Zusammenhang ist noch nicht ausreichend gesichert [18, 54]. Da eine akute Pankreatitis nach Gabe dieser Medikamente nur in sehr seltenen Fällen auftritt und die Liste der als Ursache angegebenen Medikamente ganz verschiedene Stoffgruppen umfaßt, läßt sich ein gemeinsames pathogenetisches Prinzip, nach dem eine medikamentös induzierte akute Pankreatitis auftritt, nicht erkennen. Ferner sind Einzelfälle von Pankreatitiden nach Nitrostigmin (E 605), Methylalkohol und Kohlenmonoxid bekannt geworden.

Medikamentös induzierte akute Pankreatitis [18, 54]:

Gesicherter Zusammenhang
- Azathioprin
- Chlorothiazide
- Östrogene
- Furosemid
- Sulfonamide
- Tetrazykline
- Natrium-Valproinat

Möglicher Zusammenhang
- L-Asparaginase
- Iatrogene Hyperkalzämie
- Chlortalidon
- Kortikosteoride
- Etacrynsäure
- Phenformin
- Procainamid

Fraglicher Zusammenhang
- Amphetamine
- Colestyramin
- Cypropheptadin
- Diazoxid
- Histamin
- Indometacin
- Isoniazid
- Mercaptopurin
- Opiate
- Rifampicin
- Salizylate
- Cimetidin

Als ebenso exotisches wie klassisches Beispiel einer toxisch ausgelösten Pankreatitis gilt die Entstehung dieser Erkrankung wenige Stunden nach dem Stich der Skorpionart Tityus trinitatis aus Trinidad [9]. Diese Form der akuten Pankreatitis könnte durch eine doppelte Wirkung des Skorpiongiftes erklärt werden. Es stimuliert die exokrine Pankreassekretion und bewirkt gleichzeitig eine Kontraktion des Sphinkter Oddi (Obstruktion) [10, 57]).

5.2.6 Gefäßerkrankungen

Aufgrund des guten Kollateralkreislaufs im Pankreas führen Gefäßerkrankungen allein sicherlich nur selten zu einer akuten Pankreatitis. Es gibt jedoch Fallberichte über akute Pankreatitiden als Folge arterieller Embolien in Pankreasarterien, bei Periarteriitis nodosa, beim systemischen Lupus erythematodes und bei malignem Hochdruck [18].

5.2.7 Endokrine und metabolische Ursachen

Klinisch manifeste Pankreatitiden treten in rund 7% der Fälle von primärem Hyperparathyreoidismus auf; etwa $^2/_3$ der Fälle entfallen auf die akute Form. Akute Pankreatitiden sind besonders häufig während hyperparathyreoter Krisen und somit am ehesten durch die Hyperkalzämie bedingt. Die Ursache einer akuten Pankreatitis ist möglicherweise eine kalziuminduzierte Stimulation des Pankreas, die in vitro und in vivo tierexperimentell und klinisch nachgewiesen wurde [30, 34, 51]. Der Rückgang der hyperparathyreoidismusinduzierten Pankreatitis in jüngerer Zeit ist wahrscheinlich auf regelmäßige Bestimmungen von Kalzium und die Früherkennung und Behandlung des Hyperparathyreoidismus zurückzuführen.
Kürzlich wurde auch über das Auftreten einer Hyperkalzämie und einer akuten Pankreatitis unter totaler parenteraler Ernährung berichtet [38]. Da diese bei Patienten mit schwerer akuter Pankreatitis erforderlich sein kann, muß bei solchen Patienten das Serumkalzium engmaschig kontrolliert werden, um eine weitere Schädigung des Organs zu vermeiden.
Im Sektionsmaterial konnte bei $^1/_5$ aller Todesfälle infolge hyperosmolaren diabetischen Komas eine akute Pankreatitis nachgewiesen werden. Als verantwortlicher Faktor wurden neben den metabolischen Störungen Zirkulationsstörungen infolge Schockzustandes bei intra- und extrazellulärer Dehydratation diskutiert [18].
Auch eine Schwangerschaft scheint einen gewissen prädisponierenden Faktor für eine akute Pankreatitis darzustellen, möglicherweise als Fol-

ge der endokrinen und metabolischen Umstellung. Als Ursache kann auch eine nicht seltene, mechanisch bedingte Darmatonie mit daraus resultierendem Reflux diskutiert werden. Außerdem begünstigen Schwangerschaften die Entwicklung von Gallensteinen, die als weiterer ätiologischer Faktor in Frage kommen können.
Schließlich ist noch zu erwähnen, daß bei familiär auftretenden primären Hyperlipoproteinämien vom Typ I, IV und V gehäuft akute Attacken einer rezidivierenden Pankreatitis auftreten können. Hiervon abzugrenzen sind Triglyzeriderhöhungen, wie sie in der Akutphase einer Pankreatitis sekundär auftreten können und die nach Abklingen der Erkrankung wieder verschwinden sollen. Ferner kann eine Hyperlipidämie durch chronischen Alkoholismus induziert sein, der unabhängig von der Hyperlipidämie für einen akuten Pankreatitisschub verantwortlich sein kann.
Klinische und histologische Untersuchungen haben wiederholt eine Mitbeteiligung (rezidivierende leichte, aber auch schwere akute Pankreatitiden bzw. interstitielle Pankreasveränderungen) bei Urämie gezeigt [8]. Die Ursache hierfür ist nicht klar: Kalziumstoffwechselstörung, bedingt durch einen sekundären Hyperparathyreoidismus, wird diskutiert. Umgekehrt ist ein akutes Nierenversagen eine häufige Komplikation der akuten Pankreatitis. Relativ oft (0,4–7%) tritt eine akute Pankreatitis einige Tage, meistens aber einige Monate oder sogar Jahre nach einer Nierentransplantation auf. Als Ursache kommen hierfür in Frage: Medikamente (Glukokortikoide, Immunsuppressiva), Infektionen (Zytomegalie), postoperativer Hyperparathyreoidismus und Vaskulitiden [18].

5.2.8 Allergien und immunologische Prozesse

Allergien sind offenbar nur in ganz seltenen Fällen – wenn überhaupt – Ursachen für eine akute Pankreatitis [18]. Kürzlich wurde gezeigt, daß bei Patienten mit akuter und chronischer Pankreatitis unbekannter Ätiologie antinukleäre (ANA) und Acinuszellantikörper (ACA) häufiger sind als bei Patienten mit bekannter Ätiologie [53, 60]. Diese Annahme ließ sich jedoch von anderer Seite nicht bestätigen [44].

5.2.9 Hereditäre Pankreatitis

Bei der hereditären Pankreatitis handelt es sich um ein sehr seltenes Ereignis. Familien mit dieser Erkrankung sind jedoch in fast allen Ländern nachgewiesen worden. Der Vererbungsmodus folgt dem eines autosomalen Gens mit inkompletter Penetranz (s. auch 5.5). In einzelnen Fällen kann es auch zu einer akuten Pankreatitis kommen.

5.3 Pathogenese der akuten Pankreatitis

Der Vielfalt ätiologischer Faktoren steht bei der akuten hämorrhagisch nekrotisierenden Pankreatitis ein weitgehend einheitliches pathogenetisches Prinzip gegenüber. Es beruht auf der intrapankreatischen Aktivierung von Verdauungsenzymen des Pankreas und der nachfolgenden Autodigestion des Organs. Es müssen 2 Vorgänge unterschieden werden:

1) die auslösenden Mechanismen, die die Verdauungsenzyme im Pankreas aktivieren,
2) die enzymatischen Prozesse, die zur Ausbildung der typischen pathoanatomischen und pathophysiologischen Veränderungen führen [75].

5.3.1 Intrapankreatische Aktivierung

Das Pankreas ist normalerweise gegen die enzymatische Wirkung seiner Verdauungsenzyme dadurch geschützt, daß diese als inaktive Vorstufen vorliegen und darüber hinaus Inhibitoren im Pankreasgewebe, -sekret und im Serum existieren.

Im Duodenum erfolgt initial die Aktivierung des Trypsins durch die Enterokinase, wobei das Trypsin seinerseits anschließend sämtliche Zymogene des Pankreas aktivieren kann. Dieser physiologische Vorgang führt zu der Annahme, daß eine vorzeitige intrapankreatische Aktivierung von Trypsin den Zündfunken für die Autodigestion bei der akuten Pankreatitis darstellt [18].

Als auslösende Faktoren werden diskutiert:

a) Reflux von Duodenalinhalt bzw.
b) Reflux von Galle in den Pankreasgang.

Normalerweise verhindern der Sphinkter Oddi, die Schleimhautfaltenstruktur der Papilla Vateri sowie das Druckgefälle zwischen Pankreas und Duodenum einen solchen Reflux. Durch entsprechende organische Veränderungen der Papille, der Sphinktermuskulatur und durch einen Druckanstieg im Duodenum könnte jedoch dieser natürliche Schutzwall durchbrochen werden.

Seit langem ist tierexperimentell bekannt, daß durch die retrograde Injektion von Galle oder Gallensäuren in den Pankreasgang von Versuchstieren akute Pankreatitiden ausgelöst werden können, die eine weitgehende Ähnlichkeit mit der Pankreatitis beim Menschen aufweisen [18]. Gallensäuren wirken aufgrund ihres Detergentieneffektes direkt zytotoxisch auf die Acinuszellen und könnten durch Freisetzung kleiner

Mengen aktiven Trypsins zu einer Aktivierung der Pankreasenzymvorstufen beitragen. Darüber hinaus sind Gallensäuren Aktivatoren der Phospholipase A und der Lipase. Schließlich liefert das in der Galle in hoher Konzentration enthaltene Lecithin das Substrat für die Lysolecithinbildung durch Phospholipase A.
Ähnlich wie für den Reflux von Duodenalsaft müßte auch hier eine Umkehrung der Druckverhältnisse angenommen werden, die jedoch durch eine kurzfristige Steineinklemmung bei einem gemeinsamen Ausführungsgang zustande kommen könnte.
Neuere Untersuchungen haben gezeigt, daß auch durch eine Aktivierung des Komplementsystems eine akute Pankreatitis tierexperimentell ausgelöst werden kann [77, 78]. Offenbar kommt den Komplementfaktoren auch eine gewisse prognostische Bedeutung zu. Ein Vergleich der Komplementwerte von Patienten, die eine akute Pankreatitis überlebten bzw. an ihr starben, ergab deutlich niedrigere Werte für die letal verlaufenen Fälle. Bei Patienten, bei denen kurz nach dem Tode eine Untersuchung des Pankreas möglich war, fand sich analog zu den Tierexperimenten eine Komplementablagerung um die Parenchymnekrosen herum [43]. Weitere Untersuchungen müßten noch klären, ob die Komplementveränderungen Ursache oder Folge einer akuten Pankreatitis sind.
Einen weiteren Entstehungsmechanismus für die akute Pankreatitis kann die Überstimulation der Enzymsekretion darstellen [18]. Durch die Infusion supramaximaler Dosen von Caerulein läßt sich bei der Ratte eine akute ödematöse Pankreatitis auslösen [3]. Die Behandlung mit Caerulein [24], aber nicht die mit Sekretin, erhöht die Letalität einer akuten experimentellen Pankreatitis [25, 42]. Es gibt einige Parallelen zwischen diesen tierexperimentellen Befunden und der Klinik der akuten Pankreatitis. Seit langem ist bekannt, daß eine Reihe von Patienten vor der Entwicklung einer akuten Pankreatitis eine besonders reiche Mahlzeit zu sich genommen haben. Ein Gift, das die Pankreassekretion stimuliert, sondert die bereits erwähnte Skorpionart in Trinidad ab (s. 5.2.5). Der Stich dieses Skorpions hat zu einer Pankreatitis geführt. Außerdem kann eine akute Pankreatitis als Folge eines Hyperparathyreoidismus auftreten, bedingt durch eine Stimulation des Pankreas durch Hyperkalzämie (s. 5.2.7).

5.3.2 Autodigestive Wirkung aktiver Verdauungsenzyme des Pankreas

Durch Injektion reiner aktiver Enzyme in den Pankreasgang konnte gezeigt werden, daß die verschiedenen Enzyme unterschiedliche autodigestive Wirkungen haben und die für eine akute Pankreatitis charakteristi-

schen Befunde hervorrufen können (Abb. 46). Kallikrein setzt beispielsweise Kinine frei. Tierexperimentell entwickelt sich ein ausgeprägtes Ödem. Die Elastase führt vor allem zu Hämorrhagien. In Gegenwart von Gallensäuren bewirkt Lipase die Ausbildung schwerer Fettgewebsnekrosen. Durch lokale Anhäufung freigesetzter Fettsäuren ist ein sekundäres Übergreifen der Nekrose auf angrenzendes Pankreasparenchym möglich. Aktive Phospholipase A führt in Gegenwart von Gallensäuren ebenso wie Lysolecithin zu schwersten Parenchym- und Fettgewebsnekrosen. Untersuchungen am menschlichen Pankreas berechtigen zu der Annahme, daß bei einer akuten Pankreatitis des Menschen die Phospholipase A einen entscheidenden pathogenetischen Faktor bei der Entstehung der Pankreasnekrose darstellt [18, 74, 75]. Untersuchungen von Schmidt u. Creutzfeldt haben gezeigt, daß das menschliche Pankreas einen besonders hohen Gehalt von Phospholipase A aufweist [74]. Im nekrotischen Pankreasgewebe von Patienten, die an einer akuten Pankreatitis gestorben waren, fand sich eine starke Abnahme von Lecithin und Kephalin bei gleichzeitiger Lysolecithinbildung, was als Beweis für eine intrapankreatische Wirkung der organeigenen Phospholipase anzusehen ist. Inzwischen haben weitere Untersuchungen die Bedeutung der Phospholipase A unterstrichen [62].
Beim Hund führten Phospholipase-A-Injektionen in die Portal- oder Femoralvene zu einem deutlichen Abfall des arteriellen Blutdruckes sowie zu einem Lungenödem und zu deutlichen Veränderungen des Lungensurfactants. In einem weiteren Tierexperiment konnte nachgewiesen werden, daß Phospholipase A zu einer Hydrolyse der Phospholipide der Lungenkapillaren führte. Somit könnte die Phospholipase A für die sog. Pankreatitislunge oder das Adult-respiratory-distress-Syndrom verantwortlich sein (Übersicht bei [62]). Zieve u. Vogel [86] konnten einen parallelen Anstieg der Phospholipase A im Vergleich zu Serumamylase und -lipase bei akuter Pankreatitis nachweisen. In einer Untersuchung von Schröder et al. [76] hatten Patienten mit schwerer hämorrhagischer Pankreatitis deutlich höhere Phospholipase-A-Werte im Serum als Patienten mit einer klinisch leichteren Verlaufsform.
In diesem Zusammenhang finden Therapieversuche der akuten Pankreatitis mit Phospholipase-A-Inhibitoren Interesse. Aho et al. [4] fanden nach intravenöser und intraperitonealer Gabe von Procainhydrochlorid sofort und 2 h nach experimenteller Auslösung einer Natriumtaurocholatpankreatitis eine signifikante Verbesserung der Überlebensrate im Vergleich zu unbehandelten bzw. mit Aprotinin therapierten Tieren. Es bleibt abzuwarten, ob eine Therapie mit Phospholipase-A-Inhibitoren tatsächlich ein Fortschritt in der Behandlung der Erkrankung ist. Sie unterstreichen jedoch die pathophysiologische Bedeutung des Enzyms für die akute Pankreatitis.

5.4 Pathophysiologie der akuten Pankreatitis

Als Folge einer akuten Pankreatitis sind lokale und systemische Komplikationen bekannt. Zu den lokalen zählen in leichten Fällen das Pankreasödem; bei schweren Verläufen können Nekrosen des Pankreasparenchyms partiell oder im gesamten Organ auftreten. Abszesse, Fisteln und Pseudozystenbildungen können im späteren Verlauf hinzukommen. Zu den lokalen Komplikationen im weiteren Sinne gehören die Stenosierung der benachbarten Hohlorgane durch das entzündlich geschwollene Pankreas: Stenose des Ductus choledochus bei etwa 39% der Patienten [61], Duodenalstenose bei etwa 1% der Patienten [11], partielle oder komplette Kolonstenosierung v. a. unterhalb der linken Kolonflexur in bis zu 14% der Fälle [46] sowie Kolonnekrosen und -fisteln.
Systemische Komplikationen, wie Schock, renales und respiratorisches Versagen, sind von entscheidender Bedeutung für den Krankheitsverlauf der ersten Tage. Ätiologisch wurde für das Schockgeschehen und die renale Insuffizienz lange Zeit ein intraversaler Volumenmangel angenommen. Elliot et al. [23] zeigten jedoch, daß frühzeitige Albumin- und Blutsubstitution zur Behandlung des Schocks den Krankheitsverlauf günstig beeinflußte. In tierexperimentellen Untersuchungen wurde nachgewiesen, daß bei einer akuten Pankreatitis toxische Substanzen freigesetzt werden, die zur Schocksituation und der hohen Letalität beitragen [6, 45].
Bei akuter Pankreatitis bedeutet das Auftreten eines Schocks eine schlechte Prognose für den Verlauf der Erkrankung. Bei systolischen Blutdruckwerten von 100 bzw. 90 mm Hg betrug die Letalität 29 bzw. 39% [39]. Das gleiche gilt für akutes Nierenversagen. Nach der Untersuchung von Jacobs et al. [39] verstarben 96% dieser Patienten. Durch Verbesserung der Intensivtherapie der akuten Pankreatitis überlebten viele Patienten den Schock und die renale Insuffizienz als frühe Komplikation. Das führte dazu, daß die respiratorische Insuffizienz häufig bestimmend für den Verlauf der Erkrankung wurde. Angaben zur Häufigkeit dieser Komplikation wechseln je nach der Definition des akuten respiratorischen Versagens zwischen 9,2% (Jacobs et al. [39]: Letalität 80%) und 45% (Imrie et al. [35]: Letalität 13,2%). Pathologisch-anatomische Untersuchungen haben gezeigt, daß Veränderungen im Sinne einer Schocklunge bei akuter Pankreatitis häufig sind [48].
Die Pathogenese der akuten respiratorischen Insuffizienz ist noch unklar. Diskutiert werden: 1. eine Hypoventilation, bedingt durch schmerzhafte Abwehrspannung des Abdomens und/oder Pleuraergüsse; 2. ein sog. "high-output-respiratory-failure", hervorgerufen durch die allgemeine Entzündung im Abdomen; 3. Freisetzung von Enyzmen und

biogenen Aminen wie a) Histamin, das im pankreatogenen Aszites nachgewiesen werden konnte, b) Trypsin, das eine disseminierte intravaskuläre Gerinnungsstörung bewirken könnte, c) Phospholipase A, die den aus Phospholipiden bestehenden Surfactant der Lunge zerstören und dadurch einen Anstieg von zelltoxischem Lysolecithin bewirken könnte; 4. Freisetzung von Triglyzeriden, die durch die Pankreaslipase hydrolysiert und dann als freie Fettsäuren Alveolar-Kapillar-Membranen zerstören könnten [48].
Weitere systemische Komplikationen sind Pleuraergüsse (meistens links, aber auch rechts und beidseitig), Perikardergüsse (Herzbeuteltamponaden möglich [84]), gastrointestinale Blutungen (häufiger bei hämorrhagischer als bei ödematöser Pankreatitis [59]), Dünndarmileus, seltener auch Dünndarminfarkte [13], Fettgewebsnekrosen, die peripankreatisch, aber sonst auch überall im Peritonealraum sowie in der Perikard- und Pleurahöhle, im Mediastinum, im subkutanen Fettgewebe und in den Knochen auftreten können. Ferner gehören zu den systemischen Komplikationen die pankreatische Enzephalopathie [14] sowie Hautmanifestationen wie das Grey-Turner- und das Cullen-Zeichen, beides Verfärbungen der Haut im Bereich der Flanken bzw. des Nabels, die jedoch nicht, wie früher angenommen, unbedingt prognostisch ungünstig sind [19], sowie Retinaveränderungen, die einer Purtscher-Retinopathie gleichen [37].

5.5 Ätiologie und Pathogenese der chronischen Pankreatitis

1) Alkoholismus.
2) Ernährung.
3) Gallenwegserkrankungen (?).
4) Hyperparathyreoidismus.
5) Hereditäre Pankreatitis.
6) Chronisch obstruktive Pankreatitis.
7) Tropische Pankreatitis.

5.5.1 Alkoholismus

Alle Sammelstatistiken zeigen, daß der Alkoholismus ohne Zweifel der dominierende Faktor der chronischen Pankreatitis ist [85]. Zur pathogenetischen Wirkung des Alkohols auf das Pankreas (s. 5.2).

5.5.2 Ernährung

Eiweißmangel, z. B. durch Mangelernährung (Kwashiorkor), kann zu einer exokrinen Pankreasinsuffizienz und zu anatomisch faßbaren Veränderungen führen. Beides ist jedoch unter proteinhaltiger Kost reversibel. Eine Reihe von Untersuchungen zeigen, daß Patienten mit chronischer Pankreatitis zu Beginn ihrer Symptomatik einen hohen Fett- und Kalorienverbrauch hatten [22, 29, 71, 72]. Dieser Zusammenhang ist aber umstritten [66].

5.5.3 Gallenwegserkrankungen (s. 8)

Während die Korrelation von Gallenwegserkrankungen und akuter Pankreatitis als gesichert gelten kann, ist fraglich, ob ein Gallensteinleiden wirklich zu einer bleibenden Funktionseinschränkung des exokrinen Pankreas führt.

5.5.4 Hyperparathyreoidismus

Möglicherweise als Folge einer hohen Konzentration von Kalzium im Pankreassaft kommt es bei etwa 5–7% der Patienten mit einem primären Hyperparathyreoidismus zu einer chronischen kalzifizierenden Pankreatitis [72].

5.5.5 Hereditäre Pankreatitis

Comfort u. Steinberg [15] beschrieben als eine der ersten eine hereditäre Form der Pankreatitis, die unabhängig vom Alkoholkonsum und von einem Gallensteinleiden große Teile einer Familie betreffen kann. Der Verlauf ähnelt dem der alkoholbedingten, chronischen kalzifizierenden Pankreatitis [80]. Der Anteil von Patienten mit hereditärer chronischer Pankreatitis, bei dem sich im Verlauf der Erkrankung ein Pankreaskarzinom entwickeln kann, soll 21% betragen [40]. Abweichend davon scheint es eine hereditäre chronische Pankreatitis zu geben, die einige Mitglieder einer Famlie im mittleren Lebensalter betreffen kann [72].

5.5.6 Chronisch obstruktive Pankreatitis

Die Frage, ob eine akute Pankreatitis in eine chronische Pankreatitis übergehen kann, ist nicht endgültig beantwortet. Offenbar kann es bei akuten Pankreatitiden durch narbige Abheilung von Pankreaspseudozysten zu Strikturen des Pankreasganges kommen, durch die sich eine chronische Pankreatitis entwickeln kann (sog. obstruktive Form) [50].

5.5.7 Tropische Pankreatitis

Nicht identisch mit dem Kwashiorkor tritt in tropischen Entwicklungsländern eine sog. tropische Pankreatitis auf, die Kinder und Jugendliche betrifft. Die Ätiologie dieser Sonderform der chronischen Pankreatitis ist nicht geklärt. Vor allem Eiweißmangel, aber auch ein Fehlen von Vitaminen und Spurenelementen werden als Ursache diskutiert. Eine weitere, aber nicht bewiesene Ursache, insbesondere für die tropische Pankreatitis in Indien, soll der hohe Konsum von zyanidhaltiger Cassava sein [65].

5.6 Pathophysiologie der chronischen Pankreatitis

Bei der chronischen Pankreatitis kann es durch pankreatitisbedingte entzündliche Veränderungen zu partiellen bzw. kompletten Stenosen der benachbarten Hohlorgane (Ductus choledochus, Duodenum, Kolon) und Pseudozystenbildung kommen, die ihrerseits zu Symptomen wie Ikterus, Übelkeit, Erbrechen, wechselnde Obstipation/Diarrhö und Meläna führen können. Ulcera duodeni werden angegeben, die bei dekompensierter exokriner Pankreasinsuffizienz häufiger auftreten [83]. Perikard- und Pleuraergüsse können während eines entzündlichen Schubs entstehen. Die Ursache des nicht ganz seltenen pankreatogenen Aszites bei chronischer Pankreatitis ist nicht ganz klar. Diskutiert werden [33]: a) Gang- oder Zystenwandrupturen mit anschließendem Übertritt von Pankreassekret in die freie Bauchhöhle unter Ausbildung einer Peritonitis mit profusem, eiweißreichem Exsudat; b) Verlegung von Lymphbahnen durch Peripankreatitis, Pseudozysten und Fibrose des Pankreas; c) portale Hypertension (prähepatischer Block).
Eine maligne Entartung bei chronischer Pankreatitis tritt in etwa 5% der Fälle auf [73].

Zu den weiteren lokalen Komplikationen gehören die Verkalkung des Pankreasparenchyms bzw. die Entwicklung von Kalkkonkrementen im Pankreasgangsystem. Per definitionem liegen bei der chronischen Pankreatitis eine exokrine und endokrine Insuffizienz vor, die aber aufgrund der erheblichen Funktionsreserve des Pankreas erst im späteren Stadium klinisch manifest werden. Eine Steatorrhö, d.h. eine dekompensierte exokrine Pankreasinsuffizienz, tritt in der Regel erst dann auf, wenn die stimulierte Lipasesekretion auf einen Wert unter 10% der Norm abgefallen ist [20]. Ein sekundärer manifester Diabetes mellitus soll bei chronischer Pankreatitis ebenfalls erst dann auftreten, wenn die stimulierte Proteasensekretion unter 10% absinkt [21].

Zusammenfassung

Die akute und chronische Pankreatitis stellen ernste gastrointestinale Erkrankungen dar, von denen insbesondere die erste mit einer hohen Letalität behaftet sein kann. Für beide Formen der Erkrankung ist ein Zusammenhang mit erhöhtem Alkoholkonsum als gesichert anzusehen. Eine Reihe weiterer ätiologischer Faktoren wird diskutiert. Trotz zahlreicher, experimentell belegter Schritte ist die Pathogenese für den Ablauf der Initialphase beider Erkrankungen noch weitgehend unbekannt.

Literatur

1. Achord JL (1968) Acute pancreatitis with infectious hepatitis. J Am Med Ass 205:837–840
2. Acosta JM, Ledesma CL (1974) Gallstone migration as a cause of acute pancreatitis. N Engl J Med 290:484–487
3. Adler G, Hupp T, Kern HF (1979) Course and spontaneous regression of acute pancreatitis in the rat. Virchows Arch (Pathol Anat) 382:31–47
4. Aho HJ, Nevalainen TJ, Lindberg RLP, Aho AJ (1980) Experimental pancreatitis in the rat. The role of phospholipase A in sodium taurocholate-induced acute haemorrhagic pancreatitis. Scand J Gastroenterol 15:1027–1031
5. Ammann RW, Akovbiantz A, Largiader F, Schueler G (1984) Course and outcome of chronic pancreatitis. Longitudinal study of a mixed medical-surgical series of 245 patients. Gastroenterology 86:820–828
6. Amundsen E, Ofstadt E, Hagen PO (1968) Experimental acute pancreatitis in dogs. I. Hypotensive effect induced by pancreatic exudate. Scand J Gastroenterol 3:659–664
7. Arnesjö B, Edén T, Ihse I, Nordenfelt E, Ursing B (1976) Enterovirus infections in acute pancreatitis – a possible etiological connection. Scand J Gastroenterol 11:645–649
8. Baggenstoss AH (1948) The pancreas in uremia: a histopathologic study. Am J Clin Pathol 24:1003–1011
9. Bartholomew C (1970) Acute scorpion pancreatitis in Trinidad. Br Med J 1:666–668
10. Bartholomew C, McGeeney KF, Murphy JJ, Fitzgerald O, Sankaran H (1976) Experimental studies on the aetiology of acute scorpion pancreatitis. Br J Surg 63:807–810

11. Bradley EL, Clements JL (1981) Idiopathic duodenal obstruction: an unappreciated complication of pancreatitis. Ann Surg 193:638–648
12. Caro A de, Lohse J, Sarles H (1979) Characterisation of a protein isolated from pancreatic calculi of men suffering from chronic calcifying pancreatitis. Biochem Biophys Res Commun 87:1176–1182
13. Collins JJ, Peterson LM, Wilson RE (1968) Small intestinal infarction as a complication of pancreatitis. Ann Surg 167:433–436
14. Colmant HJ, Noltenius H (1977) Pankreatische Enzephalopathie. Med Klin 72:2146–2154
15. Comfort MW, Steinberg AG (1952) Pedigree of a family with hereditary chronic relapsing pancreatitis. Gastroenterology 21:54–63
16. Corfield AP, Cooper MJ, Williamson RCN (1983) Acute pancreatitis in Bristol – a further decade. Digestion 28:18–19
17. Cotton PB (1980) Congenital anomaly of pancreas divisum can cause obstructive pain and pancreatitis. Gut 21:105–114
18. Creutzfeldt W, Lankisch PG (1985) Acute pancreatitis: etiology and pathogenesis. In: Berk JE (ed) Bockus Gastroenterology, Vol 6, 4th Ed. Saunders, Philadelphia, pp 3971–3992
19. Dickson AP, Imrie CW (1983) Incidence and significance of body wall staining in a prospective study of 770 cases of acute pancreatitis. Digestion 28:22–23
20. DiMagno EP, Go VLW, Summerskill WHJ (1973) Relations between pancreatic enzyme outputs and malabsorption in severe pancreatic insufficiency. N Engl J Med 288:813–815
21. Domschke S, Stock KP, Pichl J, Schneider MU, Domschke W (1985) Beta-cell reserve capacity in chronic pancreatitis. Hepatogastroenterology 32:27–30
22. Durbec JP, Sarles H (1978) Multicenter survey of the etiology of pancreatic diseases. Relationship between the relative risk of developing chronic pancreatitis and alcohol, protein and lipid consumption. Digestion 18:337–350
23. Elliot DW, Zollinger RM, Moore R, Ellison EH (1955) The use of human serum albumin in the management of acute pancreatitis. Gastroenterology 28:563–587
24. Evander A, Ihse I, Lundquist I (1981) Influence of hormonal stimulation by caerulein on acute experimental pancreatitis in the rat. Eur Surg Res 13:257–268
25. Evander A, Lundquist I, Ihse I (1982) Influence of gastrointestinal hormones on the course of acute experimental pancreatitis. Hepatogastroenterology 29:161–166
26. Freeman R, McMahon MJ (1978) Acute pancreatitis and serological evidence of infection with Mycoplasma pneumoniae. Gut 19:367–370
27. Geokas MC, Olsen H, Swanson V, Rinderknecht H (1972) The association of viral hepatitis and acute pancreatitis. Calif Med 117:1–7
28. Goebell H, Hotz J (1976) Die Ätiologie der akuten Pankreatitis. In: Forell MM (Hrsg) Handbuch der Inneren Medizin, Bd 3/6: Pankreas, 5. Aufl. Springer, Berlin Heidelberg New York, S 615–675
29. Goebell H, Hotz J, Hoffmeister H (1980) Hypercaloric nutrition as aetiological factor in chronic pancreatitis. Z Gastroenterol 18:94–97
30. Goebell H, Steffen C, Baltzer G, Bode C (1973) Stimulation of pancreatic secretion of enzymes by acute hypercalcaemia in man. Eur J Clin Invest 3:98–104
31. Guy O, Robles-Diaz G, Adrich Z, Sahel J, Sarles H (1983) Protein content of precipitates present in pancreatic juice of alcoholic subjects and patients with chronic calcifying pancreatitis. Gastroenterology 84:102–107
32. Hohenberger P (1983) Das Pankreas als Zielorgan des Hepatitis-B-Virus. Z Gastroenterol 21:410
33. Hotz J (1978) Ätiologie und Diagnose des pankreatogenen Aszites. Dtsch Med Wochenschr 103:847–848

34. Hotz J, Minne H, Ziegler R (1973) The influence of acute hyper- and hypocalcemia and of calcitonin on exocrine pancreatic function in man. Res Exp Med (Berl) 160:152–165
35. Imrie CW, Ferguson JC, Murphy D, Blumgart LH (1977) Arterial hypoxia in acute pancreatitis. Br J Surg 64:185–188
36. Imrie CW, Ferguson JC, Sommerville RG (1977) Coxsackie and mumpsvirus infection in a prospective study of acute pancreatitis. Gut 18:53–56
37. Inkeles DM, Walsh JB, Matz R (1976) Purtscher's retinopathy in acute pancreatitis. Am J Med Sci 272:335–338
38. Izsak EM, Shike M, Roulet M, Jeejeebhoy KN (1980) Pancreatitis in association with hypercalcemia in patients receiving total parenteral nutrition. Gastroenterology 79:555–558
39. Jacobs ML, Daggett WM, Civetta JM, Vasu MA, Lawson DW, Warshaw AL, Nardi GL, Bartlett MK (1977) Acute pancreatitis: analysis of factors influencing survival. Ann Surg 185:43–51
40. Kattwinkel J, Lapey A, die Sant'Agnese PA, Edwards WA, Hufty MP (1973) Hereditary pancreatitis: three new kindreds and a critical review of the literature. Pediatrics 51:55–69
41. Kirk AP, Summerfield JA (1980) Incidence and significance of juxtapapillary diverticula at endoscopic retrograde cholangio-pancreatography. Digestion 20:31–35
42. Lankisch PG, Göke B, Fölsch UR, Winckler K, Otto J, Creutzfeldt W (1983) Influence of secretin on the course of acute experimental pancreatitis in rats. Digestion 26:187–191
43. Lankisch PG, Koop H, Kaboth U (1981) Serum complement factors in human acute pancreatitis. Hepatogastroenterology 28:261–263
44. Lankisch PG, Koop H, Seelig R, Seelig HP (1981) Antinuclear and pancreatic acinar cell antibodies in pancreatic diseases. Digestion 21:65–68
45. Lankisch PG, Koop H, Winckler K, Schmidt H (1979) Continuous peritoneal dialysis as treatment of acute experimental pancreatitis in the rat. II. Analysis of its beneficial effect. Dig Dis Sci 24:117–122
46. Lankisch PG, Lopez E, Winckler K, Schuster R (1976) Kolonstenosen nach Pankreatitis. Schweiz Med Wochenschr 106:1243–1247
47. Lankisch PG, Otto J, Erkelenz I, Lembcke B (1986) Pancreatic calcifications: no indicator of severe exocrine pancreatic insufficiency? Gastroenterology 90:617–621
48. Lankisch PG, Rahlf G, Koop H (1983) Pulmonary complications in fatal acute hemorrhagic pancreatitis. Dig Dis Sci 28:111–116
49. Lankisch PG, Rahlf G, Schmidt H, Creutzfeldt W (1975) Pankreatitis bei Virushepatitis und Coma hepaticum. Z Gastroenterol 13:407–412
50. Laugier R, Camatte R, Sarles H (1983) Chronic obstructive pancreatitis after healing of a necrotic pseudocyst. Am J Surg 146:551–557
51. Layer P, Hotz J, Schmitz-Mohrmann HP, Goebell H (1982) The influence of chronic hypercalcemia on feline pancreatic secretion. Gastroenterology 82:309–316
52. Leinkram C, Roberts-Thomson IC, Kune GA (1980) Juxtapapillary duodenal diverticula. Association with gallstones and pancreatitis. Med J Aust 1:209–210
53. Lendrum R, Walker G (1975) Serum antibodies in human pancreatic disease. Gut 16:365–371
54. Mallory A, Kern F (1980) Drug-induced pancreatitis: a critical review. Gastroenterology 78:813–820
55. Mardh P-A, Ursing B (1974) The occurrence of acute pancreatitis in Mycoplasma pneumoniae infection. Scand J Infect Dis 6:167–171
56. Mitchell CJ, Lintott DJ, Ruddell WSJ, Losowsky MS, Axon ART (1979) Clinical relevance of an unfused pancreatic duct system. Gut 20:1066–1071

57. Multigner L, Caro A de, Lombardo D, Campese D, Sarles H (1983) Pancreatic stone protein, a phosphoprotein which inhibits calcium carbonate precipitation from human pancreatic juice. Biochem Biophys Res Commun 110:69–74
58. Nakamura K, Sarles H, Payan H (1972) Three dimensional reconstruction of the pancreatic ducts in chronic pancreatitis. Gastroenterology 62:942–949
59. Neher M, Kümmerle F (1978) Gastrointestinale Komplikationen bei akuter Pankreatitis. Dtsch Med Wochenschr 103:1400–1404
60. Neher M, Lemmel E (1975) Antinukleäre Faktoren bei Patienten mit Pankreatitis "unklarer Ätiologie". Hinweis auf immunpathologische Genese? Dtsch Med Wochenschr 100:362–367
61. Neher M, Mangold G, Kümmerle F (1977) Ursachen und Behandlung des Ikterus bei entzündlichen Pankreasveränderungen. Dtsch Med Wochenschr 102:644–647
62. Nevalainen TJ (1980) The role of phospholipase A in acute pancreatitis. Scand J Gastroenterol 15:641–650
63. Osnes M, Myren J, Lövteit T, Swensen T (1977) Juxtapapillary duodenal diverticula and abnormalities by endoscopic retrograde cholangio-pancreatography (ERCP). Scand J Gastroenterol 12:347–351
64. Parbhoo SP, Welch J, Sherlock S (1973) Acute pancreatitis in patients with fulminant hepatic failure. Gut 14:428
65. Pitchumoni CS (1984) Special problems of tropical pancreatitis. Clin Gastroenterol 13:941–959
66. Pitchumoni CS, Sonnenshein M, Candido FM, Panchacharam P, Cooperman JM (1980) Nutrition in the pathogenesis of alcoholic pancreatitis. Am J Clin Nutr 33:631–636
67. Renner IG, Pantoja JL, Abramson SB, Douglas AP (1979) The production of acute hemorrhagic pancreatitis in the dog using scorpion venom. Gastroenterology 76:1225
68. Rösch W, Koch H, Schaffner P, Demling L (1976) The clinical significance of the pancreas divisum. Gastrointest Endosc 22:206–207
69. Sahel J, Cros R-C, Bourry J, Sarles H (1982) Clinico-pathological conditions associated with pancreas divisum. Digestion 23:1–8
70. Sarles H (ed) (1965) Pancreatic Symposium, Marseille, April 25–26, 1963. Bibl Gastroenterol, vol 7. Karger, Basel, S 7–8
71. Sarles H (1973) An international survey on nutrition and pancreatitis. Digestion 9:389–403
72. Sarles H (1984) Epidemiology and physiopathology of chronic pancreatitis. Clin Gastroenterol 13:895–912
73. Sarles H, Sahel H (1976) Die chronische Pankreatitis. In: Forell MM (Hrsg) Handbuch der Inneren Medizin, Bd 3/6 Pankreas, 5. Aufl. Springer, Berlin Heidelberg New York, S 737–844
74. Schmidt H, Creutzfeldt W (1969) The possible role of phospholipase A in the pathogenesis of acute pancreatitis. Scand J Gastroenterol 4:39–48
75. Schmidt H, Lankisch PG, Creutzfeldt W (1984) Akute und rezidivierende Pankreatitis (einschließlich der sog. Begleitpankreatitis). In: Demling L (Hrsg) Klinische Gastroenterologie, Bd II. Thieme, Stuttgart, S 416–444
76. Schröder T, Kivilaakso E, Kinnunen PKJ, Lempinen M (1980) Serum phospholipase A_2 in human acute pancreatitis. Scand J Gastroenterol 15:633–636
77. Seelig R, Seelig HP (1975) The possible role of serum complement system in the formal pathogenesis of acute pancreatitis. I. Immunopathogenetic pancreatitis – local Schwartzman-Sanarelli phenomenon – endotoxin-induced pancreatitis. Hepatogastroenterology 22:263–268

78. Seelig R, Seelig HP (1975) The possible role of serum complement system in the formal pathogenesis of acute pancreatitis. II. Cobra venom factor pancreatitis – sodiumtaurocholate and deoxycholate pancreatitis. Hepatogastroenterology 22:335–346
79. Singer MV, Goebell H (1985) Acute and chronic actions of alcohol on pancreatic exocrine secretion in humans and animals. In: Seitz H, Kommerell B (eds) Alcohol Related Diseases in Gastroenterology. Springer, Berlin Heidelberg, pp 376–414
80. Singer MV, Sarles H, Goebell H (1984) Chronische Pankreatitis. In: Demling L (Hrsg) Klinische Gastroenterologie, Bd II. Thieme, Stuttgart, S 445–477
80a. Singer MV, Gyr K, Sarles H (1985) Revised classification of pancreatitis. Report of the 2nd Int. Symp. on the Classification of Pancreatitis, Marseille 1984. Gastroenterology 89:683–685
81. Svensson J-O, Norbäck B, Bokey EL, Edlund Y (1979) Changing pattern in aetiology of pancreatitis in an urban Swedish area. Br J Surg 66:159–161
82. Tasso F, Stemmelin N, Sarles H, Clop J, Durbec JP, Cros RC, Cornee J (1973) Comparative morphometric study of human pancreas in its normal state and in primary chronic calcifying pancreatitis. Biomedicine 18:134–144
83. Vantini I, Piubello W, Scuro LA, Benini P, Talamini G, Benini L, Micciolo R, Cavallini G (1982) Duodenal ulcer in chronic relapsing pancreatitis. Digestion 24:23–28
84. Withrington R, Collins P (1980) Cardiac tamponade in acute pancreatitis. Thorax 35:959–960
85. Worning H (1984) Chronic pancreatitis. Pathogenesis, natural history, conservative treatment. Clin Gastroenterol 13:871–894
86. Zieve L, Vogel WC (1961) Measurements of lecithinase A in serum and other body fluids. J Lab Clin Med 57:586–599

6 Peptische Krankheiten

6.1 Refluxösophagitis

H. R. Koelz

6.1.1 Definitionen

Refluxkrankheit

Die Refluxkrankheit ist die Folge eines pathologischen Refluxes und äußert sich in Ösophagitis und/oder subjektiven ösophagealen Beschwerden.

Es wird eine *primäre* von einer *sekundären* Form der Refluxkrankheit unterschieden. Der pathologische Reflux bei der primären Refluxkrankheit kann auf eine Funktionsstörung weitgehend unklarer Ursache im Bereich des unteren Ösophagussphinkters zurückgeführt werden, während die sekundäre Refluxkrankheit als Folge einer anderen, anatomisch meist leicht faßbaren Störung im oberen Magen-Darm-Trakt auftritt.

Gastroösophagealer Reflux

Als gastroösophagealer Reflux wird ein Zurückströmen von Magen- und/oder Dünndarminhalt in die Speiseröhre außerhalb des Brechaktes und ohne Würgen bezeichnet. Gastroösophagealer Reflux ist bis zu einem gewissen Grade physiologisch und kommt auch beim Gesunden vor, insbesondere postprandial. Der *pathologische Reflux* ist vom physiologischen Reflux durch die abnorme Häufung und durch Zeichen der Refluxkrankheit (Ösophagitis, Symptome) abzugrenzen.

Refluxösophagitis

Als Refluxösophagitis werden makroskopisch erkennbare Schleimhautdefekte (Erosionen, Ulzera) bezeichnet, die typischerweise im distalsten Ösophagus am stärksten ausgebildet sind und nach proximal abnehmen. Beim Nachweis dieser Veränderungen kann praktisch sicher auf einen pathologischen Reflux geschlossen werden. Die Definition der Ösophagitis anhand von nur histologisch erkennbaren Veränderungen wie Infiltration der Lamina propria mit neutrophilen oder eosinophilen Granulozyten oder Verlängerung der Stromapapillen zusammen mit einer Verbreiterung der Basalzellschicht (hyperkeratotische Akanthose, [131]) ist wegen fraglicher Spezifität umstritten [30] und wird hier in der Folge nicht verwendet.

6.1.2 Ätiologie

Auf die Ursache der primären gastroösophagealen Refluxkrankheit bestehen nur indirekte Hinweise. Die Prävalenz korreliert mit der Verbreitung der westlich-zivilisierten Lebensweise und nimmt mit steigendem Lebensalter zu [31]. Diese Merkmale treffen auch für die axiale Hiatushernie zu, wobei allerdings die Hiatushernie beide Geschlechter gleichmäßig befällt, während die Refluxösophagitis häufiger bei Männern vorkommt [31]. Zwischen Refluxkrankheit und axialer Hiatushernie besteht ein direkter Zusammenhang, da fast alle Patienten mit primärer Refluxkrankheit auch eine axiale Hiatushernie aufweisen. Die Hiatushernie kann jedoch nicht die direkte und alleinige Ursache sein, weil umgekehrt die meisten Leute mit Hiatushernie (nachweisbar in 20 bis 50% der Bevölkerung, abhängig vom Alter und mehr noch von den diagnostischen Kriterien) nicht unter einer Refluxkrankheit leiden [18].

6.1.3 Pathogenetische Prinzipien

Die Refluxkrankheit kann als das Ergebnis eines multifaktoriellen Geschehens betrachtet werden (Abb. 47). Von einer Vielzahl möglicher pathogenetischer Faktoren sind bei der primären Refluxkrankheit 2 besonders regelmäßig beteiligt, nämlich eine Funktionsstörung des gastroösophagealen Überganges („Inkompetenz der Kardia“) und eine Störung der Peristaltik des tubulären Ösophagus. Die Tatsache, daß bei genügender Ausprägung jeder andere pathogenetische Faktor für sich allein zur Refluxkrankheit führen kann, zeigt sich am klarsten beim sekundären Reflux (s. Tabelle 11).

Pathogenese der primären Refluxkrankheit

Inkompetenz der Kardia
Bedingt durch den physiologischen Druckgradienten von Magen zu Ösophaguslumen besteht eine Tendenz zum Zurückfließen von Mageninhalt in die Speiseröhre. Die Beschaffenheit der Kardia verhindert normalerweise einen derartigen gastroösophagealen Reflux.

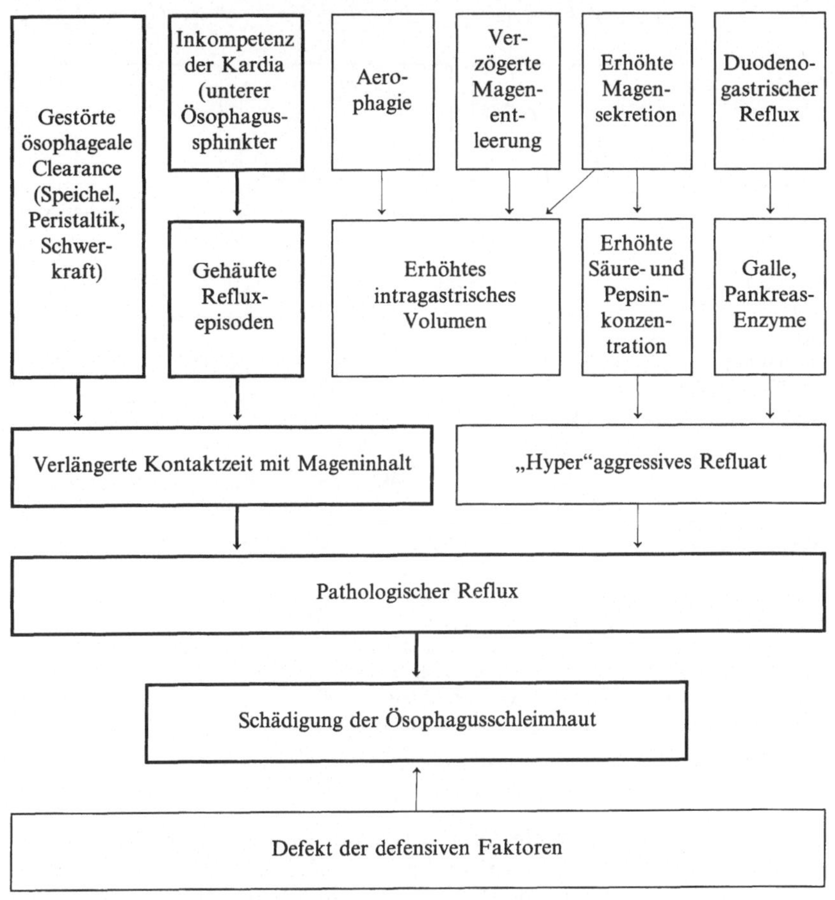

Abb. 47. Pathogenese der Refluxkrankheit als multifaktorielles Geschehen. Entscheidend bei der *primären* Refluxkrankheit ist eine Funktionsstörung der Kardia (Insuffizienz des unteren Ösophagussphinkters), die meist mit einer axialen Hiatushernie einhergeht, womit auch auxiliäre Antirefluxmechanismen (s. Abb. 3) außer Funktion gesetzt werden. Andere Faktoren tragen individuell verschieden zur primären Refluxkrankheit bei. Deren Bedeutung zeigt sich besonders deutlich bei der *sekundären* Refluxkrankheit (s. Tabelle 11)

Störung des unteren Ösophagussphinkters (UÖS). Der im distalsten Abschnitt des Ösophagus gelegene untere Ösophagussphinkter gilt als wichtigster „Antirefluxmechanismus". Der UÖS ist morphologisch schwer faßbar [20], kann funktionell aber klar definiert werden. Er wirkt als Einwegventil, indem durch den (manometrisch bestimmbaren) Ruhetonus normalerweise eine Druckbarriere zwischen Magen und Ösophagus aufrecht erhalten wird, die nur während des Schluckaktes für die

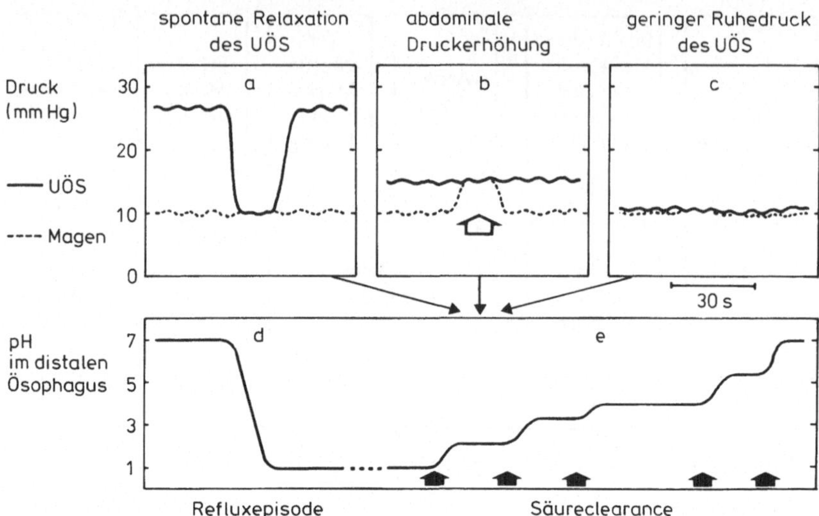

Abb. 48. Motilitätsstörungen des Ösophagus (*a, b, c,* nach [7]), die zu gastroösophagealem Reflux führen *d* und nachfolgende Säureclearance (*e*) (nach [22]). *a* Spontane Relaxation des unteren Ösophagussphinkters (UÖS) außerhalb des Schluckaktes während 10–30 s bei sonst normalem Mitteldruck. *b* Leicht reduzierter Mitteldruck des UÖS. Bei Erhöhung des Abdominaldruckes (*Pfeil*) genügt die Druckbarriere im UÖS nicht, Reflux zu verhindern. *c* Praktisch fehlende Druckbarriere im UÖS. Sobald der UÖS-Druck den Mageninnendruck erreicht, kommt es zu Reflux. *d* pH-Abfall im distalen Ösophagus bei Refluxepisode. *e* Anschließender Wiederanstieg des pH durch Schluckakte (*Pfeile*) und neutralisierende Wirkung des Speichels

Passage des Nahrungsbolus kurzfristig verschwindet (reflektorische Erschlaffung des UÖS). Gastroösophagealer Reflux wird auch in diesem kritischen Zeitpunkt durch eine nachfolgende peristaltische Welle des tubulären Ösophagus verhindert.

Zu gastroösophagealem Reflux können 3 verschiedene Funktionsstörungen des UÖS führen [7] (Abb. 48): Ein dauernd stark erniedrigter oder gar fehlender Tonus des UÖS; ein leicht erniedrigter Tonus, der aber intraabdominellen Druckerhöhungen (z. B. Husten, Bauchpresse) nicht standhält; und ein plötzliches, einige Sekunden dauerndes Zusammenbrechen eines sonst normalen UÖS-Druckes ohne erkennbare Ursache („inappropriate relaxation") und ohne nachfolgende peristaltische Welle. Der Druck im UÖS ist bei Refluxkranken gegenüber gesunden Kontrollpersonen erniedrigt; die Einzelwerte überlappen sich jedoch derart, daß in vielen Fällen eine Zuordnung zu „normal" oder „pathologisch" schwierig ist. Dies betrifft v. a. Refluxkranke mit normalem Ruhedruck des UöS. Der zuletzt erwähnte Refluxmechanismus bietet eine Erklärung für diesen scheinbaren Widerspruch.

Die eigentliche Ursache für das Fehlverhalten des UÖS ist unklar. Theoretisch könnte die Störung auf einer Fehlsteuerung des UÖS (neural und/oder hormonell) oder auf einer Erkrankung der glatten Muskulatur des UÖS beruhen, oder die normale UÖS-Aktivität könnte durch benachbarte Strukturen behindert sein. Plötzliche Druckschwankungen sind aller Wahrscheinlichkeit nach *neural* bedingt. Dagegen hat sich der postulierte Mechanismus einer reflektorischen Druckerhöhung im UÖS durch Erhöhung des intraabdominalen Druckes nicht bestätigt [6]. Eine *hormonelle* Fehlsteuerung durch die bekannten Gastrointestinalhormone ist unbewiesen und z.T. widerlegt. Dies gilt insbesondere für Gastrin. Gastrin wurde vor einigen Jahren als wichtigster Regulator des UÖS-Ruhedruckes angesehen. In pharmakologischen Dosen stellt es den stärksten bekannten Stimulus für den UÖS dar. Endogenes Gastrin schien auch den Druckanstieg nach Einnahme von Eiweiß und Protein zu erklären. Schließlich wurden bei gewissen Patienten mit Refluxkrankheit erniedrigte Nüchterngastrinwerte und eine verminderte Freisetzung von Gastrin nach Probemahlzeit beobachtet. Es darf heute jedoch aufgrund einer großen Anzahl von Untersuchungen als gesichert gelten, daß endogenes Gastrin keinen oder bestenfalls einen minimalen tonisierenden Effekt auf den UÖS ausübt [18]. Für Patienten mit schwerer Refluxösophagitis ist typisch, daß sie nicht nur einen stark verminderten UÖS-Ruhedruck, sondern auch einen verminderten oder gar fehlenden Druckanstieg auf Stimulation mit exogenem Gastrin, Cholinergika und Proteinmahlzeit zeigen [18]. Da die Rezeptoren für Gastrin direkt an der Muskelzelle des UÖS liegen, deutet dies auf eine bisher nicht genauer definierte *myogene* Störung hin. Im Tierversuch führt eine durch Säureinstillation in den Ösophagus induzierte Ösophagitis zu Störungen der Motilität, wie sie bei primärer Refluxkrankheit beobachtet werden [8]. Aus diesem Experiment wurde geschlossen, daß auch bei der Refluxösophagitis des Menschen ein Circulus vitiosus eine wichtige Rolle spielen könnte, da eine einmal entstandene Ösophagitis zu Motilitätsstörungen führt, welche die Ösophagitis unterhalten oder gar verschlimmern. Unmittelbar nach Abheilen der ösophagitischen Epitheldefekte ließ sich beim Menschen allerdings keine Normalisierung der Motilitätsstörungen feststellen [33].

Störung auxiliärer Antirefluxmechanismen. Neben dem UÖS wurde mehreren weiteren Strukturen die Rolle eines Antirefluxmechanismus zugeschrieben (Abb. 49). Diese zusätzlichen Faktoren werden alle bei Vorhandensein einer axialen Hiatushernie teilweise oder ganz außer Funktion gesetzt. Damit wäre die typische, wenn auch nicht obligate Assoziation von Hiatushernie und (primärer) Refluxkrankheit erklärt. Trotzdem bleibt unklar, warum das Fehlen dieser auxiliären Antireflux-

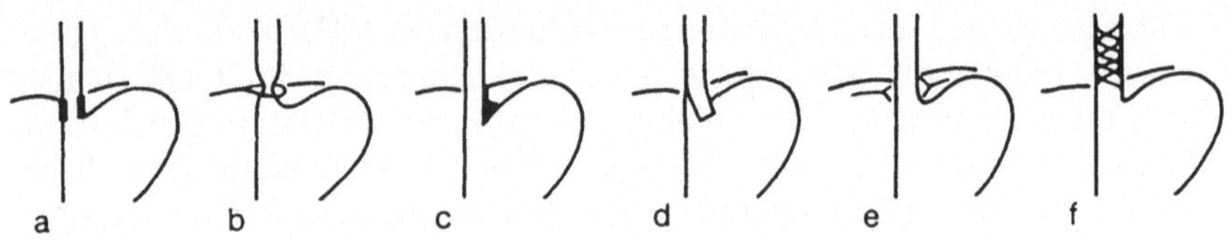

Abb. 49 a–f. Auxiliäre Antirefluxmechanismen. Die Rolle dieser Mechanismen in der Pathogenese der Refluxkrankheit ist umstritten. Bei axialer Hiatushernie werden sie teilweise oder ganz außer Funktion gesetzt. **a** Intraabdominales Ösophagussegment, das durch den Abdominaldruck zusammengepreßt wird, **b** Kompression des Ösophagus durch Zwerchfellschenkel als „Zwerchfellzwinge", **c** His-Winkel zwischen intraabdominellem Ösophagus und Magenfundus, **d** Wirkung der Kardia als „Flatterklappe", **e** Verankerung der Kardia durch die phrenoösophageale Membran, **f** scherengitterartige Anordnung der Muskelfasern als „Dehnverschluß" bei Längsstreckung

mechanismen allein offenbar i. allg. nicht für die Entstehung einer Kardiainsuffizienz und einer Refluxkrankheit genügt. Es scheint, daß ein geschwächter UÖS in der Regel erst dann zu einer gastroösophagealen Verschlußinsuffizienz führt, wenn diese zusätzlichen Mechanismen fehlen.

Störung der Clearancefunktion des Ösophagus

Unter der Clearancefunktion versteht man die Fähigkeit der Speiseröhre, sich von refluiertem Material wieder zu befreien. Die Clearance ist somit der bestimmende Faktor für die Kontaktzeit der Ösophagusschleimhaut mit dem Refluat nach einem Refluxereignis. Für die Clearance sind 3 Faktoren entscheidend: Die Lage der Speiseröhre gegenüber der Schwerkraft, die Peristaltik des tubulären Ösophagus und der Speichelfluß.

Eine aufrechte Körperhaltung beschleunigt die Clearance durch die Wirkung der *Schwerkraft*. Die Dauer einer einzelnen Refluxepisode kann durch Anheben des Kopfendes des Bettes im Vergleich zu einer horizontalen Lage deutlich verkürzt werden [14]. Eine plötzliche Dehnung des Ösophagus, beispielsweise bei Instillation von Flüssigkeit oder bei Reflux, führt in der Regel zu einer lokal induzierten *peristaltischen Welle* (sekundäre Peristaltik), die den Ösophagusinhalt in den Magen befördert. Noch effektiver ist die dem Schluckakt folgende, über den ganzen Ösophagus laufende *primäre Peristaltik* [11]. Deren Fehlen im Tiefschlaf trägt bei Gesunden und bei Refluxkranken zu einer wesentlichen Verlängerung der einzelnen Refluxepisode bei [16]. Die „Feinreinigung" wird durch die spülende und säureneutralisierende Wirkung des *Speichels* bewirkt [10, 11]. Die Ösophagusmukosa ist nur zu einer äußerst geringen Eigensekretion fähig. Eine Ansäuerung der Speiseröhre führt zu einer Stimulation des Speichelflusses [32] und damit auch zu einer erhöhten

Schluckfrequenz [15]. Die Speichelsekretion ist im Schlaf vermindert, wodurch die Clearance weiter verschlechtert wird. Im Alter nehmen sowohl Speichelsekretion [32] wie peristaltische Kraft [17] ab, beides Faktoren, die zur deutlichen Altersabhängigkeit der Refluxkrankheit beitragen könnten. Bei Refluxkranken ist bisher eine Störung der Speichelsekretion nicht generell festgestellt worden [32]. Dagegen zeigen sie oft ein abnormes Verhalten der Motilität des tubulären Ösophagus mit gehäuften nichtperistaltischen (tertiären) Kontraktionen nach Ansäuerung der Speiseröhre [1].

Abnorme Aggressivität des Refluats
Die Aggressivität des Refluats wird bestimmt durch den Gehalt an *Säure,* möglicherweise auch *Pepsin,* und vielleicht durch Substanzen, die bei *duodenogastrischem Reflux* (s. 2.2) aus dem Dünndarm stammen (Galle, Pankreasenzyme). Aus indirekten Hinweisen folgt, daß die *Magensäure* und damit die Azidität des Refluats den wichtigsten aggressiven Faktor darstellt. Tierexperimentell läßt sich eine Ösophagitis durch Beträufeln der Speiseröhre mit HCl hervorrufen [8], wobei der Zusatz von *Pepsin* die Schädigung verstärkt [21]. Eine gastrale Hypersekretion von Säure oder eine Hyperchlorhydrie läßt sich aber bei primärer Refluxkrankheit nicht generell nachweisen [3, 25], so daß offenbar bei entsprechendem Reflux bereits eine normale Säuresekretion zur Auslösung der Krankheit genügt. Eine Hemmung der Säuresekretion mit H_2-Blockern beschleunigt die Heilung der Ösophagitis; allerdings liegen die Behandlungsresultate weniger günstig als bei der Ulkuskrankheit [19]. Zudem reduzieren H_2-Blocker auch das intragastrische Volumen und hemmen die Pepsinaktivität des Magensaftes.
Im Gegensatz zur gastroduodenalen Ulkuskrankheit kommt die Refluxösophagitis sogar bei vollständigem Fehlen von Säure (und damit auch aktivem Pepsin) vor, z. B. nach totaler Gastrektomie. Dies deutet auf aggressive Faktoren im Dünndarminhalt hin. Tierexperimentell läßt sich zeigen, daß sowohl Galle wie auch Bestandteile des Pankreassekretes die Ösophagusmukosa schädigen [27]. Ein Ansäuerung der Galle scheint diese Wirkung zu verstärken. Es ist jedoch noch nicht klar, ob ein abnormer *duodenogastrischer Reflux* bei Patienten mit primärer Refluxkrankheit eine wesentliche Rolle spielt [29].

Erhöhtes intragastrisches Volumen (s. 2.2)
Der Mageninhalt entspricht dem verfügbaren Refluat. Das intragastrische Volumen wird hauptsächlich bestimmt durch die perorale Volumenzufuhr (Nahrung und Luftschlucken), die Magensekretion und die Magenentleerung. Eine wesentliche Überfüllung des Magens wird durch habituelles *Luftschlucken* (Aerophagie) bewirkt. Bei der anschließenden

Eruktation wird zusammen mit dem Gas meist auch saurer Mageninhalt mitgerissen, was zum typischen Beschwerdebild des postprandialen Refluxes führt. Wie erwähnt, ist die *Magensekretion* bei Refluxpatienten i. allg. nicht vermehrt. Refluxpatienten, v. a. solche mit nächtlichem Reflux, zeigen oft eine verzögerte *Magenentleerung* von festen und z. T. auch flüssigen Bestandteilen [22, 37].

Störung der defensiven Faktoren der Ösophagusmukosa
Bei sonst ähnlicher Konstellation der bisher erwähnten pathogenetischen Faktoren besteht keine enge Beziehung zwischen Ausmaß des Refluxes und Schädigung der Ösophagusmukosa. Dies läßt darauf schließen, daß die Ösophagusmukosa auf schädigende Einflüsse verschieden stark reagieren kann, bzw. daß (noch nicht identifizierte) *defensive Faktoren* der Mukosa letztlich das Ausmaß des Schadens bestimmen. Ein weiterer Hinweis folgt aus der günstigen therapeutischen Wirkung von Carbenoxolon oder Sucralfat auf die Refluxösophagitis [26, 38]. Diese Medikamente beeinflussen weder die Azidität des Refluats noch die Motilität.

Pathogenese der sekundären Refluxkrankheit
Im Gegensatz zur primären Refluxkrankheit ist bei der sekundären Form die zugrundeliegende Ursache und das pathogenetische Prinzip i. allg. leicht faßbar und einleuchtend (Tabelle 11). Die häufigste Ursache ist die Schwangerschaft. Die hohen Spiegel von Östrogenen und Gestagenen während der Schwangerschaft reduzieren den UÖS-Tonus und fördern damit die Refluxneigung [2]. Besonders schwere Refluxfolgen werden bei Sklerodermie beobachtet [9]. Dabei führt die Erkrankung der glatten Muskulatur zu einer Sphinkterstörung wie auch zu einer Schwächung der Peristaltik bis hin zum aperistaltischen Ösophagus (s. 2.1).

6.1.4 Pathophysiologie (Abb. 50)

Das Ausmaß des pathologischen Refluxes und die Aggressivität des Refluats bestimmen im wesentlichen die klinischen Folgen, die in subjektiven ösophagealen Symptomen und/oder Ösophagitis bestehen können. Leichtgradiger Reflux (gemessen mittels intraösophagealer Langzeit-pH-Metrie) führt meist nur zu Refluxsymptomen (Tabelle 12 und Abb. 51), stärkerer in der Regel zur Ösophagitis.

Erosive Ösophagitis
Die primäre Läsion der Ösophagitis ist die *Erosion* innerhalb des Plattenepithels des distalen Ösophagus [28]. Dieser oberflächliche Epithelde-

Ursache für sekundäre Refluxkrankheit	Häufigkeit der Refluxkrankheit	Pathogenetischer Mechanismus						Kommentar
		Inkompetenz der Kardia	Gestörte Peristaltik des Ösophagus	Fehlende Wirkung der Schwerkraft	Verzögerte Magenentleerung	Erhöhte Magensekretion	Reflux aus Dünndarm	
Schwangerschaft	++	++	+					Zusätzliche intraabdominale Drucksteigerung
Lokale Schädigung								
Kardiomyotomie bei Achalasie	+++	+++	+++					
totale Gastrektomie mit Resektion des UÖS	+++	+++					+	Rein alkalischer Reflux
Dauerintubation des Magens mit Sonde	+			+				Zusätzliche Dochtwirkung der Sonde, direkte Schädigung der Mukosa
Neuromuskuläre Störungen								
Sklerodermie, seltener andere Kollagenosen	+++	+++	++					
Perniziöse Anämie	+	+			+		+	Rein alkalischer Reflux
Polyneuropathie, z. B. bei Diabetes mellitus	+	+	+		++			
Magenausgangsstenose (Ulkus, Tumor, Striktur)	++				+++	+		
Zollinger-Ellison-Syndrom	+				(+++)	+++		Meist Folge der Magenretention bei stenosierendem Ulkus

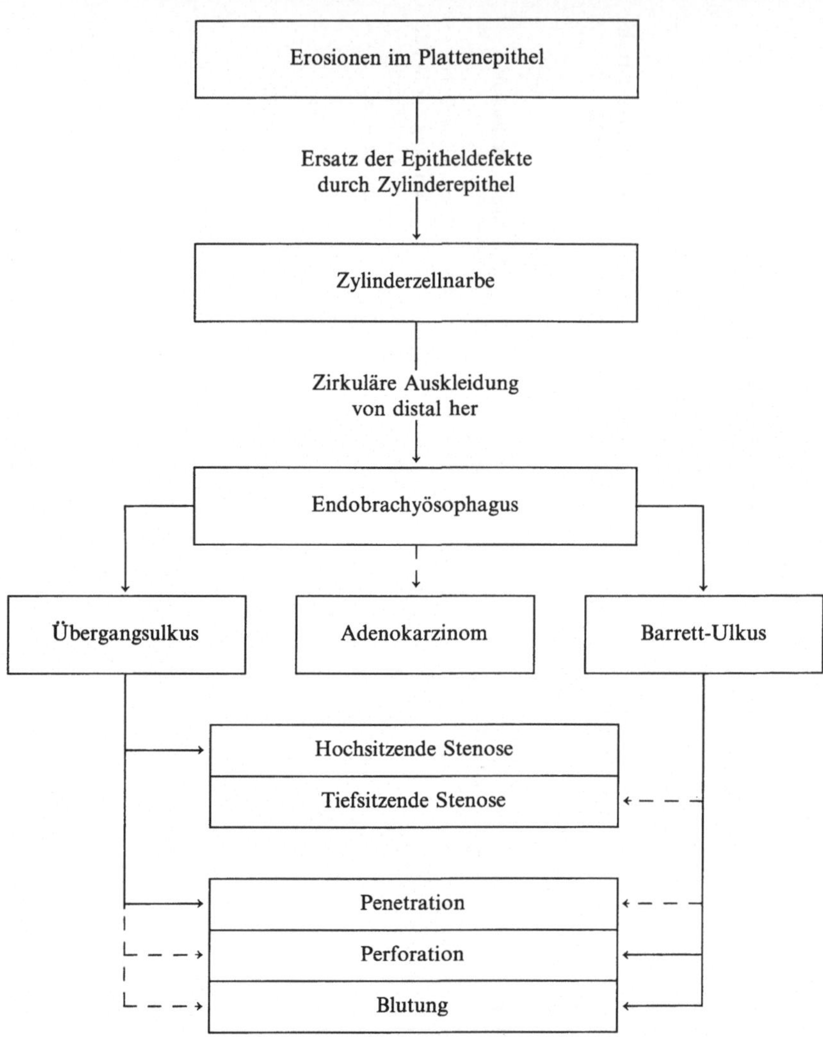

Abb. 50. Morphologische Veränderungen der Refluxösophagitis und Komplikationen. Der Endobrachyösophagus ist die entscheidende Voraussetzung für die Entstehung von Komplikationen

fekt kann endoskopisch sicher, radiologisch jedoch kaum nachgewiesen werden. Nach dem endoskopischen Aspekt unterscheidet man die Ausdehnung entsprechend 3 Schweregraden von Erosionen [28]: Isoliert (Grad I), konfluierend, jedoch nicht über die ganze Zirkumferenz (Grad II), und zirkulär konfluierend (Grad III). Diese Einteilung besitzt nicht nur einen diagnostischen, sondern auch einen prognostischen

Tabelle 12. Klinische Bilder der Refluxkrankheit

Charakteristikum	Klinisches Bild			
	Gesund	Postprandialer Reflux	Nächtlicher Reflux	Dauerreflux
Beschwerden	Keine	Tags, v.a. postprandiales Aufstoßen und Sodbrennen	Hauptsächlich nachts epigastrischer Schmerz und Sodbrennen	Tags und nachts
Ösophagitis	Fehlend	Fehlend oder leicht	Meist leicht, seltener schwer	Meist schwer
Refluxprofil	Abb. 51a	Abb. 51a	Abb. 51b	Abb. 51c
Refluxmechanismus				
– spontane Relaxation	+++	+++	+	+
– abdominale Druckspitzen	+	++	+	+
– Ruhedruck erniedrigt	–	+	+++	+++

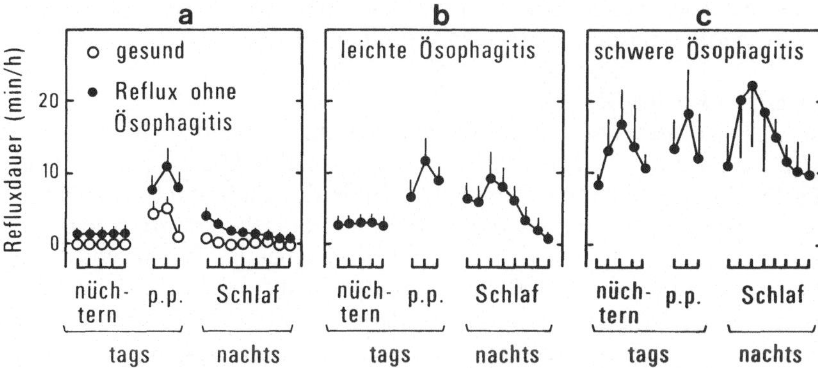

Abb. 51 a–c. pH-Profil des distalen Ösophagus **a** beschwerdefreien Probanden (n = 31) und Patienten mit Sodbrennen, aber normaler Endoskopie (n = 20), **b** Patienten mit leichter Ösophagitis (fleckförmige oder längskonfluierende Erosionen, n = 29). **c** Patienten mit schwerer Ösophagitis (zirkuläre Erosionen, Endobrachyösophagus mit Ulzera oder Erosionen, n = 31). In Abwesenheit von Ösophagitis findet Reflux praktisch nur postprandial (p. p.) statt, während bei Patienten mit schwerer Ösophagitis der nächtliche Reflux überwiegt. Die horizontale Skala ist in Stunden eingeteilt. (Umgezeichnet nach [5])

Wert, da Läsionen leichteren Grades unter konservativer Therapie wesentlich rascher abheilen als schwere (19a). Es ist unklar, ob diese Gradierung auch zeitlichen Entwicklungsstadien der Krankheit entspricht. Als oberflächliche Epitheldefekte mit intakter Basalmembran können Erosionen ohne Narbenbildung vollständig abheilen. Dabei werden die

Defekte in der Regel wieder von Plattenepithel bedeckt. Aus unklarer Ursache werden die Defekte jedoch gelegentlich mit (heterotopem) Zylinderepithel bedeckt, womit die sog. *Zylinderzellnarbe* entsteht, die als fingerförmiger Ausläufer aus dem Zylinderepithel des Magens oder als Insel im Plattenepithel des tubulären Ösophagus liegt. Bei zirkulärer Auskleidung des distalen Ösophagus mit Zylinderepithel spricht man von einem Endobrachyösophagus.

Endobrachyösophagus (engl. "Barrett's esophagus" oder "columnar cell-lined esophagus")
Der Endobrachyösophagus zeichnet sich durch eine zirkuläre Auskleidung des tubulären Ösophagus mit (heterotopem) Zylinderepithel aus [4]. Histologisch sieht man ein stark wechselndes Bild mit Epithel vom Typ der Kardia-, der Korpus- oder der Antrumschleimhaut [24, 36]. Nach endoskopischen Verlaufsbeobachtungen kann sich ein Endobrachyösophagus nicht mehr zurückbilden [39]. Der Endobrachyösophagus ist die entscheidende Voraussetzung für die Entwicklung weiterer Läsionen und Komplikationen der Refluxkrankheit [12, 34]. Er gilt ferner als Präkanzerose; nach jahrelangem Bestehen sind bei etwa 10% der Patienten Adenokarzinome des distalen Ösophagus zu erwarten [23, 35].

Ulzeröse Ösophagitis
Bei der ulzerösen Ösophagitis dehnen sich die Epitheldefekte tief in die Mukosa bis unter die Muscularis mucosae aus. Das *Übergangsulkus* liegt an der Grenze zwischen proximalem Ende des Endobrachyösophagus und angrenzendem Plattenepithel, während das seltenere *Barrett-Ulkus* allseits von heterotopem Zylinderepithel umgeben ist. Im Gegensatz zu ösophagealen Erosionen, die kaum bluten, neigen Ulzera eher zu subakuten, gelegentlich auch zu akuten *Blutungen. Penetration* und *Perforation* des Ösophagus sind typische, wenn auch seltene Komplikationen der ulzerösen Ösophagitis.

Peptische Stenose
Die peptische Stenose ist eine Einengung des Ösophaguslumens, die durch Einwirkung von gastrointestinalem Sekret entsteht. Meist handelt es sich dabei um refluiertes Magensekret, selten um reinen Dünndarmsaft. Äußerst selten ist eine angeborene Anomalie verantwortlich, bei der sich säureproduzierendes Epithel als Insel oder in Manschettenform am Ort der Stenose findet (echtes Barrett-Syndrom ohne gastroösophagealen Reflux). Die peptische Stenose entwickelt sich durch narbige Schrumpfung meist aus einer ulzerösen Ösophagitis und ist somit auch mit einem Endobrachyösophagus assoziiert. Die Narbenbildung führt bei länger dauernder ulzeröser Ösophagitis oft auch zu einer Verkürzung

aller Wandschichten in der Längsrichtung des Organs, welche als sekundärer Brachyösophagus bezeichnet wird. Der Lage der Ulzera entsprechend führt das Übergangsulkus zu einer hochsitzenden, das Barrett-Ulkus zu einer mehr distal liegenden Stenose. Terminale Stenosen finden sich v.a. bei einer sich sehr rasch entwickelnden sekundären Refluxkrankheit, wenn keine Zeit für die Entwicklung eines Endobrachyösophagus bestand. Die Dysphagie ist ein Zeichen der Lumeneinengung. Bei einem freien Lumen unterhalb etwa 15 mm Durchmesser besteht meist eine Dysphagie für feste, bei weniger als 5 mm auch für flüssige Speisen. Da eine relevante Stenose Reflux in den proximalen Ösophagus behindert, nehmen die Refluxbeschwerden mit zunehmender Dysphagie häufig ab.

Zusammenfassung

Die Refluxkrankheit ist eine chronisch rezidivierende Krankheit, die durch das Zusammenwirken mehrerer Faktoren entsteht, von denen eine Funktionsstörung unbekannter Ursache im Bereiche des gastroösophagealen Übergangs am wichtigsten erscheint. Pathologischer Reflux kann zu Ösophagitis (Defekte der Ösophagusmukosa) und deren Komplikationen (peptische Stenose, weniger häufig auch Penetration, Perforation und Blutung) führen.

Literatur

1. Atkinson M, Van Gelder A (1977) Esophageal intraluminal pH recording in the assessment of gastroesophageal reflux and its consequences. Dig Dis Sci 22:365–370
2. Bainbridge ET, Nicholas SD, Newton JR, Temple JG (1984) Gastro-oesophageal reflux in pregnancy. Altered function of the barrier to reflux in asymptomatic women during early pregnancy. Scand J Gastroenterol 19:85–89
3. Baldi F, Corinaldesi R, Ferrarini F, Stanghellini V (1981) Gastric secretion and emptying of liquids in reflux esophagitis. Dig Dis Sci 26:886–889
4. Barardi RS, Devaiah KA (1983) Barrett's esophagus. Surg Gynecol Obstet 156:521–538
5. Blum AL, Siewert JR (1984) Refluxkrankheit der Speiseröhre. In: Demling L (Hrsg) Klinische Gastroenterologie. Thieme, Stuttgart New York, S 206–227
6. Dodds WJ, Hogan WJ, Miller WN, Stef JJ, Arndorfer RC, Lydon SB (1975) Effect of increased intraabdominal pressure on lower esophageal sphincter pressure. Am J Dig Dis 20:298–308
7. Dodds WJ, Dent J, Hogan WJ, Helm JF, Hauser R, Patel EK, Egide MS (1982) Mechanism of gastroesophageal reflux in patients with reflux esophagitis. N Engl J Med 307:1547–1552
8. Eastwood GL, Castell DO, Higgs RH (1975) Experimental esophagitis impairs lower esophageal sphincter pressure. Gastroenterology 69:146–153
9. Eckard VF (1981) Gastroösophagealer Reflux als Begleitkrankheit (sog. sekundärer Reflux). In: Blum AL, Siewert JR (Hrsg) Refluxtherapie. Springer, Berlin Heidelberg New York, S 107–122

10. Helm JF, Dodds WJ, Hogan WJ, Soergel KH, Egide MS, Wood CM (1982) Acid neutralizing capacity of human saliva. Gastroenterology 83:69–74
11. Helm JF, Dodds WJ, Pelc LR, Palmer DW, Hogan WJ, Teeter BC (1984). Effect of esophageal emptying and saliva on clearance of acid from the esophagus. New Engl J Med 310:284–288
12. Herlihy KJ, Orlando RC, Bryson JC, Bozymski EM, Carney CN, Powell DW (1984) Barrett's esophagus: Clinical, endoscopic, histologic, manometric and electrical potential difference characteristics. Gastroenterology 86:436–443
13. Ismail-Beigi F, Pope CE II (1974) Distribution of physiological changes of gastroesophageal reflux in the distal esophagus in man. Gastroenterology 66:1109–1113
14. Johnson LF, DeMeester TR (1981) Evaluation of elevation of the head of the bed, bethanechol, and antacid foam tablets on gastroesophageal reflux. Dig Dis Sci 26:673–680
15. Kapila YV, Dodds WJ, Helm JF, Hogan WJ (1984) Relationship between swallow rate and salivary flow. Dig Dis Sci 29:528–533
16. Kaye MD, Wexler RM (1981) Alteration of esophageal peristalsis by body position. Dig Dis Sci 26:897–901
17. Khan TA, Shragge BW, Crispin JS, Lind JF (1977) Esophageal motility in the elderly. Am J Dig Dis 22:1049–1054
18. Koelz HR (1981) Pathogenese von Hiatushernie und Hiatushernie und Kardiainsuffizienz. In: Blum AL, Siewert JR (Hrsg) Refluxtherapie. Springer, Berlin Heidelberg New York, S 44–65
19. Koelz HR (1984) Refluxkrankheit der Speiseröhre – Konservative Therapie. In: Goebell H, Hotz J, Farthmann EH (Hrsg) Der chronisch Kranke in der Gastroenterologie. Springer, Berlin Heidelberg New York Tokyo, S 148–166

19.a. Koelz HR, Birchler R, Bretholz A, Bron B, Capitaine Y, Delmore G, et al. (1986) Healing and relapse of reflux esophagitis during treatment with vanitidine. Gastroenterology 91:1198–1205

20. Liebermann-Meffert D, Allgöwer M, Schmid P, Blum AL (1979) Muscular equivalent of the lower esophageal sphincter. Gastroenterology 76:31–38
21. Lillemoe KD, Johnson LF, Harmon JW (1982) Role of the components of the gastroduodenal contents in experimental acid esophagitis. Surgery 92:276–284
22. McCallum RW, Berkowitz DM, Lerner E (1981) Gastric emptying in patients with gastroesophageal reflux. Gastroenterology 80:285–291
23. Naef AP, Savary M, Ozzello L (1975) Columnar-lined lower esophagus: an acquired lesion with malignant predisposition. Report of 140 cases of Barrett's esophagus with 12 adenocarcinomas. J Thorac Cardiovasc Surg 70:826–834
24. Paull A, Trier JS, Dalton MD, Camp RC, Loeb P, Goyal RK (1900) The histologic spectrum of Barrett's esophagus. N Engl J Med 295:476–480
25. Pflücke F, Dummler W, Schreiber H, Anders O (1982) Gastroösophagealer Reflux und Magensekretion. Z Gesamte Inn Med 37:87–91
26. Reed PI, Davies WA (1978) Controlled trial of a new dosage form of carbenoxolone (Pyrogastrone) in the treatment of reflux esophagitis. Dig Dis Sci 23:161–165
27. Salo JA, Kivilaakso E (1984). Contribution of trypsin and cholate to the pathogenesis of experimental alkaline reflux esophagitis. Scand J Gastroenterol 19:875–881
28. Savary M, Miller G (1977) Der Oesophagus. Gassmann AG, Solothurn
29. Schumpelick V (1981) Duodenogastrischer Reflux und Oesophagitis. In: Blum AL, Siewert JR (Hrsg) Refluxtherapie. Springer, Berlin Heidelberg New York, S 123–136
30. Seefeld U, Krejs GJ, Siebenmann RE, Blum AL (1977) Esophageal histology in gastroduodenal reflux: Morphometric findings in suction biopsies. Am J Dig Dis 22:956–964

31. Sonnenberg A (1981) Epidemiologie und Spontanverlauf der Refluxkrankheit. In: Blum AL, Siewert JR (Hrsg) Refluxtherapie. Springer, Berlin Heidelberg New York, S 85–106
32. Sonnenberg A, Steinkamp U, Weise A, Berges W, Wienbeck M, Rohner HG, Peter P (1982) Salivary secretion in reflux esophagitis. Gastroenterology 83:889–895
33. Sonnenberg A, Lepsien G, Müller-Lissner SA, Koelz HR, Siewert JR, Blum AL (1982) When is esophagitis healed? Esophageal endoscopy, histology and function before and after cimetidine treatment. Dig Dis Sci 27:297–302
34. Spechler SJ, Sperber H, Doos WG, Schimmel EM (1983) The prevalence of Barrett's esophagus in patients with chronic peptic esophageal structures. Dig Dis Sci 28:769–774
35. Spechler SJ, Robbins AH, Rubins HB, Vincent ME, Heeren T, Doos WG, Colton T, Schimmel EM (1984) Adenocarcinoma and Barrett's esophagus. An overrated risk? Gastroenterology 87:927–933
36. Thompson JJ, Zinsser KR, Enterline HT (1983) Barrett's metaplasia and adenocarcinoma of the esophagus and gastroesophageal junction. Hum Pathol 14:42–61
37. Velasco H, Hill LD, Gannan RM, Pope CE II (1982) Gastric emptying and gastroesophageal reflux. Effects of surgery and correlation with esophageal motor function. Am J Surg 144:58–62
38. Weiss W, Brunner H, Büttner GR, Gabor M, Miederer S, Mittelstaedt A, Olbermann M, Schwamberger K, Witzel L (1983) Therapie der Refluxösophagitis mit Sucralfat. Dtsch Med Wochenschr 108:1706–1711
39. Wesdorp JCE, Bartelsmann J, Schipper MEI, Tytgat GN (1981) Effect of long-term treatment with cimetidine and antacids in Barrett's oesophagus. Gut 22:724–727

6.2 Ulcus ventriculi und Ulcus duodeni *

A. SONNENBERG, K.-J. HENGELS

6.2.1 Definition

Das *Ulcus ventriculi* und das *Ulcus duodeni* sind flächenhafte Schleimhautdefekte im Magen und Duodenum, die bis in die Submukosa reichen. Es handelt sich wahrscheinlich um nosologisch unterschiedliche Erkrankungen mit unterschiedlicher Epidemiologie, Spontanverlauf und Pathophysiologie. Da die Ätiologie beider Erkrankungen bislang ungeklärt ist, sie jedoch durch einen chronisch rezidivierenden Verlauf gekennzeichnet sind, benachbarte Organe betreffen und für ihre Entwicklung die aggressive Einwirkung von Salzsäure und Pepsin auf die Schleimhaut eine „conditio sine qua non" darstellt, kann man sie unter dem Begriff der *Ulkuskrankheit* zusammenfassen. Die akute *Streßläsion* des oberen Gastrointestinaltraktes, das sog. Streßulkus, ist eine andere Erkrankung, die nicht unter diesen Oberbegriff der Ulkuskrankheit paßt (s. 6.3). Die Streßläsion entsteht immer nach einem physiologischen Streß mit den klinischen Zeichen eines Schocks, beispielsweise nach chirurgischen Eingriffen, Hirntraumata, Verbrennungen oder Sepsis. Unglücklicherweise haben in der Internationalen Klassifikation der Erkrankungen (ICD-Code) die Ulkuskrankheit und die Streßläsion bislang noch keine getrennte Einteilung erfahren. Manchmal wird unter Streßulkus auch ein Ulkus verstanden, für dessen Entstehung ein psychischer Streß verantwortlich gemacht wird. Dieser Ulkustyp gehört unter dem Oberbegriff Ulkuskrankheit und keinesfalls in die Gruppe der „chirurgischen" Streßläsionen.

* Danksagung: Das Projekt wurde durch die Deutsche Forschungsgemeinschaft, Gesuch Nr. So 172/1-1, unterstützt.

6.2.2 Epidemiologie und Ätiolgie

Die Epidemiologie der Ulkuskrankheit ist insofern von besonderer Wichtigkeit, als sie noch das Rätsel deren ungeklärter Ätiologie birgt (Abb. 52). Die Ulkuskrankheit war vor dem 19. Jahrhundert eine Rarität. Zu Beginn des 19. Jahrhunderts wird zunächst vermehrt von akuten Perforationen eines Ulcus ventriculi bei jungen Mädchen berichtet [15]. Das Krankheitsbild mit plötzlich einsetzenden heftigsten abdominellen Schmerzen, bretthartem Abdomen und nachfolgendem Tod innerhalb von 24–48 h war dramatisch. Bei all den vorzüglichen Ärzten, die das 18. Jahrhundert bereits hervorgebracht hatte, ist es kaum vorstellbar, daß dieses eindrückliche Krankheitsbild schlicht übersehen wurde. Vielmehr scheint es vorher nicht vorgelegen zu haben. Im Verlauf des 19. Jahrhunderts wurden auch zunehmend jüngere Männer betroffen. Gegen Ende des 19. Jahrhunderts trat das Ulcus duodeni häufiger als das Ulcus ventriculi auf. In den nachfolgenden Jahrzehnten änderte sich die Ulkuskrankheit von einer Erkrankung der jungen zu einer Erkrankung der mittleren und hohen Altersgruppen. Wurden zu Beginn eher die höheren sozialen Schichten von der Krankheit betroffen, so wechselte der Befall im Verlauf des 20. Jahrhunderts zu den niederen sozialen Klassen über [34]. Seit 1960 nimmt die Mortalität und die Inzidenz der Ulkuskrankheit weltweit ab.

Die alters- und geschlechtsspezifische Todesrate ist die Anzahl der Toten pro Jahr und pro 100000 oder 1000000 Lebende des gleichen Alters und Geschlechtes. Trägt man die alters- und geschlechtsspezifische Todesraten des Ulcus ventriculi und Ulcus duodeni gegen das Geburtsjahr der

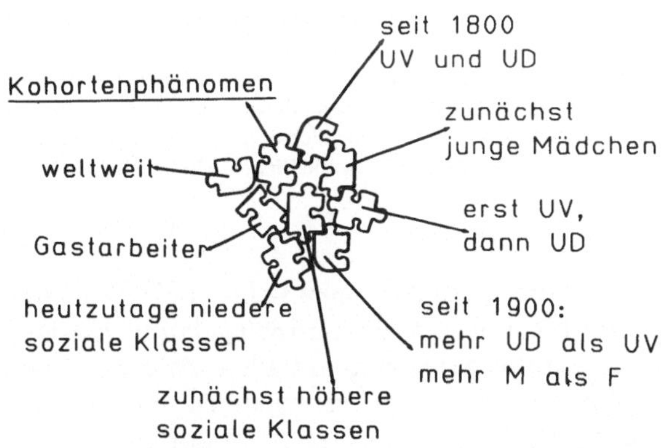

Abb. 52. Ein epidemiologisches Puzzle. Dargestellt sind die epidemiologischen Charakteristika der Ulkuskrankheit, die sich seit Auftreten der Erkrankung verändert haben

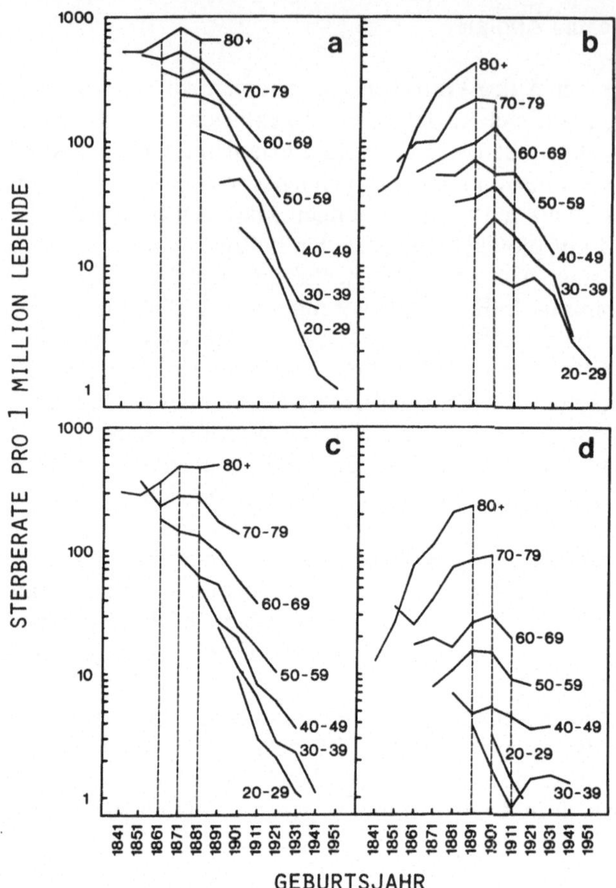

Abb. 53. Das Kohortenphänomen in der Schweizer Mortalitätsstatistik der Ulkuskrankheit *a* Ulcus ventriculi, Männer. *b* Ulcus duodeni, Männer. *c* Ulcus ventriculi, Frauen. *d* Ulcus duodeni, Frauen. Dargestellt sind die durchschnittlichen altersspezifischen Sterberaten von jeweils 10 Jahren, bezogen auf 1 Million Lebende des gleichen Alters und Geburtsjahres. Jede Linie parallel zur y-Achse verbindet die Sterberaten von Personen, die zur gleichen Geburtskohorte (Generation) gehören, jedoch in einem unterschiedlichen Alter gestorben sind. (Nach [41])

Gestorbenen auf, so wird ein Kohortenphänomen sichtbar [29, 34]. Diejenigen Generationen (Geburtskohorten), die um 1880 geboren wurden, trugen, verglichen mit allen vorangegangenen und allen späteren Generationen, das höchste Risiko, an einem Ulcus ventriculi zu sterben. Dieses Risiko wurde lebenslang beibehalten. Die Geburtskohorten mit dem höchsten Risiko, an einem Ulcus duodeni zu sterben, wurden 10–30 Jahre später geboren. Das ist ein mögliches Indiz für die unterschiedliche

Ätiologie von Ulcus ventriculi und Ulcus duodeni (Abb. 53). Da die Ulkusmortalität mit dem Alter zunimmt, stieg sie an, solange diese gefährdeten Generationen älter wurden. Nun, da die Mehrzahl dieser Personen gestorben sind, sinkt die Ulkusmortalität wieder ab. Das Kohortenphänomen läßt sich nicht nur für die Mortalität, sondern ebenso für die Inzidenz der Ulkuskrankheit nachweisen. Es tritt weltweit auf, d. h. in allen Staaten Europas, in Amerika und Japan [31]. Das Kohortenphänomen impliziert, daß in der Ätiologie des Ulcus ventriculi und duodeni exogene Faktoren beteiligt sein müssen, die innerhalb eines relativ kurzen, historischen Zeitraumes ihre Einflußstärke verändert haben.
Als auslösende Noxe kommt prinzipiell eine Unmenge von Umweltfaktoren in Frage, die unsere Nahrungs-, Kleidungs-, Wohngewohnheiten und anderes mehr betreffen könnten. Eine infektiöse Genese der Ulkuskrankheit ist bereits mehrfach vermutet worden [9]. Der Verdacht wurde geäußert, das Ulcus duodeni könne durch Herpes simplex I verursacht sein, weil solche Patienten signifikant häufiger und signifikant höhere Serumtiter von Antikörper gegen diesen Virus aufweisen. Andere Autoren berichten, in Biopsien von Patienten mit akuter Gastritis. Ulcus ventriculi und duodeni besonders häufig einen spezifischen Bakterientyp („Campylobacter pyloridis") gefunden zu haben [19].

6.2.3 Pathogenetische Prinzipien

Säure

Die Säuresekretion ist, verglichen mit gesunden Kontrollen, bei Patienten mit Ulcus duodeni im Mittel erhöht und bei Patienten mit Ulcus ventriculi im Mittel erniedrigt. Zwischen Gesunden und Patienten beider Ulkustypen gibt es jedoch eine so breite Überlappung der Sekretionswerte, daß für den individuellen Patienten die pro Zeiteinheit gemessene Säuremenge keine pathophysiologischen Rückschlüsse erlaubt [41]. Die pathophysiologische Bedeutung der Säure für die Entstehung beider Ulkustypen wird durch 2 Umstände belegt. 1. Eine fehlende Säuresekretion, beispielsweise bei perniziöser Anämie und chronisch atrophischer Gastritis, verhindert die Entstehung von Ulzera. Die Ulkusheilung und die Verhütung von Ulkusrezidiven kann durch Hemmung der Säuresekretion mit Medikamenten oder selektiver gastraler Vagotomie gefördert werden. Dabei ist die Hemmung der Säuresekretion beim Ulcus duodeni wirkungsvoller als beim Ulcus ventriculi [8, 14]. 2. Eine extrem gesteigerte Säuresekretion, wie beim Zollinger-Ellison-Syndrom, führt fast gesetzmäßig zu Ulzerationen, die dann im gesamten oberen Gastrointestinaltrakt, d. h. Ösophagus, Magen und Duodenum, auftreten können. Auch andere Formen der Hypergastrinämie mit gesteigerter

Säuresekretion, das sind die antrale G-Zellhyperfunktion und das „excluded antrum" (– irrtümlich belassener Antrumrest am blind verschlossenen Duodenalstumpf nach B II-Magenteilresektion), führen zu peptischen Läsionen [40].
Die Gastrinsekretion des Antrums erfährt durch einen intraluminal niedrigen pH-Wert eine negative Rückkopplung. Trotz der erhöhten Säuresekretion besitzen Patienten mit Ulcus duodeni im Mittel kein erniedrigtes Serumgastrin. Nach Nahrungsreiz steigt bei ihnen das Gastrin stärker als bei Gesunden an. Exogen zugeführte, gleich große Gastrindosen bei Gesunden und Ulcus-duodeni-Patienten stimulieren die Säuresekretion der Patienten stärker, d. h. Ulcus-duodeni-Patienten reagieren auf Gastrin empfindlicher [3, 40].
Die Ursachen der basal und nach Stimulation erhöhten Säuresekretion, der relativ erhöhten, basalen Gastrinausschüttung und der gesteigerten Gastrinantwort nach Nahrungsreiz sowie der gesteigerten Gastrinempfindlichkeit sind ungeklärt. Es werden folgende Hypothesen diskutiert: Erhöhte Belegzellmasse, erhöhte Menge gastrinproduzierender Zellen (G-Zellen), erhöhter Vagotonus mit Wirkung auf eine oder beide Zellpopulationen [3].

Pepsin

Unter Säureeinwirkung wird die Sekretion von Pepsinogen, dem inaktiven Vorläufer des Pepsins, über H^+-Rezeptoren vermittelte, cholinerge Reflexe stimuliert. Menschliche Pepsinogene lassen sich in einem System klassifizieren, dessen Hauptkriterium die immunologischen Eigenschaften der Proenzyme bilden. Danach unterscheidet man Pepsinogen I, das nur im säuresezernierenden Teil des Magens gebildet wird, und Pepsinogen II, das im gesamten Magen und im 1. Abschnitt des Duodenums vorkommt. Pepsinogen I und II werden zu den entsprechenden Pepsinen aktiviert. Dabei bleiben die immunologischen Unterschiede erhalten. Aufgrund seiner, im Gegensatz zum Pepsin I, noch erhaltenen Stabilität in einem pH-Bereich von 7,0–7,5 kann Pepsin II unter physiologischen Bedingungen nicht durch einen pH-Anstieg allein, sondern nur durch die Pankreasenzyme im Duodenum inaktiviert werden [5]. Das bei pH 3,2 liegende Optimum der enzymatischen Wirkung von Pepsin II gewährleistet gerade unter Nahrungsaufnahme eine hohe biologische Wirksamkeit (Abb. 54). Kann beim Ulkuspatienten durch säurebindende bzw. säurehemmende Maßnahmen das pH im Magen und Duodenum nicht konstant über pH 3,5–4 gehalten werden, so ist mit einer beträchtlichen Restaktivität des Pepsin II zu rechnen.
Die Pepsinsekretion ist, wie die Säuresekretion, im Mittel bei Patienten mit Ulcus dudeni erhöht [3]. Bei Gesunden findet sich mit 10 mg Pepsin I pro 1 mmol H^+ eine konstante Beziehung zwischen Pepsin-I-Sekretion

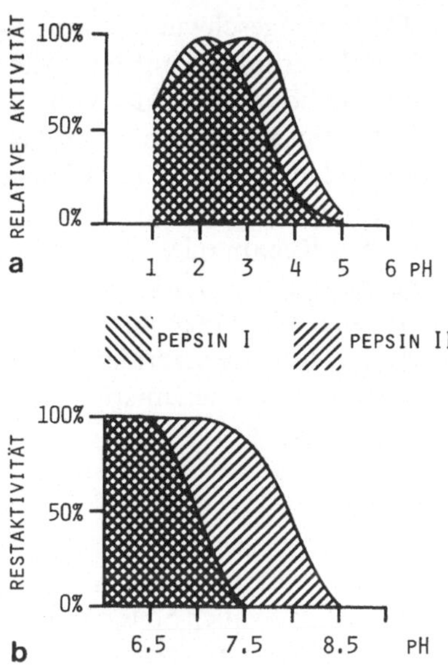

Abb. 54 a, b. pH-Abhängigkeit der enzymatischen Aktivität und der Inaktivierung von Pepsin I und II. **a** Die relative Aktivität bezieht sich auf die maximale Aktivität des jeweiligen Pepsins im pH-Optimum. **b** Die Restaktivität ist die enzymatische Aktivität, die – im pH-Optimum gemessen – noch vorhanden ist, nachdem das Enzym einige Zeit bei dem jeweils angegebenen pH-Wert inaktiviert wurde

und Säuresekretion unter basalen wie unter stimulierten Bedingungen. Ein verschwindend geringer Anteil des gebildeten Pepsinogens tritt statt in den Magen ins Blut über („leakage") und kann hier radioimmunologisch bestimmt werden [25]. Mehr als die Hälfte der Patienten mit Ulcus duodeni weisen im Blut, verglichen mit Gesunden, erhöhtes Pepsinogen-I auf [26]. Die Anlage zur Hyperpepsinogenämie I wird in manchen Ulkusfamilien autosomal-dominant vererbt [24]. Ein erhöhtes Serumpepsinogen I kennzeichnet Personen mit genetisch bedingter Ulkusprädisposition auf dem Boden einer erhöhten Hauptzellmasse und wahrscheinlich erhöhten Sekretion von Pepsin I.

Gastritis

Möglicherweise führt außer einer großen Hauptzellmasse auch der Untergang von Hauptzellen zu einer Hyperpepsinogenämie. Bei der Oberflächengastritis tauchen nämlich beide, Pepsinogen I und II, vermehrt im Blut auf, dabei steigt Pepsinogen II relativ stärker an. Ein hoher Pepsinogen II/I-Quotient weist auf eine Oberflächengastritis und stellt einen prognostischen Faktor für das Auftreten eines Magenulkus dar [33]. Mit zunehmendem Alter nimmt die Inzidenz und die Ausdenung der Oberflächengastritis von distal nach proximal zu. Ein Fortgang der Entzündung mit nachfolgender Atrophie der säuresezernierenden Schleimhaut führt zu einer Abnahme der Sekretionsmenge. Das Magengeschwür ist an der Grenze zwischen intakter und entzündlich veränderter Schleimhaut lokalisiert [17]. Möglicherweise erklärt dies, warum das Magengeschwür eher mit einer niedrigen und das Duodenalgeschwür eher mit einer hohen Säuresekretion assoziiert sind, und warum das mittlere Alter von Patienten mit Magengeschwür 10–20 Jahre höher ist als das von Patienten mit Duodenalgeschwür. Wenn ein Patient nacheinander an beiden Ulkustypen erkrankt, tritt das Ulcus duodeni meist vor dem Ulcus ventriculi auf. Beim gleichzeitigen Vorliegen beider Ulkustypen ist das Magenulkus meist distal in der präpylorischen Region oder im Antrum lokalisiert und die Säuresekretion, verglichen mit anderen Magenulzera, relativ hoch [38]. Duodenalulzera und tiefsitzende Magenulzera sind häufiger bei Männern als bei Frauen, vielleicht weil die sezernierte Säuremenge proportional zum Körpergewicht ist und Männer entsprechend mehr Säure sezernieren [3].

Mukus und Bikarbonat

Mukusgel besteht aus Glykoproteinen. Ein Molekül setzt sich aus 4 gleichen Untereinheiten zusammen, von denen jede wie eine Flaschenbürste aussieht: Ein zentraler länglicher Proteinstab ist nach allen Seiten mit ca. 160 kurzen Zuckerketten von jeweils ca. 15 Gliedern besetzt (Abb. 55). Der aus dem vollständigen Molekül aufgebaute Mukus ist hoch viskös und kaum wasserlöslich. Durch die proteolytische Wirkung von Pepsin werden die „Griffe" der Proteinstäbe zersetzt, während der Rest des Proteinstabes durch die umgebenden Karbohydrat-„Borsten" dem Zugriff proteolytischer Enzyme entzogen bleibt. Dadurch zerfällt das Gel und der Mukus wird wasserlöslich [1].

Bikarbonat entsteht mit Wirkung des Enzyms Carboanhydrase in den Belegzellen und in den Oberflächenzellen der Magenmukosa. Die Oberflächenzellen sezernieren ins Magenlumen Bikarbonat in einer Menge, die etwa 5–10% der sezernierten Säure zu titrieren vermag [1]. Die Be-

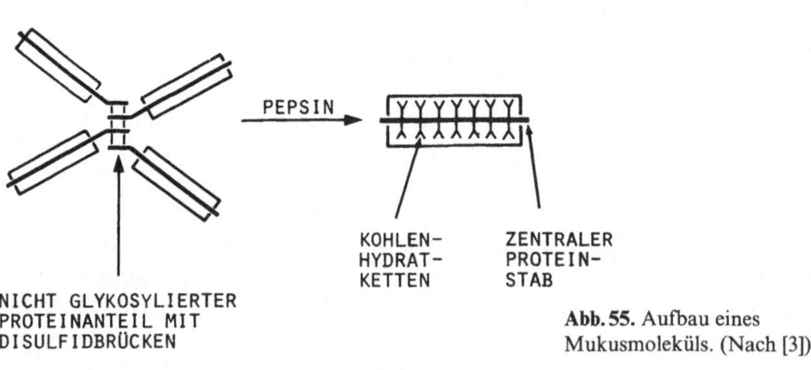

Abb. 55. Aufbau eines Mukusmoleküls. (Nach [3])

deutung der Bikarbonatsekretion der Oberflächenzellen für die Ulkuskrankheit ist ungeklärt. Patienten mit einer Pankreasinsuffizienz und einer entsprechend verminderten Bikarbonatsekretion sollen häufiger als Gesunde Ulcera duodeni aufweisen [27, 36]. Eine generelle Pankreasinsuffizienz liegt bei Ulcus-duodeni-Patienten nicht vor [22].

Die Rückdiffusion von H^+-Ionen wird in der Schleimschicht teilweise gehemmt. Gleichzeitig verhindert die strömungsfreie Schicht ("unstirred layer") des Mukusgels, daß die von den Oberflächenzellen sezernierten Bikarbonationen ins Magenlumen abwandern. Im Gel werden die Bikarbonationen möglichst nah der Magenwand festgehalten, so daß sie die anflutenden H^+-Ionen neutralisieren. Durch Pepsin abgespaltene Mukusbestandteile erhöhen die Viskosität der Wasserfläche unmittelbar oberhalb des wandadhärenten Schleimes. Dadurch wird die Dicke der strömungsfreien Wasserschicht über die Mukuslage hinaus verlängert (Abb. 56) [2].

Prostaglandine stimulieren den Einstrom von Bikarbonat in die Oberflächenzelle und dessen Sekretion ins Magenlumen. Außerdem fördern sie die Schleimsekretion (Abb. 57) [1, 2]. In plazebokontrollierten Studien beschleunigt 16, 16-Dimethylprostaglandin E_2 die Heilung des Ulcus duodeni [37].

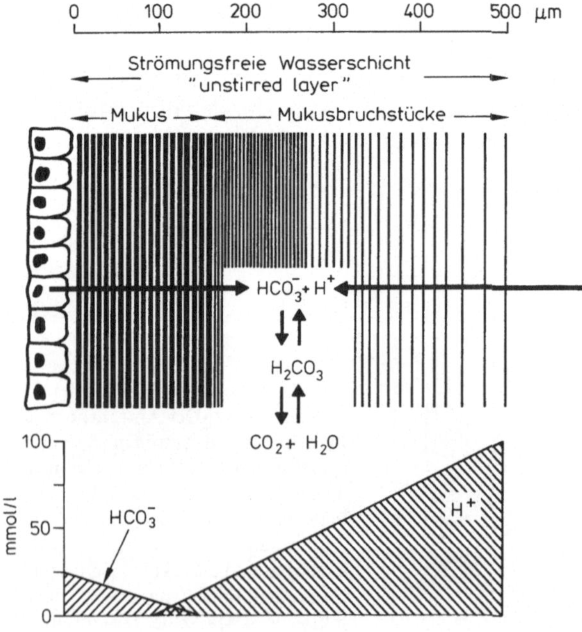

Abb. 56. 1. Verteidigungslinie der Magenmukosa: Die Mukusbikarbonatbarriere

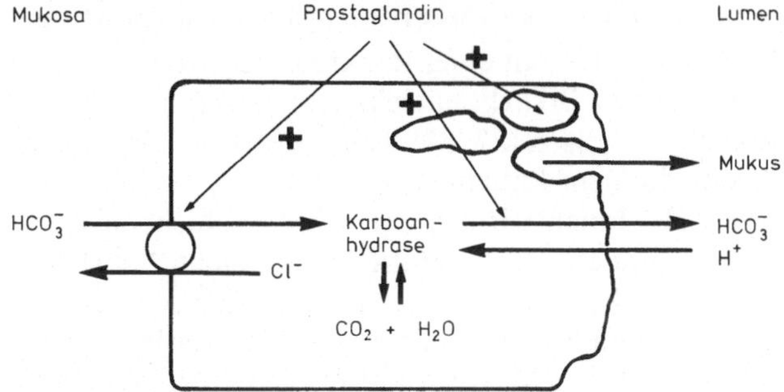

Abb. 57. 2. Verteidigungslinie der Magenmukosa: Die Oberflächenzellen

Blutfluß

Durch den Blutfluß wird die Mukosa mit Sauerstoff, Nährstoffen und Bikarbonat versorgt. Das Bikarbonat dient dazu, H^+-Ionen zu puffern, die aus dem Magenlumen in die Oberflächenzellen oder tiefer in die Mukosa eingedrungen sind. Die rückdiffundierten H^+-Ionen werden mit dem Blutstrom aus der Mukosa abtransportiert (Abb. 58). Die Ausbildung gastraler Hämorrhagien kann durch die Gabe von Prostaglandin eine Minute vor der akuten Applikation der Noxe teilweise verhütet werden. Die „zytoprotektive" Wirkung der Prostaglandine beruht darauf, daß sie Mikrozirkulation in der Schleimhaut verbessern, die Zerstörung der Schleimhautoberfläche durch die Noxe bleibt jedoch unbeeinflußt [12]. Patienten mit Ulcus ventriculi und duodeni besitzen gegenüber gesunden Kontrollen keine gestörte Magen- oder Duodenaldurchblutung [10]. Es könnte sein, daß bei der Ulkuskrankheit die mittlere Durchblu-

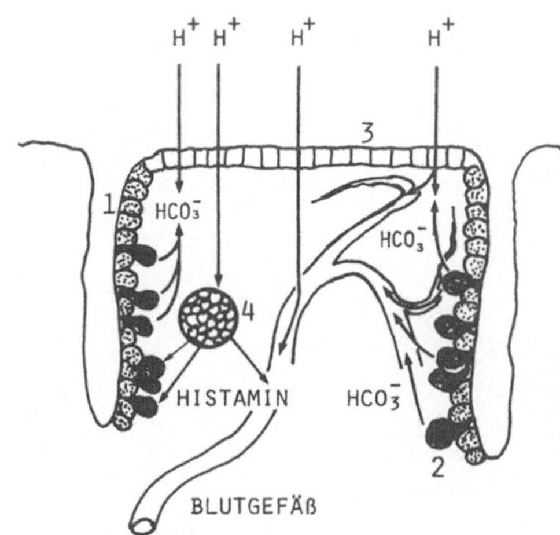

Abb. 58. 3. Verteidigungslinie der Magenmukosa: Der Antransport von Bikarbonat und Abtransport von rückdiffundierten Wasserstoffionen durch den Blutfluß. *1* Hauptzellen. Pepsinsekretion. *2*. Belegzellen, Säuresekretion ins Magenlumen und Bikarbonat in die Mukosa. *3* Oberflächenzellen, Bikarbonat- und Mukussekretion. *4* Mastzelle, Histaminsekretion

tungsrate unverändert ist, die Durchblutung im Ulkusbereich jedoch durch lokale anatomische Gegebenheiten oder durch Thrombose vermindert ist [10]. Es sind jetzt Verfahren entwickelt worden, den lokalen Blutfluß zu messen. Die bisherigen Ergebnisse scheinen diese Hypothese nicht zu stützen [16].

Störungen der Motilität

Patienten mit Magengeschwür weisen im Mittel eine geringgradig verzögerte Magenentleerung auf. Dadurch können die Magensäure und das Pepsin länger als beim Gesunden auf die Magenwand einwirken. Dieser Mechanismus der verlängerten Einwirkung besitzt jedoch nur bei der manifesten Magenausgangsstenose eine ulzerogene Wirkung. Es bilden sich Magenulzera und eine peptische Ösophagitis aus. Bei der Ulkuskrankheit ist dieser Mechanismus irrelevant [6]. Lange Zeit galt der duodenogastrale Reflux von Gallensalzen und Lysolecithin als Ursache des Magengeschwürs. Diese Hypothese hat sich nicht bestätigt [7, 21] (s. auch 2.2].

Patienten mit Ulcus duodeni besitzen im Mittel eine beschleunigte Magenentleerung. Dadurch verlassen die Speisen den Magen teilweise, bevor sie mit der Magensäure reagiert haben. Größere Mengen von Magensäure und Pepsin gelangen erst nach der Nahrung in den Bulbus duodeni. Deshalb finden sich im Bulbus duodeni des Patienten postprandial länger als beim Gesunden niedrigere pH-Werte [3]. Andererseits zeigen die Therapiestudien mit H_2-Antagonisten, daß bereits die Hemmung der nächtlichen Nüchternsekretion ausreicht, um ein Rezidivulkus zu verhindern [8, 14]. Die postprandiale Säuresekretion spielt möglicherweise nur eine untergeordnete Rolle. Bei weitem nicht alle Patienten mit Ulcus duodeni weisen eine beschleunigte Magenentleerung auf [3].

Psychischer Streß

Seit langem wird der Einfluß von psychischem Streß auf die Magenphysiologie und die Ulkuspathogenese diskutiert [11] (s. auch 1.6). Bislang fehlen eindeutige Befunde, die eine Förderung der Ulkusentstehung durch psychischen Streß belegen könnten. Durch zentrale Stimulation, beispielsweise durch Reizung des Vestiblularisapparates oder durch Kälteapplikation, wird die Magenentleerung verzögert [32]. Die Ausbildung von Streßläsionen nach Immobilisation der Ratte kann durch eine Applikation der Peptidhormone TRH, CRF und LH-RH in den 4. Hirnventrikel gefördert werden [4]. Die Säuresekretion wird durch die intrazisternale Applikation von Bombesin gehemmt [35]. Vielleicht ergeben sich aus diesen Experimenten neue Möglichkeiten, die Wirkung von psychischem Streß oder des zentralen Nervensystems allgemein auf die Ulkuskrankheit zu überprüfen.

Exogene Faktoren

Aspirin und Indomethacin fördern vor allem die Entstehung des Ulcus ventriculi [18] (s. 10.1). Die Hemmung der Prostaglandinsynthese stellt einen möglichen pathogenetischen Mechanismus dar. Andere unbekannte pathogenetische Mechanismen müssen jedoch ebenfalls wirken, da beide Substanzen die Synthese gleichermaßen hemmen, Aspirin jedoch wirksamer als Indomethacin Ulzera und Erosionen im oberen Gastrointestinaltrakt erzeugt. Auch Kortikosteroide fördern die Ulzerogenese [20]. Rauchen hemmt die Ulkusheilung und fördert die Rezidiventstehung [13]. Der pathogenetische Mechanismus ist unbekannt.

6.2.4 Natürlicher Verlauf der Ulkuskrankheit

Unter Plazebomedikation heilt das Ulcus ventriculi nach 4 Wochen bei 30% und nach 8 Wochen bei 60% der Patienten ab. Das Ulcus duodeni besitzt eine höhere Tendenz zur Spontanheilung: Nach 4 oder 8 Wochen heilt es bei 40% bzw. 80% der Patienten ab. Durch eine Behandlung mit H_2-Blocker verkürzt sich die Heilungsdauer um die Hälfte, d. h. 60% und 80% der Ulcera ventriculi und duodeni heilen innerhalb von 4 Wochen ab [14]. Kleine Ulzera heilen rascher als große. Vom medizinischen Standpunkt bereitet der chronisch rezidivierende Verlauf der Ulkuskrankheit größere Probleme als die Behandlung des akuten Ulkusschubes. Das Ulcus ventriculi rezidiviert bei 45%, das Ulcus duodeni sogar bei 80% der Patienten innerhalb eines Jahres [23, 28]. Schlecht heilende Ulzera neigen eher zum Rezidiv. Durch eine fortwährende Hemmung der nächtlichen Säuresekretion mit H_2-Antagonisten sinkt die Rezidivrate des Ulcus ventriculi auf 15%, diejenige des Ulcus duodeni auf 25%. Eine Ulkusblutung tritt bei 30% der Ulkuspatienten im Laufe ihres Lebens auf. Die Blutung ist 3mal häufiger als eine Perforation, wobei 15% der Patienten mit einer Blutung oder einer Perforation an der Komplikation sterben [39]. Innerhalb eines Zeitraumes von 10 Jahren sterben insgesamt ca. 1,6% der Patienten an den Folgen ihrer Ulkuskrankheit. Bei 2% der Patienten führen die Vernarbungen im Verlauf der Ulkusheilung zu einer Magenausgangsstenose, beim Ulcus duodeni 10mal häufiger als beim Ulcus ventriculi. Die genaue Prävalenz penetrierender Geschwüre ist nicht bekannt, da eine exakte Diagnose nur chirurgisch oder autoptisch gestellt werden kann. Es scheint aber, daß bei 5% der Ulcera duodeni und 10% der Ulcera ventriculi irgendwann eine Penetration auftritt [39]. Das klinische Bild wird durch den Ort der Penetration bestimmt. Sie kann zu folgenden Sekundärerkrankungen führen: gastrointestinale und gastrokolische Fisteln mit Malabsorption und Gewichtsverlust; biliodigestive Fisteln mit Ikterus und rezidivierenden Cholangitiden; abdominale und thorakale Abszesse, eventuell sogar von einer Pneumonie begleitet; Pankreatitis.

6.2.5 Warum gibt es die Ulkuskrankheit?

Die Kenntnis der pathogenetischen Prinzipien und ihres Zusammenwirkens reicht nicht aus, um die Ulkuskrankheit zu erklären. Es existieren zahlreiche Patienten ohne jede Motilitätsstörung, mit normwertiger Säure- und Pepsinsekretion, die doch ein Ulkus besitzen. Unklar bleibt auch, wie eine physiologische Störung, die lebenslang besteht, zu einer chronisch rezidivierenden Erkrankung mit langen Remissionsphasen führen kann. Warum tritt das Ulkus beim selben Patienten zumeist an der gleichen Stelle auf und ist relativ scharf gegen seine Umgebung abgegrenzt? Eine Störung im Bereich der bislang diskutierten aggressiven und protektiven Mechanismen müßte zu einer diffusen Störung führen, die größere Magen- oder Duodenalareale als das kleine Ulkus betrifft. Man kann aus der Magen- oder Duodenalschleimhaut sogar in unmittelbarer Nachbarschaft eines Ulkus biopsieren, ohne daß ein 2. Ulkus entsteht.
Die bekannten pathogenetischen Prinzipien geben auch keinen Aufschluß darüber, warum die Ulkuskrankheit in relativ kurzer Zeit eine so wechselvolle Geschichte erlebt hat. Vielmehr belegt gerade die Epidemiologie der Ulkuskrankheit deutlich, daß es noch weitere, exogene Faktoren geben muß, welche die Ulkuskrankheit begünstigen oder sogar initiieren. Die exogenen Faktoren könnten die normale Physiologie der Schleimhaut im oberen Gastrointestinaltrakt entweder so nachhaltig verändern, daß lebenslang eine physiologische Störung bestehen bleibt, oder die Extreme in der normalen, physiologischen Schwankungsbreite begünstigen das Aufgehen oder die Wirkung eines exogen induzierten Prozesses.

Literatur

1. Allan A, Garner A (1980) Mucus and bicarbonate secretion in the stomach and their possible role in mucosal protection. Gut 21:249–262
2. Allan A, Hutton D, McQueen S, Garner A (1983) Dimensions of gastroduodenal pH gradients exceed those of adherent mucus gel layers. Gastroenterology 85:463–466
3. Arnold R (1982) Pathogense des Ulcus duodeni. In: Blum AL, Siewert JR (Hrsg) Ulcus-Therapie. Springer, Berlin Heidelberg New York, S 47–71
4. Basso N, Goto Y, Passaro Jr E, Debas HT (1983) Hypothalamic peptides aggravate cold-restraint stress ulcer formation in the rat. Gastroenterology [Abstr] 84:1099

5. Becker T, Rapp W (1979) Characterization of human pepsin II obtained from purified gastric pepsinogen II. Klin Wochenschr 57:719–724
6. Blum AL, Sonnenberg A, Siewert JR (1979) Motilitätsstörungen von Magen und Pylorus. Internist 20:10–17
7. Blum AL, Sonnenberg A, Müller-Lissner SA (1981) Der duodenogastrale Reflux, ein Grenzphänomen zwischen Physiologie und Pathophysiologie des Magens. In: Domschke W, Wormsley K (Hrsg) Magen- und Darmkrankheiten. Thieme, Stuttgart, S 58–69
8. Blum AL, Fimmel C (1983) Therapie des Ulcus ventriculi mit Antazida. Z Gastroenterol (Suppl) 21:59–73
9. Editorial (1981) Viruses and duodenal ulcer. Lancet 1:705–706
10. Fielding LP (Hrsg) (1980) Gastro-intestinal mucosal blood flow. Churchill Livingstone, Edinburgh, London, New York
11. Fordtran JS (1973) The psychosomatic theory of peptic ulcer disease. In: Sleisinger MH, Fordtran JS (Hrsg) Gastrointestinal disease. Saunders, Philadelphia London, S 163–172
12. Guth PH, Paulsen G, Nagata H (1984) Histologic and microcirculatory changes in alcohol-induced gastric lesions in the rat: effect of prostaglandin cytoprotection. Gastroenterology 87:1083–1090
13. Harrison AR, Elashoff JD, Grossman MI (1979) Smoking and health. A report of the Surgeon General. DHEW Publ no 79-50066. US Department of Health, Education and Welfare, Washington DC, S 9.3–9.21
14. Holtermüller KH (1982) Was ist gesichert in der konservativen Ulcustherapie? Eine Wertung der Ergebnisse klinischer Studien. Internist 23:653–679
15. Jennings D (1940) Perforated peptic ulcer. Changes in age-incidence and sex-distribution during the last 150 years. Lancet 1:395–398, 444–447
16. Kamada T, Kawano S, Sato N, Fukuda M, Fusamoto H, Abe H (1983) Gastric mucosal blood distribution and its changes in the healing process of gastric ulcer. Gastroenterology 84:1541–1546
17. Kirk RM (1982) Factors determining the site of chronic gastroduodenal ulcers. Hepato-Gastroenterol 29:75–85
18. Levy M (1974) Aspirin use in patients with major upper gastrointestinal bleeding and peptic-ulcer disease. N Engl J Med 290:1158–1162
19. Marshall BJ, Warren JR (1984) Unidentified curved bacilli in the stomach of patients with gastritis and peptic ulceration. Lancet 1:1311–1315
20. Messer J, Reitman D, Sacks HS, Smith JR H, Chalmers TC (1983) Association of adrenocorticosteroid therapy and peptic-ulcer disease. N Engl J Med 309:21–24
21. Müller-Lissner SA, Fimmel CJ, Sonnenberg A, Will N, Müller-Duysing W, Heinzel F, Müller R, Blum AL (1983) Novel approach to quantify duodenogastric reflux in healthy volunteers and in patients with type I gastric ulcer. Gut 24:510–518
22. Petersen H (1970) Relationship between gastric and pancreatic secretion in patiens with duodenal ulcer. Scand J Gastroenterol 5:321–326
23. Richardson CT (1983) Gastric ulcer. In: Sleisinger MH, Fordtran JS (Hrsg) Gastrointestinal disease, 3. Aufl Saunders, Philadelphia, pp 672–93
24. Rotter JI, Sones JQ, Samloff IM, Richardson CT, Gurshy JM, Walsh JH, Rimoin DL (1979) Duodenal ulcer disease associated with elevated serum pepsinogen I. N Engl J Med 300:63–66
25. Samloff IM (1982) Pepsinogens I and II: Purification from gastric mucosa and radioimmunoassay in serum. Gastroenterology 82:26–33
26. Samloff IM, Liebmann WM, Panitch NM (1975) Serum group I pepsinogens by radioimmunoassay in control subjects and patients with peptic ulcer. Gastroenterology 69:83–90

27. Schulze S, Thorsgaard Pedersen N, Jörgensen MJ, Möllmann KM, Rune SJ (1983) Association between duodenal bulb ulceration and reduced exocrine pancreatic function. Gut 24:781–783
28. Soll AH, Isenberg JI (1983) Duodenal ulcer diseases. In: Sleisinger MH, Fordtran JS (eds) Gastrointestinal disease, 3. Aufl Saunders, Philadelphia, pp 625–672
29. Sonnenberg A (1984) The occurrence of a cohort phenomenon in peptic ulcer mortality from Switzerland. Gastroenterology 86:398–401
30. Sonnenberg A, Arnold R, Fritsch A (1982) Epidemiologie und Genetik der Ulcuskrankheit. In: Blum AL, Siewert JR (Hrsg) Ulcus-Therapie. Springer, Berlin Heidelberg New York S 3–22
31. Sonnenberg A, Müller H (1985) Birth-cohort analysis of peptic ulcer mortality in Europe. J Chron Dis 38:309–317
32. Stanghellini V, Malagelada JR, Zinsmeister AR, Go VLW, Kao PC (1983) Stress-induced gastroduodenal motor disturbances in humans: possible humoral mechanisms. Gastroenterology 85:83–91
33. Stemmermann GN, Samloff IM, Heilbrun LK, Nomura A (1984) Serum pepsinogen I and II levels are markers of increased susceptibility to duodenal ulcer and gastric ulcer. Gastroenterology [Abstr] 86:1266
34. Susser M (1982) Period effects, generation effects and age effects in peptic ulcer mortality. J Chron Dis 35:29–40
35. Taché Y, Grijalva CV, Gunion MW, Walsh JH, Novin D (1982) Stimulation of gastric secretion by acute lateral hypothalamic lesions and its reversal by intracisternal injection of bombesin. Life Sci 31:2485–2491
36. Vantini I, Piubello W, Scuro LA, Benini P, Talamini G, Benini L, Micciolo R, Cavallini G (1982) Duodenal ulcer in chronic relapsing pancreatitis. Digestion 24:23–28
37. Vantrappen G, Janssens J, Popiela T, Kulig J, Tytgat GNJ, Huibregtse K, Lambert R, Pauchard JP, Robert A (1982) Effect of 15(R)-15-methyl prostaglandin E_2 (arbaprostil) on the healing of duodenal ulcer. Gastroenterology 83:357–363
38. Vesely KT, Kubickova Z, Dvorakova, Zvolankova K (1968) Clinical data and characteristics differentiating types of peptic ulcer. Gut 9:57–68
39. Walker C (1983) Complications of peptic ulcer disease and indications for surgery. In: Sleisinger MH, Fordtran JS (eds) Gastrointestinal disease, 3. Aufl. Saunders, Philadelphia, pp 625–672
40. Walsh JH, Grossmann MI (1975) Gastrin. New Engl J Med 294:1324–1334, 1377–1374
41. Wormsley KG, Grossman MI (1965) Maximal histalog test in control subjects and in patients with peptic ulcer. Gut 6:427–435

6.3 Akute gastroduodenale Streßläsion

R. SCHIESSEL

6.3.1 Definition

Als Streßläsionen werden Epitheldefekte der Magen- und/oder Duodenalschleimhaut bezeichnet, welche innerhalb weniger Stunden nach einer schweren Noxe (Streß) wie Verbrennung, Polytrauma, Sepsis, große operative Eingriffe oder Apoplexie entstehen. Die Schleimhautdefekte können entweder in Form multipler Erosionen (oberflächliche Läsionen bis zur Muscularis mucosae) oder als einzelne oder multiple Ulzera (tiefe Defekte bis unter die Muscularis mucosae) bestehen. Bei Verbrennungen, Polytrauma und Sepsis wurde endoskopisch eine Inzidenz von 80–100% gefunden (Tabelle 13).

Tabelle 13. Häufigkeit akuter gastroduodenaler Läsionen

Patientengut	Autor	n	%	Blutung[a]
Verbrennung	Czaja [2]	32	86	22
Polytrauma	Schiessel [18]	38	97	42
Sepsis	Le Gall [13]	14	100	21
Apoplexie	Kitamura [9]	177	52	19

[a] Prozentsatz klinisch relevanter Blutungen bezogen auf die Zahl der Patienten mit Streßläsionen.

6.3.2 Anatomische und physiologische Grundlagen

Außer im Magen und Duodenum gibt es keine Schleimhaut, die einer ähnlich hohen Säurekonzentration standhält. Offenbar verfügt die gastroduodenale Mukosa über spezielle Mechanismen, die sie vor Selbstverdauung schützen. Die Intaktheit der gastroduodenalen Mukosa wird normalerweise durch ein Übergewicht der protektiven Faktoren der Schleimhaut gegenüber den aggressiven intraluminalen Faktoren garantiert.

Magen

Aggressive Faktoren
Die bekannten aggressiven Faktoren sind luminale Säure, Pepsin und Bestandteile der Galle.

Luminale Säure. Für die Entstehung akuter Ulzera ist die Salzsäure des Magens eine unbedingte Voraussetzung. Eine vollständige Neutralisierung der luminalen Säure verhindert in jedem Streßulkusmodell die Entstehung von Streßläsionen. Die Wasserstoffionenpumpe der Parietalzelle (die K^+/H^+-ATPase) produziert Salzsäure mit einer Konzentration von 160 mmol/l. Der intragastrische pH-Wert liegt auch bei geringer Sekretionsleistung im Bereiche von 1. Dies führt zu einem außerordentlich hohen H^+-Konzentrationsgradienten zwischen Magenlumen und Zellen an der Schleimhautoberfläche von $1:1{,}6 \cdot 10^6$.

Pepsin. Ein weiterer wesentlicher aggressiver Faktor ist Pepsin. Es handelt sich um 7 proteolytische Enzyme, die in 2 Hauptgruppen als Pepsin I und II zusammengefaßt werden. Das Wirkungsoptimum der meisten Pepsine liegt bei pH 1,8, bei manchen besteht ein 2. Gipfel zwischen pH 5 und 7. Über einem pH-Wert von 3,5 ist die peptische Aktivität nur noch gering.

Gallensäuren und Lysolecithin. Diese aus der Galle stammenden potentiellen Noxen können physiologischerweise durch duodenogastrischen Reflux in den Magen gelangen. Duodenogastrischer Reflux ist erhöht bei gestörter Darmtätigkeit, beispielsweise bei paralytischen oder mechanischem Ileus (22). Sowohl Gallensäuren wie auch das aus Phospholipiden entstandene Lysolecithin sind für sich allein für die Magenschleimhaut schädlich. Durch Säure wird die Schädigung verstärkt, indem Lysolecithin und Gallensäuren die H^+-Permeabilität der Schleimhaut erhöhen und dadurch die Rückdiffusion von H^+ begünstigen.

Protektive Mechanismen (Abb. 59)
Gegen die aggressiven Faktoren sind die folgenden Schutzmechanismen bekannt: Die Bikarbonatschleimbarriere, die Widerstandskraft des Epithels, die intrazelluläre Neutralisation von Säure, der Blutfluß der Mukosa, der Sekretionsstatus und die Schleimhautreparation.

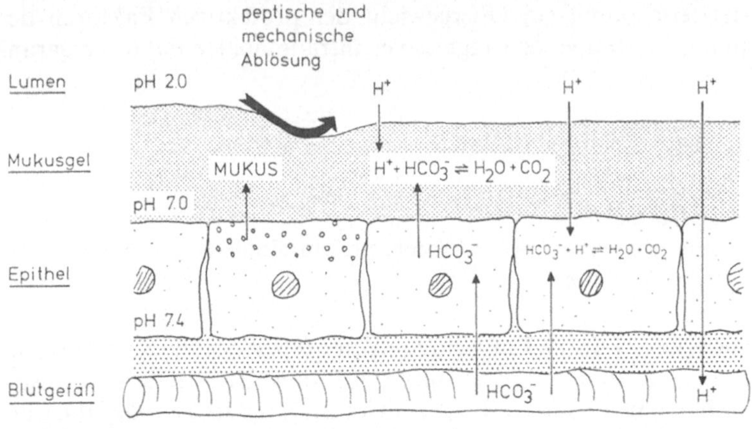

Abb. 59. Hypothetisches Modell über das Zusammenwirken der protektiven Mechanismen des Magens: Der pH-Gradient im Mukusgel konnte mit Mikroelektroden gemessen werden. Der Gradient entsteht durch die Eigenschaft des Mukus, sowohl die Diffusion von H^+ vom Lumen als auch die Diffusion von HCO_3^- in das Lumen zu verlangsamen. Trotzdem in die Zellen eindringende H^+ können intrazellulär neutralisiert werden. Beide Mechanismen sind von adäquater HCO_3^--Zufuhr abhängig. – Daher ist ein ungestörter Blutfluß von zentraler Bedeutung. Beim Versagen der oben genannten Mechanismen kann ein entstandener Epitheldefekt rasch durch Formveränderung ungeschädigter Zellen gedeckt werden

Die Bikarbonatschleimbarriere (s. Abb. 59). Diese Schutzschicht kommt durch die Sekretion von Schleim und Alkali der Nebenzellen zustande.

Alkalisekretion. Wird die Säuresekretion des Magens vollständig gehemmt, so zeigt es sich, daß sowohl das Korpus wie auch das Antrum ein alkalisches Sekret produziert. Es handelt sich um $NaHCO_3$. Der Sekretionsmechanismus ist nicht ganz klar. Ursprünglich wurde angenommen, daß HCO_3^- aus dem metabolischen CO_2 entsteht und dann mittels eines Cl^-/HCO_3^--Austausches die apikale (luminale) Zellmembran verläßt. Neuere Untersuchungen stellen diesen Mechanismus in Frage. Sie zeigten, daß die Alkalisekretion des Froschmagens von der serosaseitigen Konzentration an HCO_3^- und Na^+ und von der Verfügbarkeit an zellulärem Cl^- abhängig ist (28). Ein physiologisch bedeutsamer Mechanismus dürfte die Stimulierbarkeit der Alkalisekretion der Fundus- und Antrumschleimhaut durch luminale Säure sein [8]; dieser Mechanismus ist bisher jedoch erst beim Frosch nachgewiesen worden. Stimulanzien der Alkalisekretion sind ferner Carbachol, Kalzium, Dibutyryl-cGMP und Cholezystokinin. Dagegen ist die Stimulierbarkeit durch Prostaglandine kontrovers [19]. Die Alkalisekretion kann beim Menschen durch hohe Konzentration von Aspirin und Taurocholat gehemmt werden [16]. Beim Versuchstier wird die Alkalisekretion durch eine Reihe anderer Substanzen wie Azetazolamid, Cysteamin, Propionitril, Ouabain, nichtsteroidale Antirheumatika, Äthanol, Anoxie u. a. gehemmt.

Schleimschicht. Der Schleim besteht zu mehr als 95% aus Wasser. Die gelartige Konsistenz verdankt er Glykoproteinen mit einem hohen Molekulargewicht von $2 \cdot 10^5$ bis $15 \cdot 10^6$ Daltons. Daneben enthält er Elektrolyte, Proteine und Nukleinsäuren. Für die protektive Wirkung scheint der im freien Magensaft befindliche Schleim irrelevant; nur der auf dem Epithel als zusammenhängende Schicht liegende Schleim scheint eine Rolle zu spielen. Neben der wichtigen mechanischen Schutzfunktion dürfte das das Epithel bedeckende Mukusgel eine Funktion als Diffusionsbarriere für H^+ besitzen. Da die sezernierte Alkalimenge pro Mukosafläche nur etwa 10% der Säuresekretion beträgt, stellt sich die Frage, wie die Alkalisekretion protektiv wirken könnte. Es wird heute angenommen, daß das Mukusgel einerseits die Diffusion von H^+ aus dem Lumen zur Mukosa verlangsamt, andererseits die Permeation von HCO_3^- von der Mukosa zum Lumen behindert. Damit entsteht in der Nähe der Mukosaoberfläche eine Zone hoher Bikarbonat- aber niedriger Protonenkonzentration. Damit reicht die geringe Alkalisekretion aus, die anfallenden Protonen zu neutralisieren.
Die Schichtdicke kann mit verschiedenen Methoden (Spaltlampe, Mikroelektroden, Histologie am unfixierten Präparat) gemessen werden. Beim Menschen wurden am unfixierten Präparat 192 ± 7 µm gemessen. Die Werte sind jedoch mit anderen Methoden weit höher, beispielsweise mit der Spaltlampe gemessen betragen sie im Fundus 576 ± 81 µm. Die Dicke des Mukusgels konnte bei der Ratte durch Carbachol und Prostaglandine der E-Gruppe gesteigert werden (14). Untersuchungen mit Mikroelektroden ergaben einen pH-Gradienten bei menschlicher Magenmukosa in vitro von 2,25 pH lumenseits bis 6,96 pH auf der Mukosaoberfläche. Aspirin, N-Acetylcystein und ein luminaler pH von 1,4 führten zum Zusammenbruch des pH-Gradienten [1].

Schleimhautpermeabilität. Jedes Epithel hat seine spezifische Permeabilität für Ionen. Die Antrumschleimhaut ist permeabler als die Korpusschleimhaut. Die Permeabilität für Protonen kann durch sog. Barrierenbrecher wie Gallensäuren, Lysolecithin und Aspirin stark erhöht werden. Dadurch kommt es zu einer verstärkten Schädigung der Schleimhaut [3].

Intrazelluläre Neutralisation (s. Abb. 59). Wenn Wasserstoffionen in die Zellen der Magenschleimhaut eindringen, werden sie dort wahrscheinlich durch Bikarbonat neutralisiert, wobei CO_2 entsteht. Andere Puffer

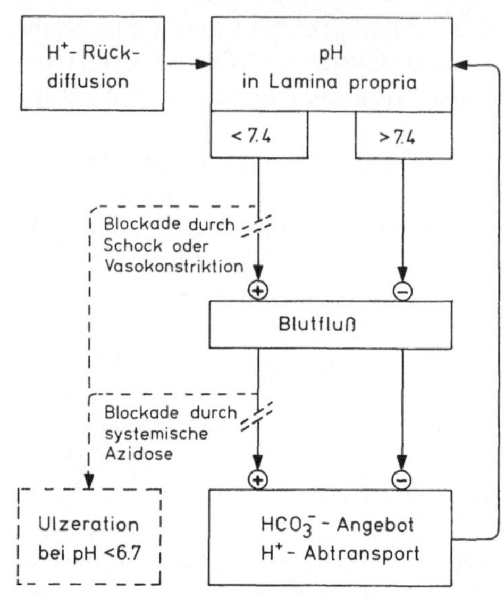

Abb. 60. Autoregulation der Magendurchblutung: luminale Säure löst einen Durchblutungsanstieg aus. Wird dieser Mechanismus blockiert, ulzeriert die Schleimhaut durch schwere intramurale Azidose

wie TRIS oder Phosphat können Bikarbonat nicht ersetzen [10]. Dieser Mechanismus wurde an der isolierten Magenschleimhaut des Frosches untersucht. Interessanterweise kann die intrazelluläre Neutralisation durch Prostaglandine verbessert werden [20].

Blutfluß der Mukosa (s. Abb. 60). Wie in anderen Organen hat der Blutfluß die Aufgabe, Sauerstoff und Substrate heranzubringen. In der Magenmukosa ist er zudem für die Bereitstellung ausreichender Bikarbonatmengen wichtig, welche sowohl für die intrazelluläre Neutralisierung als auch für die Sekretion an der Schleimhautoberfläche benötigt werden. Eine weitere Funktion des Blutflusses ist der Abtransport von rückdiffundierten Wasserstoffionen. Wir konnten am Kaninchen nachweisen, daß die Rückdiffusion von H^+ in die Lamina propria den Blutfluß stimuliert [24]. Wird dieser Regelkreis pharmakologisch oder durch Schock gestört, kommt es zu starker Ansäuerung der Lamina propria und zur Ulzeration (s. Abb. 60).

Sekretionsstatus. Bei starker Säuresekretion des Magens wird die Schleimhaut gegen exogen zugeführte Säure weniger empfindlich, während eine Hemmung der Säuresekretion zu einem Absinken des intramuralen pH und einer Schleimhautschädigung bei Aufbringen von exogener Säure führt. Dieses Verhalten kann durch das bei der Säuresekretion produzierte Bikarbonat erklärt werden [19].

Schleimhautreparation. Diese Vorgänge wurden in den letzten Jahren genauer erforscht. Im Froschmagen kommt es nach völliger Zerstörung des Oberflächenepithels innerhalb von 4 h zu einer vollständigen Reparation mit Wiederherstellung aller Funktionen [27]. Interessanterweise wird zuerst die Alkalisekretion und erst dann die Säuresekretion wiederhergestellt. Noch schneller erfolgt die Schleimhautreparation bei Säugetieren. Beim Meerschweinchen konnte in vitro innerhalb von 40 min und in vivo innerhalb von 15 min eine Wiederherstellung nach schwerer Schädigung nachgewiesen werden [17]. Diese schnelle Reparation erfolgt nicht durch Proliferation der Zellen, sondern durch Bedeckung der Epitheldefekte durch die verbliebenen Zellen, die ihre Form verändern, flache Ausläufer in Richtung des Defektes bilden und über den Defekt wandern. Es werden dann sehr rasch neue Tight junctions gebildet. Das so entstandene neue Deckepithel ist wesentlich dünner als das ursprüngliche.
Die rasche Epithelreparation stellt die letzte Möglichkeit dar, beim Versagen aller vorgeschalteten Schutzmechanismen bleibende Mukosadefekte zu verhindern. Die komplette Wiederherstellung erfordert proliferative Vorgänge, die mehr als 10 h dauern.

Duodenum

Aggressive Faktoren
Wie im Magen sind Säure und Pepsin die wichtigsten aggressiven Faktoren. Es ist unklar, welche Rolle die Pankreasfermente bei der Entstehung von gastroduodenalen Streßläsionen spielen.

Protektive Faktoren (Abb. 61)
Bekannte protektive Mechanismen der Duodenalschleimhaut sind die intraluminale Neutralisation der Säure, die Bikarbonatschleimbarriere, die Mukosadurchblutung und die Schleimhautreparation.

Intraluminale Neutralisation. Der wichtigste Faktor bei der Neutralisation von Säure im Duodenum ist das aus Galle und Pankreassaft stammende Bikarbonat. Zur Neutralisation trägt auch die Verdünnung des sauren Chymus im Duodenum durch die großen Sekretmengen von Galle und Pankreassaft bei. So werden im proximalen Duodenum postprandial immer nur für wenige Minuten pH-Werte um 2–3 erreicht. Zwischen den Säurespitzen beträgt der pH im Duodenum 7–8. Die Sekretionskapazität des Pankreas reicht zur vollständigen Neutralisation des Magen-

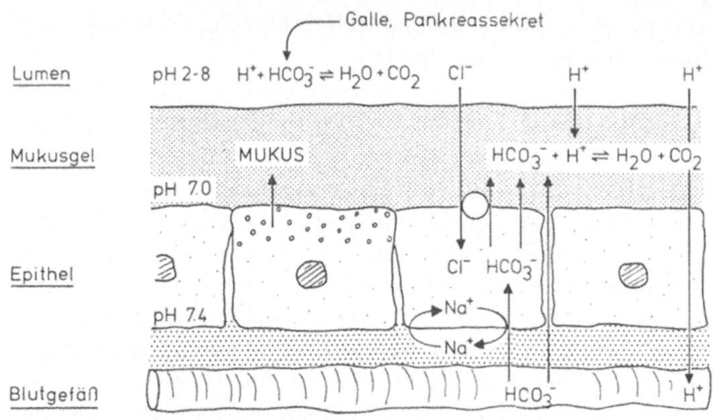

Abb. 61. Protektive Mechanismen des Duodenums: Im Unterschied zum Magen besteht hier eine gut funktionierende intraluminäre Pufferung durch HCO_3^- aus Galle und Pankreassekret. Die Bikarbonatschleimbarriere funktioniert ähnlich wie im Magen, da die Epithelzellen selbst HCO_3^- produzieren können. Die Voraussetzung für diese Sekretion ist ein intakter Blutfluß

saftes aus. Gelangt Säure ins Duodenum, so wird einerseits die Magensekretion und die Magenentleerung gehemmt, andererseits die pankreatische und biliäre Bikarbonatproduktion gesteigert [12].

Bikarbonatschleimbarriere. Die Schleimhaut des Duodenums kann unabhängig von Galle- und Pankreassekretion Bikarbonat produzieren [6]. Ähnlich wie im Magen wird auch hier eine Bikarbonatschleimbarriere gebildet. Die Alkalisekretion des Duodenums wird stimuliert durch Dibutyryl cAMP, GIP, pankreatisches Glukagon, Prostaglandine, Diazepam und andere Substanzen, gehemmt durch Azetazolamid, Indomethacin, Ouabain, systemische Azidose und Furosemid (s. 10.1).
Ähnlich wie im Magen wirkt luminale Säure auf die Alkalisekretion stimulierend [8]. Der Sekretionsvorgang wurde in vitro am Frosch genauer untersucht. Mehrere unabhängige Mechanismen scheinen dabei eine Rolle zu spielen. Es sind bisher 3 verschiedene transzelluläre Transportmechanismen beschrieben worden: 1) Bikarbonat wird auf der basolateralen Seite der Zelle in Abhängigkeit vom Na-Gradienten aufgenommen und passiv über die apikale Membran sezerniert. Dieser Mechanismus ist elektrogen. 2) Es findet sich ein elektroneutraler HCO_3^-–Cl^- Austausch an der apikalen Membran (wie im Magen). 3) Es gibt Hinweise für eine bikarbonatstimulierte ATP-ase in der apikalen Membran. Zusätzlich kann Bikarbonat parazellulär passiv durch die Duodenalmukosa diffundieren, v. a. nach Schädigung der Mukosa mit metabolischen Hemmern. In vivo ist die duodenale Bikarbonatsekretion praktisch linear vom Bikarbonatangebot über den Blutweg abhängig [21].

Die Dicke des Mukusgels beträgt bei der Ratte etwa 80 μm, beim Menschen etwa 200 μm [14]. Auch hier sind die Angaben methodisch bedingt sehr unterschiedlich. Wie beim Magen konnte kürzlich auch im Duodenum der Ratte ein pH-Gradient im Mukusgel nachgewiesen werden [7]. Bei einem luminalen pH von 2 betrug der pH an der Schleimoberfläche 7, nach Behandlung mit Prostaglandin E_2 7,74. Eine Hemmung der Alkalisekretion durch Azetazolamid oder Aspirin führte zu einem Absinken des pH auf 6,0, nach Prostaglandinbehandlung auf 6,33. Die protektive Wirkung der Bikarbonatschleimbarriere wird durch eigene Ergebnisse unterstützt, die zeigten, daß eine Stimulation der Alkalisekretion eine Schädigung der Schleimhaut durch 50 mmol/l HCl weitgehend verhinderte, während eine Hemmung die Schädigung verstärkte [29].

Mukosadurchblutung. Wie im Magen stimuliert luminale Säure die Durchblutung der Duodenalmukosa. Dieser Mechanismus ist unabhängig von Sekretin [26].

Schleimhautregeneration. Die Regeneration des Duodenums ist derzeit noch unzureichend untersucht. Eigene Untersuchungen sprechen auch hier für eine schnelle Reparationsphase durch Zellverformung und eine langsame Wiederherstellungsphase durch Proliferation.

6.3.3 Ätiologie der Streßläsion

Das ursächliche Agens für die Streßläsion ist eine massive Belastung des Organismus durch schwere Erkrankung, Trauma, Operation, Verbrennung oder Sepsis. Das Auftreten der Läsionen korreliert direkt mit dem Schweregrad der Noxe. Experimentell lassen sich Streßläsionen durch Immobilisation, Kälte, Verbrennung, Schock und psychischen Streß erzeugen.

6.3.4 Pathogenetische Prinzipien

Die im Rahmen der Noxe auftretenden Veränderungen der Homöostase führen zu einer Schwächung der protektiven Mechanismen, so daß es zu einem Überwiegen der aggressiven Faktoren mit Entstehung von Mukosaläsionen kommt. Die früher vorherrschende Auffassung einer Überproduktion von Säure gilt als widerlegt.

Säure. Beim Versagen der protektiven Mechanismen können Protonen abhängig von der luminalen Konzentration in die Schleimhaut diffundieren. Die Rückdiffusion kann zum Absinken des pH in der Lamina propria der Magenschleimhaut führen. Dies ist besonders leicht möglich bei sehr hoher luminaler H^+-Konzentration, bei erhöhter Permeabilität der Schleimhaut für H^+ und bei Störung der Schleimhautdurchblutung. Sinkt der pH in der Lamina propria des Kaninchenmagens unter 6,7 bis 6,5, so ist mit einer Ulzeration zu rechnen [11, 24]. Kürzlich konnte auch beim Menschen nachgewiesen werden, daß ein niedriger intramuraler pH mit einem erhöhten Risiko einer Streßblutung verbunden ist [4].

Pepsin. Die Bedeutung von Pepsin bei der Entstehung akuter Ulzerationen konnte in eigenen Untersuchungen klar gezeigt werden [10]. Die isolierte Magenschleimhaut des Frosches kann, als flache Membran zwischen 2 Perfusionskammern eingespannt und mit oxygenierter Ringer-Lösung perfundiert, 6–8 h ohne Schädigung überleben. Die Schleimhaut ulzeriert immer dann, wenn in Gegenwart von luminaler Säure und Pepsin das Bikarbonat aus der serosaseitigen Perfusionslösung entfernt wird. Ohne Pepsin in der luminalen Lösung treten Ulzera jedoch nicht auf, obwohl sich alle elektrischen Parameter der Mukosa ähnlich verändern wie in Gegenwart von Pepsin. Es ist daher anzunehmen, daß Pepsin nicht für die Primärschädigung der Schleimhaut, wohl aber für die Entwicklung makroskopisch sichtbarer Ulzera durch Proteolyse geschädigter Zellen verantwortlich ist.

Gallensäuren und Lysolecithin. Ihre Wirkung auf die Permeabilität der Magenschleimhaut mit Begünstigung der H^+-Rückdiffusion ist experimentell gut belegt. Die Rolle bei der menschlichen Streßläsion ist aber nicht klar.

Ischämie. Ein wesentlicher Faktor für das Funktionieren der protektiven Mechanismen ist die Mukosadurchblutung. Die Störung der Magendurchblutung führt zu einem zellulären Energiedefizit, zu vermindertem HCO_3-Angebot und zu einem verminderten Abtransport rückdiffundierter Säure. Der Schock ist nicht nur im Tierversuch, sondern auch beim Menschen eine der Hauptursachen akuter Streßläsionen.

Systemischer Säure-Basen-Haushalt. Eine schwere Azidose führt zu einem reduzierten HCO_3-Angebot an das Epithel. Die intrazelluläre Neutralisierung und die Alkalisekretion sind von Bikarbonat abhängig. Ein Überangebot von HCO_3-(metabolische Alkalose) schützt bei der Ratte vor Streßläsionen durch hypovolämischen Schock [25]. Auch beim Menschen kommt die Azidose (respiratorisch oder metabolisch) als pathogenetisches Prinzip in Frage.

Duodenum
Die genannten Prinzipien Ischämie und Azidose gelten in gleichem Maße für das Duodenum. Die Rolle der Säure ist auch hier unumstritten.

6.3.5 Pathophysiologie

Die klinisch relevanten Komplikationen der Streßläsionen sind die akute gastrointestinale Blutung und die Ulkusperforation.

Zusammenfassung
Streßläsionen des Magens und Duodenums können im Rahmen schwerer akuter Erkrankungen, Verletzungen oder Operationen auftreten. Sie entstehen als Folge einer Schwächung protektiver Mechanismen der Schleimhaut gegenüber aggressiven Faktoren (v. a. Säure und Pepsin). Die Mechanismen sind experimentell gut untersucht. Ihre Bedeutung ist im einzelnen für die menschliche gastroduodenale Streßläsion jedoch nicht aufgeklärt.

Literatur

1. Bahari HMM, Ross IN, Turnberg LA (1982)Demonstration of a pH gradient across the mucus layer on the surface of human gastric mucosa in vitro. Gut 23:513–516
2. Czaja AJ, McAlhany JC, Pruitt BA (1974) Acute gastroduodenal disease after thermal injury. An endoscopic evaluation of incidence and natural history. N Engl J Med 291:925–929
3. Davenport, HW (1971) Protein-loosing gastropathy produced by sulfhydryl reagents. Gastroenterology 60:870–979
4. Fiddian-Green RG, McGouch E, Pittenger G, Rothmann E (1983) Predictive value of intramural pH and other risk factor for massive bleeding from stress ulceration. Gastroenterology 85:612–620
5. Flemström G (1977) Active alkalinization by amphibian gastric fundic mucosa in vitro. Am J Physiol 233:E1–E12
6. Flemström G, Heylings JR, Garner A (1982) Gastric and duodenal HCO_3^- transport in vitro: effects of hormones and local transmitters. Am J Physiol 242:G100–G110
7. Flemström G, Kivilaakso E (1983) Demonstration of a pH gradient at the luminal surface of rat duodenum in vivo and its dependence on mucosal alkaline secretion. Gastroenterology 84:787–794
8. Heylings JR, Garner A, Flemström G (1981) Regulation of gastroduodenal HCO_3^- transport by luminal acid in amphibian isolated mucosa. J Physiol 316:58–59
9. Kitamura T, Ho K (1976) Acute gastric changes in patients with acute stroke. Part I: With reference to gastroendoscopic findings. Stroke 7:460–463
10. Kivilaakso E, Barzilai A, Schiessel R, Crass R, Silen W (1979) Ulceration of isolated amphibian gastric mucosa. Gastroenterology 77:31–37

11. Kivilaakso E, Barzilai A, Schiessel R, Fromm D, Silen W (1981) Experimental ulceration of rabbit antral mucosa. Gastroenterology 80:77–83
12. Konturek SJ (1984) Control and regulation of duodenal acidity. In: Allen A et al. (eds) Mechanisms of mucosal protection in the upper gastrointestinal tract. Raven Press, New York, pp 159–165
13. Le Gall JR, Mignon FC, Rapin M, Radjeni M, Harasi A, Bader JP, Soussy CJ (1976) Acute gastroduodenal lesion related to severe sepsis. Surg Gynecol Obstet 142:377–380
14. McQuenn S, Allen A, Garner A (1984) Measurement of gastric and duodenal mucus gel thickness. In: Allen et al. (eds) Mechanisms of mucosal protection in the upper gastrointestinal tract. Raven Press, New York, pp 215–221
15. Menguy R, Desbaillets MD, Masters YF (1984) Mechanisms of stress ulcer: influence of hypovolemic shock on emergency metabolism in the gastric mucosa. Gastroenterology 66:46–52
16. Rees WDW, Gibbons LC, Arhurst G, Turnley LA (1984) Studies of bicarbonate secretion by the normal human stomach in vivo: effect of aspirin, sodium taurocholate and prostaglandin E_2. In: Allen et al. (eds) Mechanisms of mucosal protection in the upper gastrointestinal tract. Raven Press, New York, pp 119–123
17. Rutten MJ, Ito S (1983) Morphology and electrophysiology of guinea pig gastric mucosal repair in vitro. Am J Physiol 244:G171–G182
18. Schiessel R, Deisenhammer N, Opitz A, Dinstl K, Poigenfürst J, Voill M, Sporn P (1978) Streßveränderungen des Magens und Duodenums bei Mehrfachverletzten. (Ergebnis einer prospektiven Studie. Kongreßbericht d Österr Ges f Chirurgie, Hrsg E Wayand u. P Brücke) Egermann Verlag, Wien, S 53–56
19. Schiessel R, Merhav A, Matthews JB, Fleischer LA, Barzilai A, Silen W (1980) Role of nutrient HCO_3 in protection of amphibian gastric mucosa. Am J Physiol 239:G536–G542
20. Schiessel R, Matthews J, Barzilai A, Merhav A, Silen W (1983) PGE_2 stimulates gastric chloride transport: a possible key to cytoprotection. Nature 283:671–673
21. Schiessel R, Starlinger M, Kovats E, Appel W, Feil W, Simon A (1984) Alkaline secretion of rabbit duodenum in vivo: its dependence on acid base balance and mucosal blood flow. In: Allen et al. (eds) Mechanisms of Mucosal protection in the upper gastrointestinal tract. Raven Press, New York, pp 267–271
22. Schumpelick W, Horatz K, Schreiber HW (1977) Das Streßulkus. Langenbecks Arch 344:141–155
23. Simson JNL, Merhav A, Silen W (1981) Alkaline secretion by amhibian duodenum. II. Short-circuit current on Na^+ and Cl^- fluxes. Am J Physiol 240:G472–G479
24. Starlinger M, Schiessel R, Hung Ch R, Silen W (1981) H^+ back-diffusion stimulating gastric mucosal blood flow in the rabbit fundus. Surgery 89:232–236
25. Starlinger M, Jakesz R, Matthews JB, Yoon Ch, Schiessel R (1981) The relative importance of HCO_3 and blood flow in the protection of rat gastric mucosa during shock. Gastroenterology 81:732–735
26. Starlinger M, Kovats E, Matthews J, Yoon Ch, Feil W, Schiessel R (1982) Role of blood flow for intraluminal H^+ clearance in duodenal mucosa. Gastroenterology 82:1187
27. Svanes K, Ito S, Takeuchi K, Silen W (1982) Restitution of the surface epithelium of the in vitro frog gastric mucosa after damage with hyperosmolar NaCl. Gastroenterology 82:1409–1427
28. Takeuchi K, Merhav A, Silen W (1982) Mechanism of luminal alkalinization by bullfrog fundic mucosa. Am J Physiol 243:G377–G388
29. Wenzl E, Starlinger M, Feil W, Schiessel (1984) Acid tolerance of rabbit duodenum: the role of alkaline secretion. Gastroenterology 86:1298

7 Vaskuläre Störungen

R. A. Hinder, H. R. Koelz

Der Gastrointestinaltrakt, einschließlich der Leber, erhält etwa $^1/_4$ des Herzzeitvolumens. Der Blutfluß ist vom Bedarf abhängig. Das meiste Blut strömt über den Portalkreislauf zurück, dessen Obstruktion zu Veränderungen des gastrointestinalen Kreislaufs führt. Der Blutfluß des Darmes übersteigt bei weitem dessen Grundbedarf; es ist deshalb ein starker Abfall erforderlich, bevor Symptome oder ein Infarkt entstehen.

7.1 Anatomische und physiologische Grundlagen

7.1.1 Arterielles Gefäßsystem

Der Darm wird hauptsächlich mit Blut aus dem Truncus coeliacus, der A. mesenterica superior (AMS) und der A. mesenterica inferior (AMI) versorgt. Zwischen der AMS und dem Truncus coeliacus besteht im Bereiche des Duodenums durch die A. gastroduodenalis eine gute Verbindung (Abb. 62). Eine andere Kollaterale zwischen Truncus coeliacus und

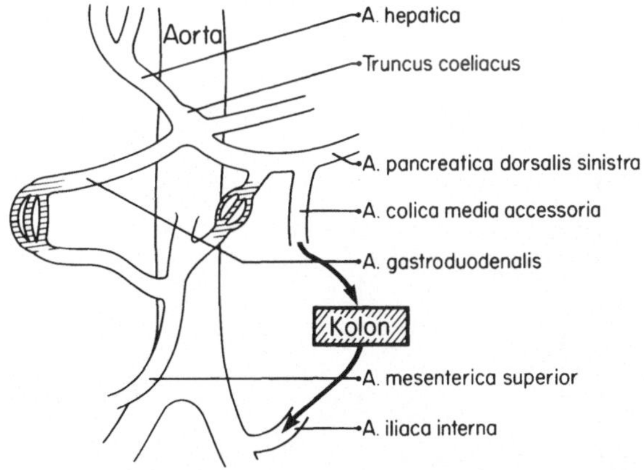

Abb. 62. Verbindungen zwischen Truncus coeliacus, A. mesenterica superior und A. mesenterica inferior

AMS ist durch die A. pancreatica dorsalis möglich, welche in etwa 15% besteht. Bei weiteren 15% entspringt die A. pancreatica dorsalis aus dem Truncus coeliacus. Eine Fortsetzung dieser Arterie nach kaudal kann gelegentlich die A. colica media ersetzen [10].

Andere Varianten sind das Fehlen der A. coeliaca oder ein Ursprung der AMS aus der A. coeliaca. Die A. colica media fehlt bei 22% der Patienten und wird dann durch einen besonders starken Ast der A. colica dextra ersetzt. Die A. colica sinistra fehlt bei etwa 6%. Es gibt auch retroperitoneale Kollateralen zwischen AMS und AMI. Eine intrauterine vaskuläre Insuffizienz kann zu einer Atresie des Dünndarms führen.

Die anatomische Anordnung der Blutgefäße ist bei Ischämie des Kolons wichtig. Abbildung 63 zeigt, wie der Arcus Riolani aus dem linken Ast der A. colica media und dem aufsteigenden Ast der A. colica sinistra gebildet wird. In der Gegend der linken Kolonflexur treffen sie aufeinander. Dies ist der Treffpunkt zwischen dem Kreislauf aus der AMS und der AMI. Daraus entspringen Äste zum Kolon und die interkommunizierenden Arkaden, die in die Nähe des Mesenterialrandes führen. Noch näher am Darm befindet sich eine kommunizierende Arkade, die vom Zökum bis zum Sigmoid reicht und als A. marginalis (Drummond) bezeichnet wird. In der Gegend der linken Kolonflexur ist sie oft sehr schlank, was den Hauptbefall dieser Stelle bei Ischämie erklärt. Der Abstand der A. marginalis vom Arcus Riolani ist individuell verschieden. Der Arcus Riolani kann über die A. pancreatica dorsalis direkt mit dem Truncus coeliacus verbunden sein (s. Abb. 1). Bei Verschluß der Aorta unterhalb der Aa. renales kann Zöliakalblut über die Aa. haemorrhoidales, pudendales und iliacae bis zu den Beinen fließen (s. Abb. 62 u. 63). Bei Verschluß der A. lienalis kann die Blutversorgung zur Milz über die Aa. gastroepiploicae oder durch den Arcus epiploicus (Barkow) über-

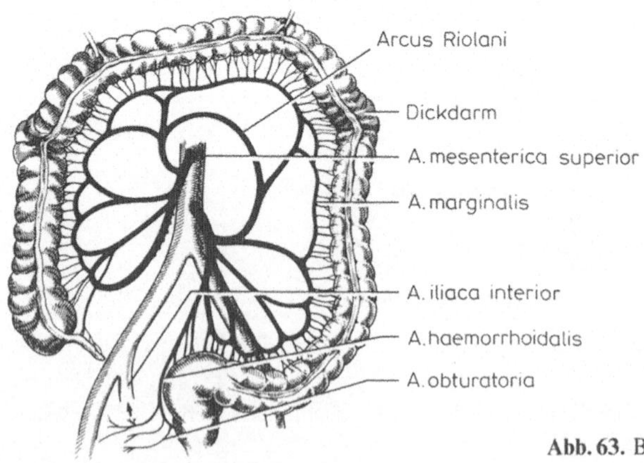

Abb. 63. Blutversorgung des Kolons

nommen werden, welcher über das Omentum die A. gastroepiploica dextra mit der A. lienalis verbindet.

7.1.2 Mikrozirkulation

Das submuköse Gefäßnetz des Magens enthält zahlreiche arteriovenöse Verbindungen [1], deren Bedeutung, wie auch im Dünndarm, noch nicht ganz klar ist.
Die Mikrozirkulation ist für den Flüssigkeitstransport durch die Kapillaren wichtig. Dieser wird durch den hydrostatischen und onkotischen Druck kontrolliert. Das Kapillarsystem des Verdauungskanales ist in 3 Schichten angeordnet: Mukosa, Submukosa und Muskularis. Das Grundmuster ist ein Kapillarnetz, das sich 1–2 µm unter der Basalmembran befindet. Es kommuniziert mit einem submukösen Plexus. Jede Zotte des Dünndarms enthält eine zentrale Arterie und ein Lymphgefäß.
Im Kapillarendothel können mindestens 7 Transportwege unterschieden werden [9] (Abb. 64).

7.1.3 Steuerung des Blutflusses

Da bei Absinken des arteriellen Blutdrucks der arterielle Widerstand sinkt und der venöse steigt, wurde vermutet, daß der Kapillardruck im Dünndarm eine Autoregulation aufweist. Dieser Mechanismus besitzt wahrscheinlich keine große Bedeutung [9]. Die Zottengefäße (Arterien und Venen) zeigen eine gute Autoregulation; sie reagieren auf lokale neurale Vasokonstriktoren verschieden und unabhängig von tieferen Gefäßen.

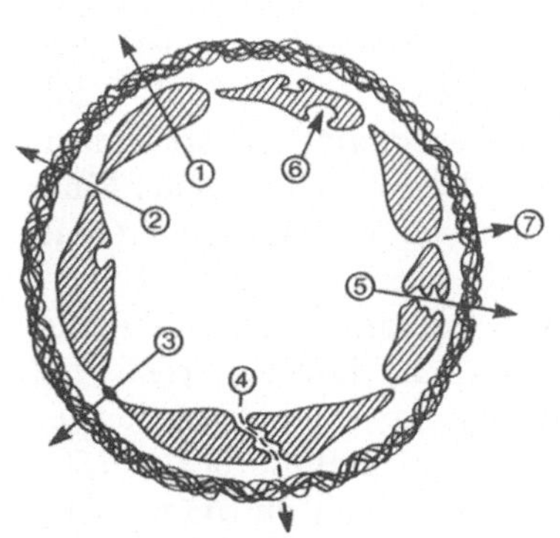

Abb. 64. Transportwege in Kapillaren des Gastrointestinaltraktes *1* Zellmembran, Radius 0,4–1 nm, permeabel für Wasser und kleine unpolare Substanzen. *2* Offene Fenestrierungen, Radius 20–40 nm, nur im dünnen Bereich der Endothelzelle vorhanden. *3* Fenestrierungen mit Diaphragma. *4* Interzellulärverbindungen, Radius 2–4 nm. *5* Transendotheliale Kanäle, wahrscheinlich durch Fusion benachbarter pinozytotischer Vesikel gebildet. *6* Pinozytotische Vesikel, Radius 25 nm, möglicherweise wichtigster Transportmechanismus für Makromoleküle durch kontinuierliche Kapillaren. *7* Basalmembran als Absorptionsbarriere

Tabelle 14. Faktoren, die den Gefäßdurchmesser beeinflussen

Konstriktion	Dilatation
Elastizität der Gefäßwand	Blutdruck
Sympathikus (kurzwirkend)	Sympathikus (langwirkend)
Dehnung des Darmes	CO_2
Bakterielle Toxine	Milchsäure
Strahlenveränderungen	ACTH
Abdomineller Druck	Serotonin
Medikamente (Vasopressin, Digitalis)	Bradykinin
Adrenalin, Noradrenalin	Glukagon
ADH	Gastrin
Angiotensin II	Sekretin
Kalzium	CCK
Kalium	Prostaglandine

Die Faktoren, die den Gefäßdurchmesser verändern, sind in Tabelle 14 zusammengefaßt. Die Darmschleimhaut wird mechanisch durch Nahrung stimuliert, und dies führt zu einem Anstieg des Blutflusses. Dagegen verändert sich der splanchnische Blutfluß bei Hunden während körperlicher Anstrengung nicht [2]. Der Blutfluß erreicht 15 min nach dem Essen ein Maximum und bleibt während mindestens 3 h erhöht. Dies entspricht gut dem zeitlichen Ablauf der Angina abdominalis beim Menschen. Die physiologischen Steuerungsmechanismen beim Menschen sind weitgehend unbekannt, obwohl viele tierexperimentelle Daten über die Wirkung von Hormonen vorliegen [8]. Während der Transport von passiv absorbierten Substanzen recht gut mit dem Blutfluß korreliert, zeigen aktiv absorbierte Substanzen eine kompliziertere Beziehung zum Blutfluß. Stimulation des Sympathikus verursacht eine wenige Sekunden andauernde Vasokonstriktion und anschließend paradoxerweise eine Erhöhung des villösen Blutflusses. Normalerweise wird angenommen, daß eine sympathomimetische Aktivität zu einer Konstriktion der Arteriolen im Mesenterialsystem und zu einer Verminderung des Blutflusses in den kleinen Gefäßen führt. Es gibt jedoch Hinweise dafür, daß in schockähnlichen Zuständen eine gewisse Vasodilatation vorkommen kann. Eine Erklärung dafür wäre, daß durch den Sympathikus der Muskeltonus im Darm vermindert wird und dadurch der Gefäßwiderstand abnimmt. Bei parasympathischer Stimulation wäre das Gegenteil zu erwarten, doch könnte der Effekt durch die Darmkontraktion und damit Freisetzung vasodilatatorischer Metaboliten aufgehoben werden. Bei Abnahme des Blutdruckes in der AMS kommt es zu einer Dilatation der Arteriolen im Darm, so daß der Blutfluß bis zu einem Blutdruck von 60–70 mm Hg konstant bleibt. Dieser Mechanismus fehlt im Magen. Der

Blutfluß der Zotten bleibt sogar bis zu einem systemischen Blutdruck von 30 mm Hg erhalten. Diese Kompensation weist auf einen Gegenstrommechanismus hin.

7.1.4 Gegenstrommechanismus [16]

Die Anatomie mit einer haarnadelähnlichen Anordnung von Gefäßschlingen in den Zotten und einem über weite Strecken parallelen Verlauf von Arterie, Kapillaren und dem venösen Plexus (Intervaskulärdistanz etwa 2 μm) eignet sich theoretisch für einen Gegenstrommechanismus (Abb. 65). Die Meinungen über die Existenz eines derartigen Mechanismus sind jedoch kontrovers. Bei einer Intervaskulärdistanz von etwa 2 μm betrüge die Transportzeit zwischen der Arterie und dem venösen Plexus für eine fettlösliche Substanz etwa 0,1 s, was unter Berücksichtigung des Blutflusses die Theorie unterstützt. Die Querschnittsfläche des Kapillarsystems beträgt etwa 10mal diejenige der Arterien; damit wird der Gegenstrommechanismus bei abnehmendem Blutfluß durch Pooling in den Kapillaren wirksamer. Der postulierte Mechanismus führt theoretisch zu einer hyperosmolaren Zottenspitze, wodurch die Absorption von Wasser verstärkt würde. Die Nettoabsorption von langen (lipophilen) Fettsäuren würde gehemmt, während kurze (hydrophile) Fettsäuren durch den Mechanismus weniger betroffen wären, weil ihr Transport mehr auf Poren angewiesen ist und somit beim Transport durch die Kapillarwände stärker gehemmt wird. Bei einem Abfall des systemischen Blutdruckes kommt es trotz unveränderter Schleimhautdurchblutung zur Nekrose der Zottenspitzen. Dies könnte dadurch er-

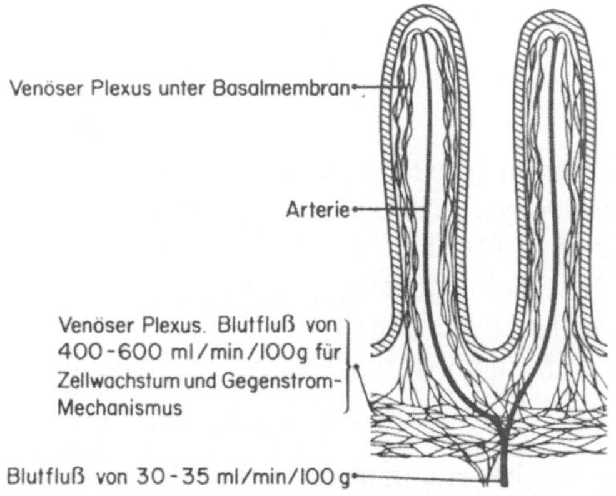

Abb. 65. Kleinste Gefäße der Dünndarmzotte. Der Durchmesser der Arterie beträgt 20 μm, der Intervaskulärraum 2 μm

klärt werden, daß bei verlangsamtem Blutstrom der Sauerstoff an der Zottenbasis von der Arterie direkt in den Venenplexus diffundiert und damit vor allem die Zottenspitze ischämisch wird.

7.2 Akuter Mesenterialinfarkt

Definition
Es handelt sich um eine durch rasch aufgetretene Verminderung des arteriellen Blutflusses bedingte transmurale Nekrose eines Darmabschnittes.

7.2.1 Ätiologie

Die Ursachen für eine Verminderung des mesenterialen Blutflusses sind in der folgenden Übersicht zusammengefaßt. Zum Mesenterialinfarkt kommt es durch eine zusätzliche Störung bei chronischer Ischämie oder als akutes Ereignis bei vorher normalem Gefäßsystem.

Faktoren, welche die Mukosadurchblutung vermindern:

Arterienverschluß: Atherom, Thrombose, Embolie, Aneurysma, Arteriitis, Trauma, Hernien.

Erkrankungen der kleinen Gefäße: Diabetes mellitus, rheumatische Krankheiten, Polyarteriitis, Sjögren-Syndrom, Wegener-Granulomatose.

Venöser Verschluß: Thrombose (z. B. bei Kontrazeptiva).

Nichtokklusive Faktoren: Herzinsuffizienz, Hypovolämie, disseminierte intravaskuläre Gerinnung, Medikamente (z. B. Digitalis).

Thrombose
Die folgenden Störungen prädisponieren zu thrombotischen Gefäßverschlüssen: Polyzytämie, Thrombozytose, Sichelzellkrankheit, Polyarteriitis nodosa, Kryoglobulinämie, TTP und Amyloidose. Eine intravaskuläre Gerinnung kann bei Niereninsuffizienz, hämolytischer Urämie, Colitis ulcerosa, im Wochenbett und bei Staphylokokkenenteritis vorkommen. Eine Infarzierung des Magens durch Thrombose ist selten.

Embolie
Arterielle Embolien kommen vor bei rheumatischen Herzkrankheiten, (v. a. bei Mitralstenose), bei Vorhofflimmern, bei ischämischer Herzkrankheit mit Endokardthrombose, bei Kardiomyopathie und bei bak-

terieller Endokarditis. Eine atheromatöse Aorta kann ebenfalls eine Quelle von Embolien bilden.

Arteriitis
Bei Polyarteriitis nodosa und bei nekrotisierender Angiitis können der Magen, der Dünndarm und das Kolon beteiligt sein. Andere Ursachen sind entzündliche Darmerkrankungen, Malignome, Entzündungen im Abdominalraum, Sarkoidose, Wegener-Granulomatose, Amyloidose, Arteriitis temporalis, Lupus erythematodes, Sklerodermie und rheumatoide Arthritis. Die Arteriitis nach Bestrahlung ist eine häufige Ursache.

Verschiedene Läsionen
Seltenere Ursachen eines Mesenterialarterienverschlusses sind hypertensive Vaskulopathie, dissezierendes Aneurysma, chirurgisches Trauma, Komplikationen der Angiographie und Karzinoid. Letzteres führt zur Proliferation von fibroelastischem Gewebe der Mesenterialarterien in der Umgebung des Karzinoms. Weitere Ursachen sind Kompression oder Infiltration eines Gefäßes durch ein Neoplasma. Zu einer Vasokonstriktion führen Medikamente wie Noradrenalin, Ergometrin und Digitalis.

7.2.2 Pathogenese

Die Ischämie des Darmes führt entweder 1) zu einer akuten massiven Zerstörung und Tod durch hämodynamische Störungen und Absorption von Toxinen, oder 2) zu einer chronischen Schädigung mit Zeichen der Besserung, oder 3) zu einer vorübergehenden Schädigung mit vollständiger Erholung. Die folgenden makroskopisch erkennbaren Veränderungen treten der Reihe nach auf: Eine blauweißliche Verfärbung des Darmes, Darmspasmen, Dilatation der Venen, Erweiterung des Darmlumens, Ödem der Darmwand, Verfärbung nach dunkelrot, Glanzverlust, Bläschen auf der Serosa, Blutung in die Muskulatur, später in das Darmlumen, hämorrhagische Veränderung der Lymphknoten und schließlich Verflüssigung der Mukosa. Mikroskopisch zeigt sich im frühen Stadium eine Infiltration mit Entzündungszellen, gefolgt von Ablösung des Oberflächenepithels. Dies führt zu fibrinöser Exsudation und Blutung in das Lumen. Die Reparationsvorgänge können die Veränderungen bei M. Crohn imitieren; früher hat diese Verwechslung zweifellos stattgefunden. Zu einer Peritonitis kommt es zu einem späteren Zeitpunkt, da die Nekrose sich zuerst auf die Mukosa beschränkt und erst dann gegen außen ausbreitet. Das späte Einsetzen der Peritonitis verzö-

gert die Diagnose und erniedrigt damit die Überlebensrate. Das typische Frühzeichen ist somit schwerer Schmerz ohne zusätzliche klinische Abdominalbefunde. In einer Serie von 71 Patienten hatten 70% Bauchschmerzen während mindestens 12 h vor der Klinikeinweisung.
Ein besonderer Risikofaktor scheint eine vorhergehende Behandlung mit Herzglykosiden zu sein. Über 90% der Patienten, die eine tödliche hämorrhagische Nekrose des Darmes erlitten, wurden bei Beginn der Erkrankung mit Herzglykosiden behandelt [22]. Untersuchungen von Pawlik zeigten, daß das Herzglykosid Ouabain bei Hunden und Primaten zu einer Konstriktion der AMS führt [22]. Nach der Gabe von Ouabain an menschliche Freiwillige sank der geschätzte splanchnische Blutfluß um 25–40%. Herzglykoside führen zu einer Kontraktion sowohl von präkapillären Sphinktern wie auch der Muskulatur der Arteriolen der mesenterialen Mikrozirkulation. Digoxin vermindert den intestinalen Blutfluß und steigert nur geringgradig die arteriovenöse Sauerstoffextraktion. Andere mesenteriale Vasokonstriktoren verursachen keinen Abfall des Sauerstoffverbrauchs.

7.2.3 Pathophysiologie

Die klinischen Symptome zeigen einen typischen Ablauf. Im frühen Stadium der Mukosaischämie verspürt der Patient plötzlich konstante, seltener kolikartige starke Schmerzen im Epigastrium oder im Mittelbauch, die von Erbrechen und wäßriger (nicht blutiger) Diarrhö begleitet werden. Diese Frühsymptome sind klassisch für den akuten Verschluß der AMS. Bei tieferer Nekrose kommt es zu einer Peritonitis und zum paralytischen Ileus mit entsprechender Symptomatik. Schließlich folgen generalisierte toxische Zeichen.
Die Allgemeinwirkungen der akuten Dünndarmischämie sind in Abb. 66 dargestellt. Viele Patienten mit akutem Dünndarminfarkt weisen eine Hypovolämie auf, welche entweder die Folge des Ereignisses ist, zum Ereignis geführt oder zu ihm beigetragen hat. Klinische Studien bei Verschluß der Mesenterialarterien zeigten, daß das Volumendefizit für die Entwicklung des Schockes wichtiger ist als die Toxinproduktion [3]. Ein ischämischer Darm führt zu einer hohen Konzentration von lysosomalen Enzymen, welche wahrscheinlich aus abgelösten Mukosazellen stammen. Ein verminderter arterieller Druck und Blutfluß verursachen einen Abfall des intestinalen pH, eine Steigerung der Motilität und einem Kaliumverlust [19].
Marston zeigte, daß ein Verschluß der Mesenterialarterie in einer frühen Phase zu Plasmaverlust und später, bei Revaskularisation, zu einem Blutverlust in das Darmlumen führt [17]. Die auf einen Darminfarkt fol-

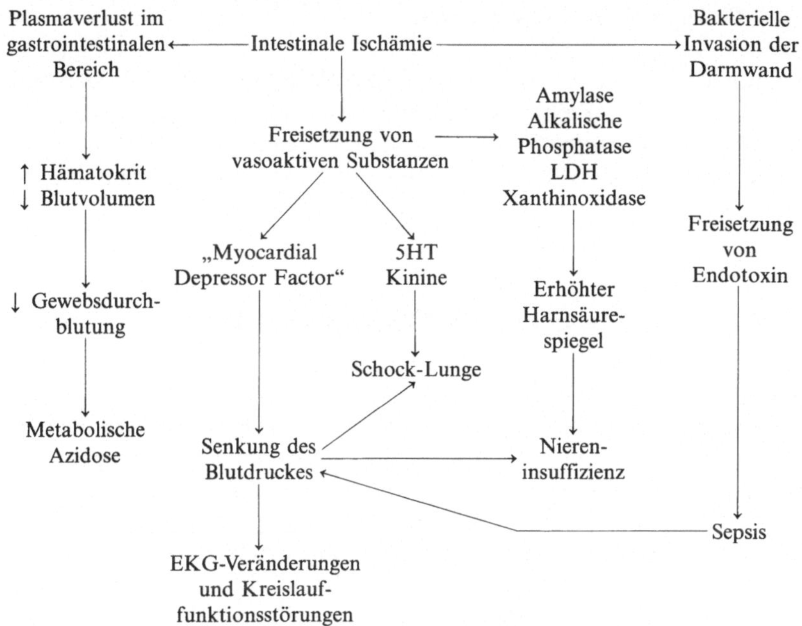

Abb. 66. Systemische Wirkungen einer akuten intestinalen Ischämie

gende Hypotonie wurde einem lokalen Flüssigkeits- und Blutverlust, einer Sepsis oder der Freisetzung von vasoaktiven Substanzen durch Gewebszerfall zugeschrieben [14]. Mehrere Untersucher haben gezeigt, daß der toxische Faktor aus dem Darminhalt stammt. Aus den Experimenten von Kobold folgt klar, daß innerhalb einer strangulierten Darmschlinge vasoaktive Polypeptide in außerordentlich hoher Konzentration vorhanden sind [14]. Nemir und Mitarbeiter fanden, daß durch Inkubation von Blut mit Darminhalt vasodepressorische Substanzen entstehen [20]. Bakterien scheinen dabei eine wichtige Rolle zu spielen; es wurde gezeigt, daß die Folgen einer Obstruktion wegen Strangulation durch eine Vorbehandlung mit Antibiotika verringert werden können. Wahrscheinlich ist für die Freisetzung von vasoaktiven Substanzen in das Darmlumen eine Proteolyse durch Pankreasenzyme und bakterielle Produkte verantwortlich.

Neuerdings bestehen gute Hinweise dafür, daß während der Ischämie und auch während der anschließenden Reperfusionsphase aus Sauerstoff entstandene freie Radikale freigesetzt werden [21]. Diese Superoxidradikale führen zu einer zusätzlichen Gewebsschädigung.

7.2.4 Therapeutische Konsequenzen

Wichtig sind Flüssigkeitsersatz und Korrektur der metabolischen Azidose und anderer Elektrolytstörungen wie Hypokalzämie, welche zu Herzrhythmusstörungen führen können. Vasopressorische Substanzen sollten vermieden werden, weil sie die Konstriktion im Splanchnikusgebiet verstärken.

7.3 Chronische Ischämie des Magen-Darm-Traktes

Definition
Unter der chronischen Ischämie des Magen-Darm-Traktes werden durch verminderte Durchblutung bedingte funktionelle Störungen und/ oder unspezifische entzündliche Veränderungen des Darmes (ischämische Enteritis oder Kolitis) verstanden. Der postprandiale auf Ischämie des Dünndarmes zurückgehende Abdominalschmerz wird als Angina abdominalis bezeichnet. Die Folgen der chronischen Ischämie des Magen-Darm-Traktes sind weniger gut charakterisiert als diejenigen der akuten Durchblutungsverminderung.

7.3.1 Ätiologie

Die häufigste Ursache einer chronischen Ischämie ist die Atherosklerose. Bei 153 Patienten mit einem mittleren Alter von 53 Jahren fanden sich größere Atherome im Bereiche des Truncus coeliacus bei 36%, der AMS bei 12,4% und der AMI bei 28.8% [15]. Es scheint, daß für eine wesentliche Ischämie mehr als ein größeres Gefäß verschlossen sein muß. Bei bereits reduziertem Blutfluß wird die Ischämieschwelle rasch erreicht. Dabei sind offensichtlich Faktoren wie Verdauung, Hormonspiegel, Darmaktivität, Hämatokrit und Herzminutenvolumen wichtig. Es wurde versucht, das Ausmaß einer Stenose durch die prozentuelle Einengung der größeren Gefäße auszudrücken. Dies ist jedoch hinsichtlich Ischämie eine ungenaue Meßmethode. Eine Lumenverminderung um 50% wird als signifikant betrachtet, doch ist der Zustand der Kollateralen individuell ebenfalls wichtig. Die funktionelle Bedeutung der Kollateralen kann durch die zur Füllung über Kollateralen notwendige Zeit geschätzt werden.
Arteriosklerotische Verschlüsse der Mesenterialgefäße sind häufig. In einer Studie zeigten 15 von 88 Erwachsenen aller Altersklassen eine Stenose von mindestens einem Mesenterialgefäß [23]. In schweren Fällen fand

sich häufig ein Diabetes mellitus. In einer anderen Studie zeigten 21% der Patienten eine Verminderung von 50% oder mehr Prozent der berechneten Querschnittsfläche des Truncus coeliacus [5].

7.3.2 Pathogenese und Pathophysiologie

Chronische Ischämie des Dünndarms

Bei einer verminderten Durchblutung des Dünndarms kommt es zuerst zu einer Unfähigkeit des Darmes, bei Bedarf die Durchblutung zu steigern, später zu einer Verminderung des Ruheblutflusses. Die Ischämie führt zu Veränderungen in Funktion und Struktur, schließlich zu bakterieller Invasion und entzündlichen Veränderngen des Darmes.

Das typische klinische Bild der *Angina abdominalis* besteht in postprandialen Abdominalschmerzen, häufig krampfartig oder mit Ausstrahlung in den Rücken [4]. Der Patient kann sich über Blähungen und Obstipation beklagen. Gewichtsverlust, gelegentlich bis zur Kachexie, ist häufig. Dabei spielt in den meisten Fällen eine verminderte Nahrungsaufnahme die größere Rolle als die meist geringgradige Malabsorption. Diese klinischen Symptome zusammen mit dem abdominellen Auskultationsbefund weisen stark auf eine durch intestinale Ischämie bedingte Malabsorption und Motilitätsstörung hin. Einige Untersucher fanden regelmäßig eine Erhöhung der Stuhlfettausscheidung, die nach mesenterialer Gefäßchirurgie normalisiert wurde [25, 27]. Eine chronische Dünndarmischämie kann somit eine chronische Pankreatitis imitieren. Morphologische Abnormitäten der Villus-Struktur wurden bei chronischer intestinaler Ischämie beobachtet und können für die Malabsorption verantwortlich sein [18].

Zu den chronischen Auswirkungen einer Dünndarmischämie kann auch ein Blut- und Plasmaverlust in das Darmlumen (exsudative Enteropathie) gehören. Gelegentlich kann es zu einer Darmstenose kommen.

Die Auswahl der Patienten zur gefäßchirurgischen Korrektur muß sehr sorgfältig erfolgen, da die Symptome trotz abnormem Angiographiebefund oft nicht durch eine intestinale Ischämie bedingt sind. Die publizierten chirurgischen Resultate sind variabel; in einer Studie zeigten jedoch 18 von 25 Patienten ausgezeichnete Ergebnisse [24].

Kompression des Truncus coeliacus (Celiac compression syndrome, Ligamentum arcuatum syndrome)

Der Abgang des Truncus coeliacus kann eingeengt werden durch den medianen Anteil des Lig. arcuatum des Diaphragma, durch eine Fibrose des Plexus coeliacus oder durch ein Ganglien enthaltendes Lig. arcuatum. Das klinische Syndrom besteht aus postprandialen Abdominalschmerzen, einem epigastrischen arteriellen Strömungsgeräusch und einer angiographisch nachgewiesenen Einengung des Truncus coeliacus. Die Existenz dieses Syndroms ist allerdings auch bezweifelt worden. Gründe dafür sind, daß nach der Durchtrennung des Lig. arcuatum eine günstige Wirkung auf den Schmerz oft ausbleibt, und daß von 200 Erwachsenen 6,5% ein typisches epigastrisches Strömungsgeräusch zeigten, von denen nur einer an einer intestinalen Angina litt [6].

Ischämische Kolitis

Auch dieses Syndrom ist noch nicht klar definiert. Es wird v.a. bei älteren Patienten beschrieben, bei denen die Ischämie entweder zu einer Gangrän und Perforation oder aber zu einer Defektheilung mit Strikturen und einer polypoiden Mukosa führen soll [7]. In 80% der Fälle ist die linke Flexur betroffen, wo sich die Versorgungsgebiete der AMS und AMI berühren [26]. Die Ausdehung des geschädigten Gebietes kann von einigen Zentimetern bis zum ganzen Kolon reichen. Eine sackförmige Ausweitung des Kolons wird als Spätfolge betrachtet.
Bei Ischämie des Kolons wird oft eine Erhöhung der alkalischen Phosphatase im Serum beobachtet [17]. Es ist nicht klar, ob dies eine direkte Wirkung der Devaskularisierung des Darmes ist oder auf eine Freisetzung des Enzyms aus der Leber zurückgeht.

7.4 Beziehung zwischen Blutfluß und gastroduodenalen Ulzera

Es erscheint attraktiv, eine Ischämie als Ursache peptischer Ulzera anzusehen (s. 6.2). Die Häufigkeit von Endarterien im Angulusbereich wurde als Grund für das vorwiegende Auftreten von Ulzera an dieser Stelle postuliert. Es ist jedoch klar gezeigt worden, daß die kleine Kurvatur ebenso gut durchblutet ist wie die große [12]. Streßulzera treten beim Hund ebenso häufig im Antrum wie im proximalen Magen auf, obwohl die Durchblutung des Antrums besser ist [11]. Die Durchblutung bildet demnach nur einen Teilfaktor in der Pathogenese des Ulcus. Kamada hat jedoch gezeigt, daß das Blutvolumen der Schleimhaut bei Patienten mit floridem Ulcus ventriculi in den meisten Regionen des Magens vermindert ist und daß der Blutfluß während der Heilung in der Umgebung des Ulkus um $^{1}/_{3}$ ansteigt, während er bei fehlender Heilung unverändert bleibt [13]. Dies weist darauf hin, daß ein optimaler Blutfluß bei der Heilung eine Rolle spielen könnte. Beim Streßulkus scheint jedoch eine metabolische Azidose wichtiger zu sein als eine Minderdurchblutung [11] [s. 6.3).

Zusammenfassung
Die besonderen anatomischen und funktionellen Verhältnisse des mesenterialen Gefäßsystems bestimmen die Ätiologie, Pathogenese und Pathophysiologie der akuten und chronischen Darmischämie. Eine Vielzahl von Faktoren führt zum abdominellen Katastrophenereignis des Mesenterialinfarktes; die Kenntnis der beteiligten biochemischen Vorgänge ist jedoch lückenhaft. Noch weniger gut bekannt sind die Vorgänge bei der klinisch schwierig zu diagnostizierenden chronischen Darmischämie. Vaskuläre Störungen des Magens sind selten. Ein Zusammenhang von Ischämie und Ulzerationen des Magens konnte bisher nicht plausibel gezeigt werden.

Literatur

1. Boulter PS, Parks AG (1960) Submucosal vascular patterns of the alimentary tract and their significance. Br J Surg 47:546–550
2. Burns GP, Schenk WG (1969) Effect of digestion and exercise on intestinal blood flow and cardiac output. Arch Surg 98:790–794
3. Chiu CJ, Scott HJ, Gurd FN (1972) Volume deficit versus toxic absorption: a study of canine shock after mesenteric arterial occlusion. Ann Surg 175:479–488
4. Dardic H, Seidenberg B, Parker JG, Huwitt ES (1965) Intestinal angina with malabsorption treated by revascularization. JAMA 194:148–152
5. Dick AP, Graff R, Gregg DMcC, Peters N, Sarner M (1967) An arteriographic study of mesenteric arterial disease. Gut 8:206–220
6. Edwards AJ, Hamilton JD, Nichol WD, Taylor GW, Dawson AM (1970) Experience with coeliac axis compression syndrome. Br Med J 1:342–345
7. Eisenberg RL, Montgomery CK, Margulis AR (1979) Colitis in the elderly: ischemic colitis mimicking ulcerative and granulomatous colitis. Am J Radiol 133:1113–1118
8. Fasth S, Hulten L, Nordgren S (1981) Vascular response of small intestine and liver to regional infusion of vasopressin. Acta Chir Scand 147:583–588
9. Granger DN, Barrowman JA (1983) Microcirculation of the alimentary tract I. Physiology of transcapillary fluid and solute exchange. Gastroenterology 84:846–868
10. Herlinger H (1972) Angiography of the visceral arteries. Clin Gastroenterology 1:547–580
11. Hinder RA, Pace F, Fimmel CJ, Sabbatini F, Müller-Duysing W, Zollikofer C, Uhlschmid GK, Spiegel M, Blum AL (1983) How does correction of metabolic acidosis protect the gastric mucosa from stress lesions in hemorrhagic shock? Gastroenterology 84:1188
12. Hinder RA, Pace F, Fimmel CJ, Sabbatini F, Müller-Duysing W, Zollikofer C, Uhlschmid GK, Spiegel M, Blum AL (1983) Unpublished data
13. Kamada T, Kawano S, Sato N, Fukuda M, Fusamato H, Abe H (1983) Gastric mucosal blood distribution and its changes in the healing process of gastric ulcer. Gastroenterology 84:1541–1546
14. Kobold EE, Thal AP (1963) Quantitation and identification of vasoactive substances liberated during various types of experimental and clinical ischemia. Surg Gynec Obstet 117:315–322

15. Koikkalainen K, Kohler R (1971) Stenosis and occlusion in the coeliac and mesenteric arteries. Ann Chir Gynaecol Fenn 60:9–24
16. Lundgren O (1974) The circulation of the small bowel mucosa. Gut 15:1005–1013
17. Marston A, Marcuson RW, Chapman M, Arthur JF (1969) Experimental study of devascularization of the colon. Gut 10:121–130
18. Morgan RJ, Russel RI, Imrie CW, Pollock JG (1982) Chronic small bowel ischaemia presenting as chronic pancreatitis. Postgrad Med J 58:121–122
19. Nelson RA, Beargie RJ (1965) Effect of reduced arterial pressure and flow on intestinal function. Surg Gynec Obstet 120:1221–1224
20. Nemir P, Hawthorne HR, Cohn I, Drabkin DL (1949) The cause of death in strangulation obstruction; an experimental study. Ann Surg 130:857–880
21. Parks DA, Bulkley GB, Granger DN (1983) Role of oxygen-derived free radicals in digestive tract diseases. Surgery 94:415–422
22. Pawlik W, Jacobson ED (1974) Effect of digoxin on the mesenteric circulation. Card Res Cent Bull 12:80–84
23. Reiner L, Jimenez FA, Rodriguez FL (1963) Atherosclerosis in the mesenteric circulation. Observations and correlations with aortic and coronary atherosclerosis. Am Heart J 66:200–209
24. Reul GJ, Wukasch DC, Sandiford FM, Chiarillo L, Hallman GL, Cooley DA (1974) Surgical treatment of abdominal angina: review of 25 patients. Surgery 75:682–689
25. Starzl TE, Trippel OH (1959) Reno-mesenteric-aorto-iliac thromboendarterectomy in patients with malignant hypertension. Surgery 46:556–564
26. Williams LF, Bosniak MA, Wittenberg J, Manuel B, Grimes ET, Byrne JJ (1969) Ischemic colitis. Am J Surg 117:254–264
27. Zuidema GD (1961) Surgical management of superior mesenteric arterial emboli. Arch Surg 82:267–276

8 Störungen der Gallenwege

A. STIEHL

8.1 Cholestase

8.1.1 Definitionen

Der Kliniker versteht unter der Cholestase eine Gallenausscheidungsstörung, die zu Ikterus und evtl. zu Juckreiz führt. Der Morphologe spricht von Cholestase dann, wenn er im Lichtmikroskop vermehrt Gallenpigment in den Gallenwegen und den Hepatozyten nachweisen kann. Der Physiologe versteht unter Cholestase eine Verminderung des kanalikulären Gallenflusses.

8.1.2 Anatomische und physiologische Grundlagen

Die Galle wird von der Leber gebildet und stellt deren exokrine Sekretion dar. In der Galle werden in wäßriger Lösung organische und anorganische Moleküle ausgeschieden. Die wichtigsten organischen Bestandteile der Galle sind Gallensäuren, Phospholipide, Cholesterin und Gallenpigmente (Übersicht). Die wichtigsten anorganischen Bestandteile sind Na, K, Ca, Mg, Cl, HCO_3.

Bestandteile der Lebergalle (in Gew.-%) [15]	
Wasser	82,3
Gallensäuren	12,0
Phospholipide	4,0
Cholesterin	0,7
Bilirubin, anorganische Elektrolyte und Protein	1,0

Die von den Hepatozyten gebildete Primärgalle wird in die Gallencanaliculi ausgeschieden und wird in den Gallenductuli durch Absorption und Sekretion von Wasser und Elektrolyten modifiziert. Die Gallensäuren werden aktiv in die Gallencanaliculi sezerniert, und das Wasser folgt dann passiv dem osmotischen Gradienten [15]. Hierdurch entsteht der gallensäurenabhängige Anteil der kanalikulären Galle, auch *gallensäu-*

renabhängiger Gallenfluß genannt. Da die osmotische Aktivität der Gallensäuren durch Bildung von Mizellen (Molekülaggregate) gemindert wird, dürften die Gegenionen der Gallensäuren hauptsächlich für den Aufbau des osmotischen Gradienten verantwortlich sein. Wahrscheinlich gelangt das Wasser durch die Tight Junctions in die Gallencanaliculi. Daneben kann unter experimentellen Bedingungen auch ohne Gallensäurensekretion eine Gallenproduktion nachgewiesen werden. Dieser Anteil des Gallenflusses wird als *gallensäurenunabhängiger Gallenfluß* bezeichnet. Wahrscheinlich wird dieser gallensäurenunabhängige Anteil des Gallenflusses durch einen aktiven, Na-K-ATPase abhängigen Na-Transport mit nachfolgender osmotischer Wassersekretion gebildet.
In der Gallenblase wird der größte Teil der Elektrolyte zusammen mit Wasser absorbiert. Dadurch entsteht eine isotone konzentrierte Galle mit einem hohen Gehalt an organischen Bestandteilen.

8.1.3 Ätiologie

Die *extrahepatische Cholestase* wird bedingt durch ein mechanisches Abflußhindernis im Bereich der ableitenden Gallenwege. Die *intrahepatische Cholestase* kann theoretisch bedingt werden durch Störung der hepatozellulären Gallenbildung, wobei verschiedene Zellfunktionen wie Aufnahme, zellulärer Transport, Exkretion, betroffen sein können, aber auch eine parazelluläre Regurgitation gallenpflichtiger Substanzen stattfinden kann (Tabelle 15).
Nur für 2 Formen der intrahepatischen Cholestase sind deren Ursachen genauer untersucht, nämlich beim Dubin-Johnson-Syndrom und bei der östrogeninduzierten Cholestase [16]. Beim Dubin-Johnson-Syndrom ist die biliäre Sekretion organischer Moleküle mit Ausnahme der Gallensäuren gestört. Für Östrogene ist bekannt, daß durch diese die Membranlipidzusammensetzung und -permeabilität verändert und so eine Verminderung der kanalikulären Transportfunktionen bewirkt wird.

Tabelle 15. Pathomechanismus der Cholestase

Gestörte Zellfunktion	Mögliche Ursachen
Aufnahme	Chlorpromazin, Östrogene, Taurolithocholsäure
Transport	Norethandronolon, Kolchizin, Phalloidin
Exkretion	Chorpromazin, Östrogene, Taurolithocholsäure
Parazelluläre Regurgitation	Verschlußikterus, Östrogene, Phalloidin, Taurolithocholsäure

Die klassischen Cholestaseformen sind die idiopathische Schwangerencholestase, die familiäre intrahepatische Cholestase und die gutartige intermittierende Cholestase. Die genauen Ursachen dieser Cholestasen, die ohne erkennbare primäre Schädigung der Leberzelle einhergehen, ist nicht bekannt.

Zahlreiche Drogen können eine Cholestase induzieren. Hierzu gehören neben den Östrogenen auch orale anabole Steroide. Die meisten Drogen bewirken nicht nur eine reine Cholestase, sondern führen zusätzlich zu einer Schädigung der Leberzelle (z. B. Phenothiazine, Erythromycin, Ajmalin u. a.).

Ursache der Neugeborenen- bzw. Frühgeborenencholestase ist eine noch nicht völlig ausgereifte Funktion der Leberzelle. Die häufigste Ursache der Cholestase des Erwachsenen sind Leberzellschädigungen mit sekundärer Gallenabflußstörung (Hepatitis, Schock etc.).

8.1.4 Pathogenetische Prinzipien

Bei Störungen der hepatozellulären Transportfunktion können ursächlich Aufnahme, Transport und Exkretion betroffen sein (Tabelle 16). Der parazelluläre Reflux ist Folge eines mechanischen Gallenabflußhindernisses, kann aber auch durch toxische Substanzen induziert werden [16].

Aktive Gallensäurensekretion und enterohepatische Rezirkulation der Gallensäuren sind die wesentlichen Faktoren, die die Gallenbildung beeinflussen. Bei Erkrankungen, die zu einem Verlust der Gallensäuren führen (z. B. äußere Gallenfistel, M. Crohn des terminalen Ileum, Resektion des Ileum), ist die Gallensekretion vermindert, sofern der Gallensäurenverlust nicht durch entsprechende Neusynthese ausgeglichen werden kann.

Tabelle 16. Störung des Transportes durch die Leberzelle

Gestörte Funktion der Zelle		
Aufnahme	Transport	Exkretion
Verminderung der Carrier-Zahl	Gestörte Funktion der Mikrotubuli oder anderer Zellorganellen	Verminderung der Carrier-Zahl
Kompetitive Hemmung		Verminderung der Membranfluidität
Verminderung der sog. treibenden Kräfte		

8.1.5 Pathophysiologie

Der Kliniker erkennt die Cholestase an Ikterus und evtl. Juckreiz. Als Cholestase wird auch eine mehr oder minder selektive Verminderung des Gallenflusses und/oder der Exkretion organischer Anionen bezeichnet. In der Routinediagnostik werden zum Nachweis der Cholestase Substanzen bestimmt, die normalerweise mit der Galle ausgeschieden werden und die deshalb bei Cholestase ansteigen (z. B. Serumbilirubin, Serumgallensäuren, Serumcholesterin) oder es werden Enzyme untersucht, die normalerweise in der Leberzelle oder den Gallengängen gebildet werden (alkalische Phosphatase, 5-Nukleotidase, Gammaglutamyltranspeptidase, Leuzinaminopeptidase). Alle diese Laboruntersuchungen sind jedoch ohne weitere klinische Daten nicht für die Cholestase spezifisch.
Die extrahepatische Cholestase kann nach längerer Dauer zu einer Schädigung der Leberzelle bis hin zur biliären Zirrhose führen. Sie führt außerdem zu einer Unterbrechung der enterohepatischen Zirkulation der Gallensäuren mit nachfolgender Absorptionsstörung für Lipide und fettlösliche Vitamine (A, D, E, K). Die verminderte biliäre Cholesterinexkretion kann zur Xanthom- bzw. Xanthelasmenbildung Anlaß geben (z. B. primäre biliäre Zirrhose).

8.2 Der enterohepatische Kreislauf

8.2.1 Definition

Unter dem enterohepatischen Kreislauf versteht man die enterohepatische Zirkulation der Gallensäuren. Hierzu gehören: Synthese der Gallensäuren in der Leber, Exkretion in die Galle, Sammlung und Konzentration in der Gallenblase, Ausscheidung in den Darm, Absorption im Jejunum und Ileum, Transport über die Pfortader zur Leber und Aufnahme durch die Leberzelle (Abb. 67).

8.2.2 Anatomische und physiologische Grundlagen [3, 6]

In der Leber werden die primären Gallensäuren, Cholsäure und Chenodeoxycholsäure, aus Cholesterin synthetisiert (Tabelle 17). Das geschwindigkeitsbestimmende Enzym hierbei ist die 7-α-Hydroxylase. Noch vor ihrer Exkretion in die Galle werden die Gallensäuren mit den Aminosäuren Taurin und Glyzin konjugiert (Amidierung). Die Litho-

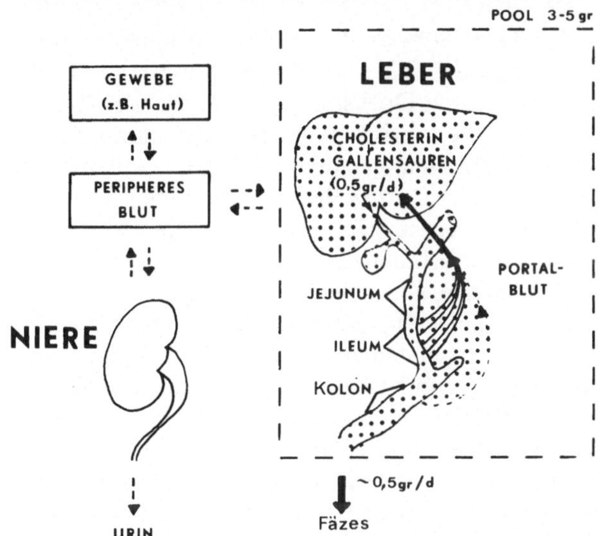

Abb. 67. Enterohepatische Zirkulation der Gallensäuren. Die Gallensäuren werden in der Leber gebildet, gelangen mit der Galle in den Darm und werden im Jejunum und Ileum rückresorbiert [10]. Bei Patienten mit Leber- und Gallenwegserkrankungen nimmt die biliäre Exkretion der Gallensäuren ab, die Plasmakonzentrationen steigen an und Gallensäuren werden vermehrt mit dem Urin ausgeschieden

Tabelle 17. Bildung primärer, sekundärer und tertiärer Gallensäuren (Monohydroxy, Dihydroxy und Trihydroxy-5β-Cholansäuren)

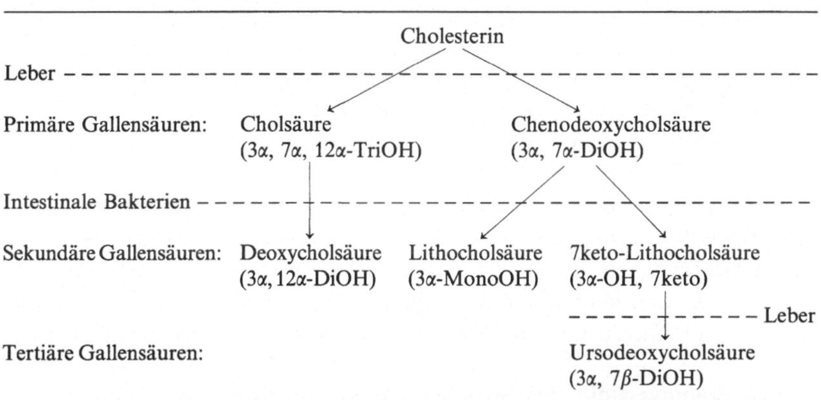
Cholesterin
Leber
Primäre Gallensäuren: Cholsäure (3α, 7α, 12α-TriOH) — Chenodeoxycholsäure (3α, 7α-DiOH)
Intestinale Bakterien
Sekundäre Gallensäuren: Deoxycholsäure (3α, 12α-DiOH) — Lithocholsäure (3α-MonoOH) — 7keto-Lithocholsäure (3α-OH, 7keto)
Leber
Tertiäre Gallensäuren: Ursodeoxycholsäure (3α, 7β-DiOH)

Die Gallensäuren werden an ihren Carboxylgruppen mit den Aminosäuren Glycin und Taurin konjugiert (amidiert). Zusätzlich können Gallensäuren an ihren Hydroxylgruppen sulfatiert oder glukuronidiert werden. Unter physiologischen Bedingungen wird nur die Lithocholsäure zu einem größeren Teil sulfatiert. Bei der Cholestase werden alle Gallensäuren zu einem erheblichen Anteil sulfatiert und glukuronidiert [8, 20]. Alle genannten Verbindungen (Taurin- und Glycinkonjugate, Sulfate, Glukuronide) werden im Darm bakteriell gespalten.

cholsäure wird zusätzlich zu 50–80% an der Hydroxylgruppe sulfatiert. Im Jejunum werden bakteriell dekonjugierte Gallensäuren und Glyzinkonjugate der Gallensäuren durch Diffusion passiv absorbiert. Im terminalen Ileum werden dann die taurinkonjugierten Gallensäuren und die im Jejunum nicht absorbierten glyzinkonjugierten Gallensäuren durch aktiven Transport von den Darmzellen aufgenommen. Etwa 91–99% des Gallensäurenpools werden rückresorbiert. Die resorbierten Gallensäuren werden über die Pfortader zur Leber transportiert. Gallensäuren, die nicht im Dünndarm absorbiert werden, gelangen in den Dickdarm und werden dort nicht nur bakteriell dekonjugiert, sondern auch dehydroxyliert. Hierdurch entstehen die sekundären Gallensäuren Deoxycholsäure, Lithocholsäure und 7-Ketolithocholsäure. Die Deoxycholsäure und 7-Ketolithocholsäure werden zu einem Teil im Dickdarm durch Diffusion passiv absorbiert und gelangen über die Pfortader zu der Leber. Lithocholsäure ist sehr schlecht wasserlöslich und wird deshalb nur zu einem sehr geringen Teil absorbiert. In der Leber wird die 7-Ketolithocholsäure zu Ursodeoxycholsäure und auch zu Chenodeoxycholsäure reduziert. Die dekonjugierten Gallensäuren werden wieder mit den Aminosäuren Taurin und Glyzin konjugiert und danach biliär ausgeschieden.

Der *Gallensäurenpool* ist in der Regel 3–5 g groß (1,4–5,8 g). Täglich gehen 500 mg (250–600) mit dem Stuhl verloren, und diese Menge wird durch Gallensäureneusynthese in der Leber ersetzt. Der Gallensäurenpool zirkuliert täglich 4- bis 15mal. Dabei werden täglich 91–99% der Gallensäuren rückresorbiert [10].

Die physiologische Bedeutung der Gallensäuren ergibt sich aus ihrer Eigenschaft, *Mizellen* (Molekülaggregate) zu bilden, in denen fettlösliche Moleküle gelöst und transportiert werden können (Abb. 68). Der Steroidkern der Gallensäuren ist hydrophob, die Karboxyl- und Hydroxylgruppen sind hydrophil. In Mizellen ordnen die Gallensäuren ihre wasserlöslichen Gruppen nach außen hin an und können hierdurch wasserunlösliche Moleküle oder nur bedingt wasserlösliche Moleküle in die Mizelle aufnehmen und so in Lösung halten (Abb. 68). In der Galle werden nach diesem Prinzip Cholesterin und Phospholipide, in Darm Cholesterin, Fettsäuren und die Vitamine A, D, E, K gelöst und transportiert.

Die *Gallenblase* stellt das Speicher-, Konzentrations- und Pumporgan der enterohepatischen Zirkulation dar. Die Galle kann auf das 5- bis 10fache konzentriert werden. Die Gallenblasenkontraktion wird neurohumoral und hormonell reguliert. Cholezystokinin (Pankreozymin) wird in der Darmwand freigesetzt und induziert eine Gallenblasenkontraktion. Neuerdings konnte gezeigt werden, daß auch Motilin eine Gallenblasenkontraktion induziert, während vasointestinales Polypeptid

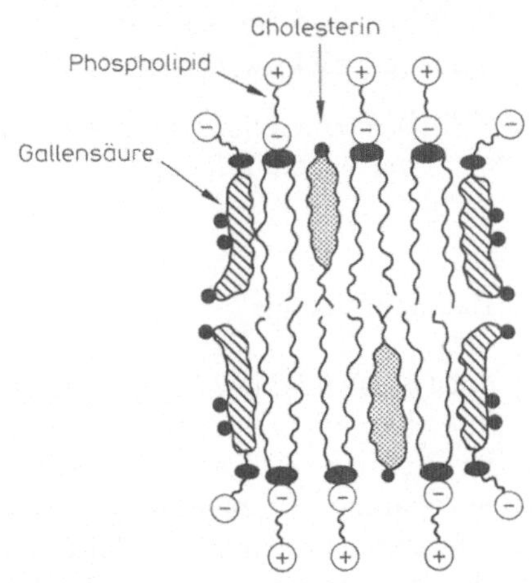

Abb. 68. Mizelle bestehend aus Gallensäuren, Phospholipiden und Cholesterin. Die Cholesterinmoleküle haben keine dissoziierbaren Gruppen und sind deshalb eigentlich wasserunlöslich. Die Phospholipide besitzen 2 gut wasserlösliche Gruppen und bilden im Wasser flüssige Kristalle. In die von Gallensäuren mit Phospholipiden gebildete Mizelle kann Cholesterin aufgenommen werden und so in Wasser in Lösung gehalten werden [1]. In gleicher Weise werden auch langkettige Fettsäuren und die Vitamine A, D, E, K in Mizellen gelöst

(VIP) und pankreatisches Polypeptid (PP) und Somatostatin die Gallenblasenkontraktion verhindern [15]. Die Konzentrierung der Gallensäuren in der Gallenblase erleichtert die Fettverdauung, ihre Entfernung führt aber nicht zu einer Maldigestion.

8.2.3 Ätiologie

Die Ursachen einer Störung des enterohepatischen Kreislaufs können betreffen:

1) Leberschädigung:	Mangelhafte Aufnahme und Ausscheidung der Gallensäuren durch die Leber.
2) Gallenabflußstörung:	Rückstau der Gallensäuren in die Leber und Mangel an Gallensäuren im Darmlumen.
3) Cholezystektomie:	Der Gallensäurenpool wird verkleinert und rezirkuliert häufiger.
4) Bakterielle Überbesiedlung des Dünndarms:	Die Gallensäuren werden vermehrt bakteriell dekonjugiert und dehydroxyliert.

5) Erkrankung oder Resektion des Ileum:	Die Gallensäuren werden unzureichend rückresorbiert.
6) Portosystemische Shunts:	Die absorbierten Gallensäuren werden an der Leber vorbei geleitet.

8.2.4 Pathogenetische Prinzipien und Pathophysiologie

Die Cholestase bei *Leberschädigung* oder *Gallenabflußstörung* führt zu einem Rückstau der Gallensäuren in die Leber und in das periphere Blut [18]. Hierdurch wird wahrscheinlich der Juckreiz verursacht. Bei längerem Galleaufstau kommt es zu einer Leberparenchymschädigung bis hin zur sekundären biliären Zirrhose. *Nach Cholezystektomie* entfällt das Speicher- und Konzentrationssystem des enterohepatischen Kreislaufs. Der Gallensäurenpool wird kleiner und zirkuliert häufiger. Deshalb nimmt die Cholesterinsättigung ab und die Gefahr der Cholesterinsteinentstehung ist gemindert. Da die Gallensäuren kokarzinogene Eigenschaften haben, wird der vermehrte Übertritt von Gallensäuren in das Kolon als mögliche Ursache von Karzinomen im rechtsseitigen Kolon diskutiert. Nach Cholezystektomie wurde in mehreren Studien eine erhöhte Inzidenz rechtsseitiger Kolonkarzinome nachgewiesen [13, 22]. Es ist bis heute noch nicht eindeutig geklärt, ob Cholelithiasis und Kolonkarzinom gemeinsame Ursachen haben oder ob die Cholezystektomie das Kolonkarzinomrisiko erhöht.

Bakterielle Überbesiedlung des Dünndarms (Blind Loop-Syndrom, Stagnant Loop-Syndrom [s. 1.2]). Zu einer bakteriellen Überbesiedlung des Dünndarms kann es bei Patienten mit einer blinden Darmschlinge oder mit einer gestörten Darmmotorik kommen. Hierzu gehören Zustände nach Billroth II-Resektion, Dünndarmdivertikulose, jejunokolische oder jejunoileale Fisteln, Sklerodermie und Diabetes mellitus. Durch den bakteriellen Abbau der konjugierten primären Gallensäuren (s. Tabelle 17) entstehen die dekonjugierten sekundären Gallensäuren, die im Dünndarm schlechter löslich sind. Die Deoxycholsäure wird durch passive Diffusion im Jejunum bereits absorbiert und steht somit zur Mizellenbildung nicht mehr zur Verfügung. Die Lithocholsäure ist als Mizellenbildner untauglich. Dies führt zu einem relativen Mangel an mizellenbildenden Gallensäuren im Dünndarm. Außerdem schädigen die unkonjugierten Gallensäuren die Dünndarmmukosa. Die Folgen sind Absorptionsstörungen und Durchfall.

Erkrankung oder Resektion des Dünndarms. Nach Resektion oder Erkrankung größerer Darmteile (u. a. beim M. Crohn) können die Gallensäuren je nach Ausmaß und Ort der Resektion nicht mehr ausreichend

absorbiert werden, gelangen in das Kolon und induzieren hier eine wäßrige Diarrhö (s. 3.1 u. 4). Besonderes Interesse verdient die Resektion des terminalen Ileums, da nur hier die aktive Absorption der konjugierten Gallensäuren stattfindet. Bei einer Resektion des Ileums über 100 cm muß mit einem so großen Gallensäurenverlust gerechnet werden, daß zusätzlich eine Fettabsorptionsstörung eintritt. Die Gallensäuren-induzierte Diarrhö wird begünstigt durch Operationen mit Verlust der Bauhin'-Klappe und des Colon ascendens, da beide Faktoren zu einer schnellen Passage der Gallensäuren in das distale Kolon beitragen.
Die Malabsorption der Gallensäuren kann bei einer ausgeprägten Verkleinerung des Gallensäurenpools zu einer verminderten biliären Exkretion der Gallensäuren führen. Die Folge ist die Häufung von Cholesteringallensteinen bei Patienten mit Ileumerkrankung oder -resektion.
Portosystemische Shunts führen zu einem direkten Übertritt der Gallensäuren aus dem Portalblut in das periphere Blut. Dies induziert jedoch keinen Gallensäuremangel in Galle oder Darm.

Zusammenfassung
Die Gallensäuren werden in der Leber aus Cholesterin gebildet und sind metabolische Endprodukte des Cholesterinabbaus. Sie haben Detergenzieneigenschaften, wodurch sie Lipide in Wasser lösen können. Hierdurch ermöglichen die Gallensäuren die biliäre Exkretion von Cholesterin und im Darm die Absorption von Cholesterin, langkettigen Fettsäuren und der Vitamine A, D, E, K. Eine Störung der enterohepatischen Zirkulation der Gallensäuren entsteht bei Erkrankungen der Leber, der Gallenwege oder des Dünndarms und kann zu schwerwiegenden Störungen der Digestion, Absorption und Exkretion der Lipide führen.

8.3 Cholelithiasis

8.3.1 Definition

Man versteht darunter Gallensteine im Bereich der Gallenblase (Cholezystolithiasis) oder der Gallenwege (Choledocholithiasis).

8.3.2 Anatomische und physiologische Grundlagen

In der Gallenblase wird die Galle eingedickt und gespeichert. Deshalb kristallisieren schlecht wasserlösliche Gallenbestandteile bevorzugt in der Gallenblase aus und wachsen zu Konkrementen zusammen [1, 3, 5].

8.3.3 Ätiologie

In Mittel- und Nordeuropa betrifft die Cholelithiasis im hohen Alter über 50% der Frauen und über 20% der Männer [12, 14]. Etwa 10–20% der Steine sind Pigmentsteine und 80–90% der Steine bestehen überwiegend aus Cholesterin. Beide Steinarten können gemischt vorkommen (Cholesterinpigmentsteine) und zusätzlich größere Mengen Kalksalze enthalten.

Pigmentsteine entwickeln sich dann, wenn zuviel Bilirubin produziert und in die Galle ausgeschieden wird (Hämolyse) oder wenn zuviel schlecht wasserlösliches unkonjugiertes Bilirubin oder nur einfach konjugiertes Bilirubin entsteht (Stase, Infektion) (Tabelle 18). *Cholesterinsteine* entwickeln sich dann, wenn zuviel Cholesterin in die Galle ausgeschieden wird und die gleichzeitig ausgeschiedenen Gallensäuren und Phospholipide dieses Cholesterin nicht mehr in Lösung halten können. Die Faktoren, die mit der Cholesterinsteinentstehung in Zusammenhang stehen, sind in Tabelle 18 dargestellt.

Die Bedeutung *genetischer Faktoren* bei der Entstehung der Gallensteine ist unklar, da die verschiedenen ethnischen Gruppen sich unterschiedlich ernähren. In Europa besteht in der Gallensteinhäufigkeit ein Nord-Süd-Gefälle. Eine familiäre Häufung konnte in Europa nicht nachgewiesen werden. In USA besteht eine besonders hohe Inzidenz des Gallensteins bei bestimmten Indianerstämmen, die allerdings alle stark übergewichtig sind. In Afrika ist die Inzidenz der Cholelithiasis sehr selten und bei einigen Stämmen werden Gallensteine überhaupt nicht nachgewiesen (z. B. Massai).

Tabelle 18. Faktoren, die die Entstehung der Cholelithiasis begünstigen

Cholesterinsteine	Pigmentsteine
Zunehmendes Alter	Zunehmendes Alter
Weibliches Geschlecht	Hämolyse
Übergewicht	Leberzirrhose
Hyperlipoproteinämie Typ IV	Infektion der Gallenwege
Ileumerkrankung oder -resektion	Cholestase
Behandlung mit Lipidsenkern wie Clofibrat, Nikotinsäure	
Behandlung mit Östrogenen oder Gestagenen?	

Anmerkung: Die *Rolle der Gallenblase* bei der Entstehung der Cholelithiasis ist nicht eindeutig geklärt. Die Motorik der Gallenblase, die Sekretion von Mukoproteinen und die Absorption von Gallenbestandteilen durch die Gallenblase werden als Ursachen der Gallensteinentstehung diskutiert [3, 7, 11].

8.3.4 Pathogenetische Prinzipien

Ursache der *Cholesteringallensteine* ist die cholesterinübersättigte Galle. Sie entsteht, wenn zuviel Cholesterin und zu wenig Gallensäuren und Phospholipide in die Galle ausgeschieden werden. Die Cholesterinsättigung unterliegt Tagesschwankungen und ist im Nüchternzustand, also nachts, höher als nach Gallenblasenkontraktion nach Nahrungsaufnahme. In der cholesterinübersättigten Galle bilden sich Cholesterinkristalle, die, sofern der Zustand lange genug dauert, um einen Nukleationskern zum Gallenstein auswachsen. Die Rolle der von der Gallenblasenwand gebildeten Mukoproteine bei der Entstehung bzw. Verhinderung der Gallensteinbildung ist noch nicht eindeutig geklärt. Ein weiterer Faktor, der die Gallensteinentstehung begünstigen könnte, ist die verminderte Gallenblasenkontraktion (z. B. nach parenteraler Ernährung) [7, 11]. Neben der Cholesterinsättigung der Galle und der Funktion der Gallenblase dürften zusätzlich nukleationshemmende und nukleationsfördernde Faktoren eine Rolle spielen, die von der Leber oder Gallenblase in die Galle sezerniert werden und das Kristallisieren des Cholesterin hemmen oder fördern [4, 23].

Pigmentgallensteine entstehen dann, wenn zu große Mengen Bilirubin in die Galle ausgeschieden werden (Hämolyse) oder wenn in der Galle größere Mengen schlecht wasserlösliches freies Bilirubin oder Bilirubinmonoglukuronid anfallen. Die Leberzelle konjugiert Bilirubin zu gut wasserlöslichem Bilirubindiglukuronid. Dieses kann durch die Glukuronidase, die von der Leber in die Galle ausgeschieden wird und zusätzlich von Bakterien gebildet wird, zu schlecht wasserlöslichem Bilirubinmonoglukoronid oder freiem Bilirubin abgebaut werden. Infektion und Stase unterstützen die Bildung des schlecht wasserlöslichen Bilirubin und sind somit Ursache der Pigmentsteinentstehung.

8.3.5 Pathophysiologie

Die Mehrzahl der Gallensteine verursacht zeitlebens keine Beschwerden. Etwa 30% der Gallensteine verursachen Krankheitsbilder wie Kolik, akute Cholezystitis, chronische Cholezystitis, Verschlußikterus, Cholangitis. Die Kolik entsteht dann, wenn ein Gallenstein aus der Gallenblase in den Ductus cysticus oder choledochus wandert und eine vorübergehende Obstruktion mit Drucksteigerung in den Gallenwegen bewirkt. Durch Schädigung der Gallenblasenwand kann eine akute oder chronische Cholzeystitis ausgelöst werden. Wird ein Stein im Ductus cysticus eingeklemmt, so besteht die Gefahr der akuten Cholezystitis oder es entsteht ein Gallenblasenhydrops und bei Infektion ein Gallenblasenempyem [19]. Bei Patienten mit chronischer Gallenblasenentzündung wird die Gallenblasenwand bindegewebig umgebaut und verliert schließlich ihre Kontraktionsfähigkeit. Gallensteine, die in den Ductus choledochus gelangen und die Papille nicht passieren können, sind Ursache für Verschlußikterus oder Cholangitis. Die Wahrscheinlichkeit, daß ein stummer Stein Beschwerden verursacht liegt pro Jahr bei 1,2% [9]. Nach einer ersten Kolik steigt die Wahrscheinlichkeit weiterer Symptome auf 2,2% pro Jahr an [6, 22].

Zusammenfassung
Cholesterinsteine entstehen in der cholesterinübersättigten Galle. Pigmentsteine bilden sich, wenn große Mengen schlecht wasserlöslicher Gallepigmente in die Galle ausgeschieden werden oder dort entstehen. Etwa 70% der Gallensteine verursachen zeitlebens keine Beschwerden. Beschwerden werden v. a. dann verursacht, wenn die Gallensteine in den Ductus cysticus oder choledochus wandern. Mögliche Folgen sind Gallenkolik, akute und chronische Cholezystitis, Zystikusverschluß, Cholangitis und Verschlußikterus.

8.4 Cholezystitis

8.4.1 Definition

Teils bakterielle, teils abakterielle Entzündung der Gallenblasenwand.

8.4.2 Anatomische und physiologische Grundlagen s. 8.3.2

8.4.3 Ätiologie

a) Akute Cholezystitis. Bei ca. 95% der Patienten mit akuter Cholezystitis können Gallenblasensteine nachgewiesen werden. Wahrscheinlich ist der in den Ductus cysticus eingeklemmte Stein Hauptursache der Cholezystitis.

Bei der akuten Cholezystitis können in 50–70% der Fälle Bakterien nachgewiesen werden. Sie entstammen im wesentlichen der Darmflora (s. 1.2). Mit zunehmender Dauer der Erkrankung nimmt die Häufigkeit, mit der Bakterien nachweisbar werden, zu. Wahrscheinlich findet eine Keimaszension aus dem Darm über die Gallenwege oder die Lymphwege statt. Häufig sind Infektionen mit Escherichia coli, Klebsiellen, Enterokokken, seltener Proteus und Staphylokokken. In ca. 18% können

Anaerobier (z. B. Clostridien, Bakteroides, B. fragilis) nachgewiesen werden [2].
In ca. 5% der Fälle mit akuter Cholezystitis sind keine Gallensteine nachweisbar. Es handelt sich vorwiegend um postoperative oder posttraumatische Erkrankungsfälle. Selten wird die Cholezystitis durch eine Torsion der Gallenblase oder eine Periarteriitis verursacht. Wahrscheinlich spielt in diesen Fällen die Durchblutungsstörung der Gallenblasenwand eine Rolle.

b) Chronische Cholezystitis. Die chronische Cholezystitis findet sich praktisch ausnahmslos bei Patienten mit Cholelithiasis. Die chronische Cholezystitis kann durch direkte mechanische Schädigung der Gallenblase durch Gallensteine entstehen oder sekundär aus der akuten Cholezystitis hervorgehen, sofern diese konservativ behandelt wird.

8.4.4 Pathogenetische Prinzipien

a) Akute Cholezystitis [17]. Bei Patienten mit Cholelithiasis führt der eingeklemmte Zystikusstein zu einer Schädigung der Mukosa. Als Ursachen werden diskutiert eine Dehnung der Gallenblasenwand durch einen erhöhten Gallenblasendruck, eine lokale mechanische Schädigung sowie Mikrozirkulationsstörungen der Mukosa. Durch die meist sekundäre bakterielle Besiedlung der Galle entstehen aus Phospholipiden Lysolecithin und aus konjungierten Gallensäuren freie Gallensäuren. Lysolecithin und freie Gallensäuren können in hoher Konzentration gewebeschädigende Einflüsse besitzen und somit zu einer weiteren Schädigung der Gallenblasenwand führen. Die Gallenblasenwand ist anfangs ödematös verdickt und hyperämisch. Es findet sich ein Ödem der Subserosa mit Hämorrhagien und Schleimhautnekrosen. In der 2. Phase ist die Gallenblasenwand durch Leukozyten infiltriert und es finden sich Nekrosen und Mikroabszesse. In der 3. Phase nimmt das Ödem ab, die Leukozyten werden durch Lymphozyten und Plasmazellen ersetzt. Nekrosen werden resorbiert und Narben bilden sich aus. In der Folge bildet sich die sekundär chronische Cholezystitis aus, die durch eine Abflachung der Mukosa und Verlust der Falten gekennzeichnet ist. Das Bindegewebe ist vermehrt. In schweren Fällen der akuten Cholezystitis kann die Entzündung zur Nekrose mit offener oder gedeckter Perforation führen. Die Perforation in Nachbarorgane kann zu Verschlußikterus, Ileus und Pankreatitis führen.
Eine Sonderform stellt die emphysematöse Cholezystitis dar. Es handelt sich um eine bakterielle Entzündung der Gallenblasenwand durch gasbildende Bakterien (z. B. Clostridien, Klebsiellen, Escherichia coli,

Streptokokken). Selten wird eine Cholezystitis durch Salmonellen, Klebsiellen oder Bruzellen verursacht [17].

b) Chronische Cholzeystitis. Bei der primär chronischen Zystitis steht die lokale Schädigung der Gallenblasenwand durch einen Gallenstein mit entzündlicher Infiltration und bindegewebigem Umbau im Vordergrund. Die sekundär chronische Cholezystitis entsteht aus der akuten bzw. subakuten Cholezystitis.

8.4.5 Pathophysiologie

Der Umbau der Gallenblasenwand mit entzündlicher Infiltration und bindegewebigem Ersatz der Muskulatur führt nach Jahren schließlich zur funktionslosen Gallenblase, die sich nach Reizmahlzeit nicht mehr kontrahiert. Der Zystikusverschluß führt, sofern der Stein nicht in die Gallenwege passiert oder in die Gallenblase zurückfällt, zu einem Gallenblasenhydrops oder bei Infektion zum Gallenblasenempyem.
Bei Patienten mit Gallenblasenkarzinom werden gehäuft (ca. 95%) Gallensteine nachgewiesen. Ob die chronische Cholezystitis als Präkanzerose angesehen werden kann, ist jedoch fraglich. Prospektive Untersuchungen haben keinen kausalen Zusammenhang zwischen Cholelithiasis und Gallenblasenkarzinom nachweisen können [6, 22]. Die Gallensteine könnten theoretisch nicht nur Ursache der Gallenblasenkarzinome sein, sondern auch deren Folge darstellen, da Absonderungen von Karzinomgewebe ein geeignetes Nukleationsmaterial für die Entwicklung von Steinen darstellen dürfte.

Zusammenfassung
Bei Patienten mit akuter Cholezystitis findet sich in ca. 95% eine Cholelithiasis. Der eingeklemmte Zystikusstein ist hier Hauptursache der Erkrankung. Bei 5% kann kein Gallenstein nachgewiesen werden. Hierbei handelt es sich vor allem um postoperative und posttraumatische Erkrankungsfälle.
Bei der akuten Cholezystitis führen Ödem, Hyperämie, Hämorrhagie und zelluläre Infiltration zu einer Verdickung der Gallenblasenwand. Besonders schwer verlaufende Erkrankungen (nekrotisierende Cholezystitis) können zur Nekrose der Gallenblasenwand und zur offenen oder gedeckten Perforation führen. Die akute Cholezystitis führt zu einer lokalen oder diffusen Peritonitis.
Die chronische Cholezystitis findet sich praktisch ausnahmslos bei Steinträgern und ist gekennzeichnet durch einen entzündlich-bindegewebigen Umbau der Gallenblasenwand, der schließlich zum Funktionsverlust führen kann.

8.5 Cholangitis

8.5.1 Definition

Entzündung der Gallenwege, wobei normalerweise eine bakterielle Infektion vorliegt. Eine Sonderform ist die primär sklerosierende Cholangitis, deren Ursache unbekannt ist.

8.5.2 Anatomische und physiologische Grundlagen

Die Papilla Vateri verhindert an der Einmündungsstelle des Gallengangs in das Duodenum eine Aszension von Nahrungsbestandteilen und Bakterien. Cholezystokinin bewirkt gleichzeitig mit der Gallenblasenkontraktion eine Erschlaffung der Papille.

8.5.3 Ätiologie

Die bakterielle Cholangitis entsteht bei Abflußhindernissen, die zur Cholestase mit aufsteigender bakterieller Infektion führen. Eine weitere Ursache ist die breite Verbindung von Gallenwegen und Darm (Hepatikoenterostomie, Choledochoenterostomie). Hier kann es vor allen Dingen durch Übertritt von Nahrungsresten in eine zu kurze anastomosierte Darmschlinge bzw. bei der Choledochoduodenostomie durch den direkten Übertritt von Nahrungsresten in den Choledochus zur Cholangitis kommen.

8.5.4 Pathogenetische Prinzipien

Bei einer Gallenabflußstörung oder einer breiten Verbindung zwischen Gallenwegen und Darm gelangen Bakterien in die Galle und finden hier einen idealen Nährboden für ihre Vermehrung. Die bakterielle Infektion der Gallenwege führt neben einer Entzündung der Gallengangswand zusätzlich zu einer Mitbeteiligung des Leberparenchyms. Die septisch abszedierende Cholangitis ist die schwerste Form der Erkrankung und entsteht vorwiegend dann, wenn ein Abflußhindernis besteht. Bei Choledochoenterostomien entsteht bevorzugt die subakute rezidivierende Cholangitis, die weniger durch Sepsis und Abszeßbildungen als vielmehr durch chronische Leberparenchymschädigung bis hin zur biliären Zirrhose gekennzeichnet ist.

Die Erreger der Cholangitis sind, wie bei der Cholezystitis, Bakterien der Darmflora. Relativ häufig sind Infektionen mit Escherichia coli, Klebsiellen, Enterokokken, seltener Proteus und Streptokokken. Auch bei der Infektion der Gallenwege muß mit Anaerobiern (Clostridien, Bakteroides, B. fragilis) gerechnet werden.

8.5.5 Pathophysiologie

Die Cholangitis führt über eine Schädigung des Gallensekretionsapparates der Leberzellen zu einer Cholestase. Die Galle ist ein idealer Nährboden für das Wachstum von Bakterien. Bei Abflußhindernissen verursacht die Cholangitis evtl. Sepsis, Leberabszesse und septischen Schock.

Zusammenfassung
Abflußhindernisse im Bereich der Gallenwege verursachen eine extrahepatische Cholestase und bei Infektion eine akute Cholangitis. Breite Verbindungen zwischen Gallenwegen und Darm (Hepatico- oder Choledochoenterostomie) führen durch aufsteigende Infektion zur akuten, subakuten oder chronischen Cholangitis. Die bakterielle Entzündung der Gallenwege verursacht, sofern das Abflußhindernis nicht bald beseitigt wird, eine Schädigung des Leberparenchyms, Leberabszesse und Sepsis.

Literatur

1. Admirand WH, Small DM (1968) The physical-chemical basis of cholesterol gallstone formation in man. J Clin Invest 47:1043–1052
2. Bergan T, Dobling I, Liavag J (1979) Bacterial isolates in cholecystitis and cholelithiasis. Scand J Gastroenterol 14:625–631
3. Bouchier IAD (1983) Biochemistry of gallstone formation. Clin Gastroenterology 12 (1):25–48
4. Burnstein MJ, Ilson RG, Petrunka CN, Taylor RD, Strasberg SM (1983) Evidence for a potent nucleating factor in the gallbladder bile of patients with cholesterol gallstones. Gastroenterology 85:801–807
5. Carey MC, Small DM (1978) The physical chemistry of cholesterol solubility in bile: relationship to gallstone formation and dissolution in man. J Clin Invest 61:998–1026
6. Comfort MW, Gray HK, Wilson JM (1948) The silent gallstone. A ten to twenty year follow-up study of 112 cases. Ann Surg 128:931–937
7. Fridhandler TM, Davison JS, Shafer EA (1983) Defective gallbladder contractility in the ground squirrel and prairie dog during early stages of cholesterol gallstone formation. Gastroenterology 85:830–836

8. Fröhling W, Stiehl A (1976) Bile salt glucuronides: identification and quantitative analysis in urine of patients with cholestasis. Eur J Clin Invest 6:67–74
9. Gracie WA, Ransohoff DF (1982) The natural history of silent gallstones. The innocent stone is not a myth. N Engl J Med 307:798–800
10. Hofmann AF (1977) The enterohepatic circulation of bile acids in man. Clin Gastroenterology 6 (1):3–24
11. LaMorte WW, Schoetz DJ, Desmond HB, Williams LF (1979) The role of the gallbladder in the pathogenesis of cholesterol gallstones. Gastroenterology 77:580–592
12. Lindström CG (1977) Frequency of gallstone disease in a well-defined Swedish population. Scand J Gastroenterol 12:341–346
13. Linos DA, Beard LM, O'Fallon WM, Dockerty MB, Beart RW, Kurland LI (1981) Cholecystectomy and carcinoma of the colon. Lancet II:379–381
14. Massarat S, Klingemann HG, Kappert J, Jasperson D, Schmitz-Moormann P (1982) Die Häufigkeit der Cholelithiasis im autoptischen Material und ambulantem Krankengut aus Deutschland. Z Gastroenterol 20:341–345
15. Paumgartner G, Sauerbruch T (1983) Secretion, composition and flow of bile. Clin Gastroenterology 12 (1):3–23
16. Reichen J, Simon FR (1982) Cholestasis. In: Arias IM, Popper H, Schacter BA, Shafritz DA (eds) The liver, biology and pathobiology. Raven Press, New York, pp 785–800
17. Sauerbruch T (1982) Akute Cholecystits: Pathogenese. In: Siewert JR, Blum AL, Farthmann EH, Lankisch PG (Hrsg) Nofalltherapie, Springer, Berlin Heidelberg New York, S 342–352
18. Stiehl A (1977) Disturbances of bile acid metabolism in cholestasis. Clin Gastroenterology 6 (1):45–68
19. Stiehl A (1984) Erkrankungen der Gallenblase und der Gallenwege. In: Schettler (Hrsg) Innere Medizin II, 6. Aufl. Thieme, Stuttgart New York, S 315–330
20. Stiehl A, Ast E, Czygan P, Fröhling W, Raedsch R, Kommerell B (1978) Pool size, synthesis, and turnover of sulfated and nonsulfated cholic acid and chenodeoxycholic acid in patients with cirrhosis of the liver. Gastroenterology 74:572–577
21. Vernick LJ, Kuller LH (1981) Cholecystectomy and right-sided colon cancer: an epidemiological study. Lancet II:381–383
22. Wenckert A, Robertson B (1966) The natural course of gallstone disease. Gastroenterology 50:376–381
23. Whiting MJ, Watts J McK (1984) Supersaturated bile from obese patients without cholesterol gallstones supports cholesterol growth but not nucleation. Gastroenterology 86:243–248

9 Peritonitis, intraabdominale Abszesse und Fisteln

P. Aeberhard

9.1 Peritonitis

9.1.1 Definition

Peritonitis ist das Krankheitsbild, welches als entzündliche Reaktion auf das Eindringen einer Noxe in die Peritonäalhöhle entsteht. Meist ist diese Noxe bakteriell, die Peritonitis damit eine bakterielle Infektionskrankheit. Man unterscheidet *primäre und sekundäre Peritonitiden.* Die primäre Peritonitis ist selten und kommt heute praktisch nur bei Patienten ganz bestimmter Risikogruppen vor. Die sekundäre bakterielle Peritonitis entsteht durch Besiedelung der Bauchhöhle mit Keimen meist der Darmflora, und übertrifft die primäre Peritonitis an Häufigkeit und klinischer Bedeutung bei weitem.

9.1.2 Anatomische und physiologische Grundlagen

Die Oberfläche des parietalen und viszeralen Peritonäums entspricht ungefähr der äußeren Körperoberfläche. Der größte Teil dieser Fläche verhält sich als *semipermeable Membran* für Wasser und niedrigmolekulare Substanzen, wobei die funktionell wirksame Austauschfläche deutlich unter 1 m^2 beträgt [8]. Die normale Peritonäalhöhle enthält nur wenige Milliliter einer klaren gelben Flüssigkeit mit einem Eiweißgehalt von unter 3 g/dl, überwiegend Albumin. Der Zellgehalt liegt unter 3000 Zellen µl, davon 90% Makrophagen und Lymphozyten, ferner einige Eosinophile, Mastzellen und Mesothelzellen. Bei der Peritonäaldialyse mit hypertonischer Dialyselösung resultiert ein Einstrom von 300–500 ml Flüssigkeit/h. Die entzündliche Reaktion des Peritonäums bei der Peritonitis hat einen ähnlichen Effekt. Die diffuse Peritonitis entspricht in ihrer Auswirkung auf das Blutvolumen einer Verbrennung von mind. 50% der Körperoberfläche. Neben dieser passiven Teilnahme des Peritonäums am Flüssigkeitsaustausch findet auch ein *aktiver Transport* von Flüssigkeit und Partikeln über die *Lymphgefäße des Zwerchfells* statt. 80% dieses Transportes gehen über die Lymphgefäße des rechten

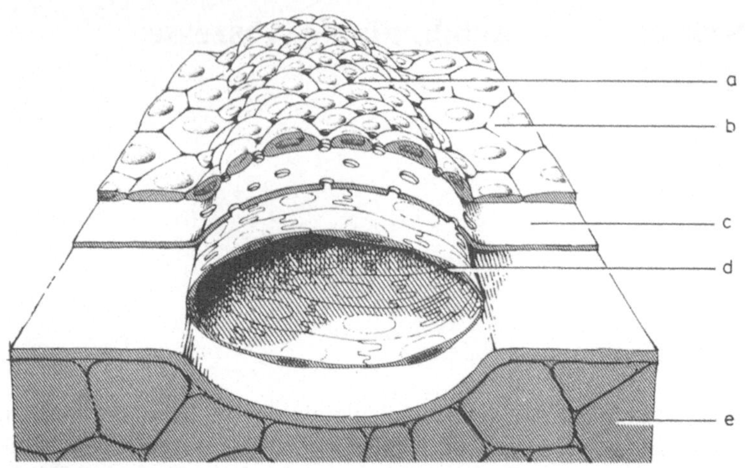

Abb. 69. Lymphlakune des Zwerchfells, schematisch. Die Lymphlakunen sind erweiterte terminale Lymphgefäße unter dem Peritonäalüberzug des Zwerchfells. *a* Abgerundete Mesothelzellen des Lakunendachs, *b* gewöhnliche flache Mesothelzellen, *c* gefensterte Basalmembran, *d* Endothelzellen der Lymphlakune, *e* Muskelfasern des Zwerchfells

Zwerchfells. Unter dem Peritonäalüberzug des Zwerchfells finden sich erweiterte terminale Lymphgefäße, sog. Lakunen. In ihrem Bereich besteht der Mesothelüberzug aus dicht beieinanderliegenden rundlichen Zellen. Die unter dieser Zellschicht liegende Membran aus feinen Bindegewebsfasern ist gefenstert. Bei den Atembewegungen des Zwerchfells öffnen sich zwischen den Mesothelzellen des Lakunendachs temporäre Stomata. In ähnlicher Weise weichen auch die Endothelzellen der Lymphlakune auseinander. Durch die so entstehenden Kanälchen können Partikel wie Erythrozyten, Bakterien und anderes Fremdmaterial in die Lymphgefäße aufgenommen werden. Der Durchmesser der Stomata beträgt 8–12 µm (Größe eines Bakteriums 0,5–2 µm) [3, 12] (Abb. 69).

In der Exspirationsphase füllen sich die Lymphlakunen infolge der Erschlaffung des Zwerchfells und des Druckgradienten zwischen Abdomen und Thorax. Während der Inspiration wird ihr Inhalt in die Lymphgefäße des Thoraxraums entleert. Dieser Transport wird durch einen ständigen Zustrom von Flüssigkeit ins Subphrenium aufrechterhalten, welcher durch die *besondere anatomische Form der Bauchhöhle* ermöglicht wird: das Kolon und Mesocolon transversum teilen die Bauchhöhle in einen supra- und infrakolischen Raum. Diese beiden Kompartimente stehen in den Flanken über das Spatium parietocolicum miteinander in Verbindung. Auf diesem Weg können Exsudate aus dem infrakolischen Raum, welche sich zunächst im kleinen Becken sammeln, schließlich in

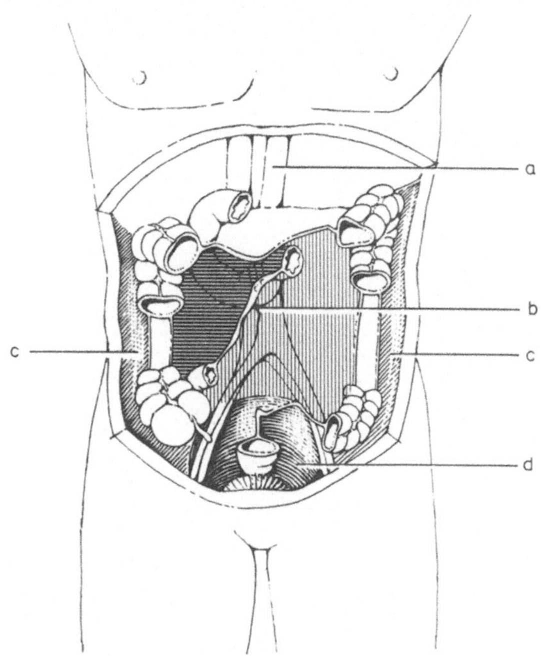

Abb. 70. Kompartimente der Bauchhöhle. *a* Suprakolischer (subphrenischer) Raum, *b* infrakolischer Raum, durch die Radix mesenterii in eine rechte und linke Hälfte unterteilt, *c* Spatium parieto-colicum, links kranial durch das Lig. phreno-colicum begrenzt, *d* Beckenraum

den suprakolischen (subphrenischen) Raum aufsteigen. Der größte Teil dieses Flüssigkeitsstroms erfolgt auf der rechten Bauchseite. Links ist der freien Kommunikation zwischen dem supra- und infrakolischen Raum durch das Lig. phreno-colicum eine Grenze gesetzt [10] (Abb. 70 und 71). Bakterien, welche experimentell in die Bauchhöhle des Hundes eingebracht werden, lassen sich innerhalb von 6 min in den thorakalen Lymphgefäßen und innerhalb von 12 min im Blutstrom nachweisen [6]. Der intraperitoneale Flüssigkeitstransport wird durch die Darmbewegungen unterstützt und durch deren Wegfall im Rahmen des paralytischen Ileus bei der fortgeschrittenen Peritonitis verlangsamt.

Mesothelzellen und submesotheliale Zellen des Peritonäums enthalten einen Plasminogenaktivator. Bei der Peritonitis kommt es zu einer Blokkierung dieses Aktivators [7] und in der Folge zur Ausbildung von fibrinösen Verklebungen.

Das Lumen des Magen-Darm-Traktes enthält eine sehr komplexe Population von Bakterien, welche an Dichte und Artenreichtum von proximal nach distal zunimmt, Einzelheiten s. 1.2. Die meisten Bakterien der

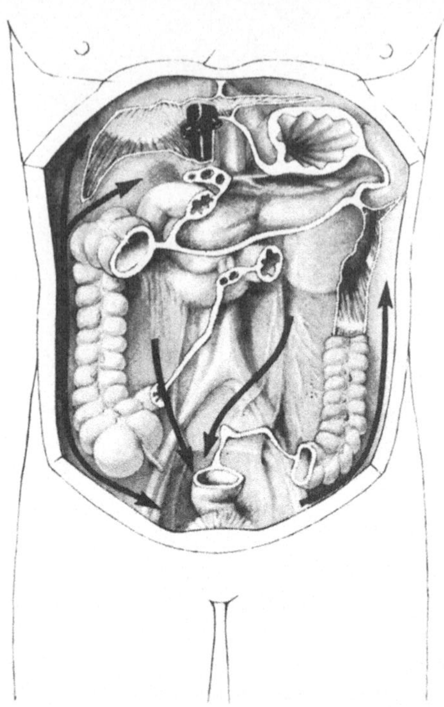

Abb. 71. Hauptrichtungen der Flüssigkeitszirkulation in der Peritonäalhöhle. Die durch anatomische Gegebenheiten bestimmten Wege für Flüssigkeitsverschiebungen in der Bauchhöhle erklären das regelhafte Auftreten von intraperitonäalen Abszessen an gewissen Prädilektionsstellen

Darmflora sind nicht pathogen. Sie stehen in enger Beziehung zum Schleimüberzug und zu den Epithelzellen der Schleimhaut. Diese wird zum Teil durch spezifische Rezeptoren vermittelt [4]. Die normale Flora kann durch Besetzung der Rezeptorenstellen das Eindringen von pathogenen Keimen in die Schleimhaut verhindern. Zwischen den verschiedenen Spezies der Bakterienpopulation im Darmlumen finden zahlreiche Interaktionen statt. Die normale Darmmotilität sorgt durch ständigen Abtransport des Darminhaltes dafür, daß die Bakterienkonzentration im Dünndarm nicht über ein gewisses Maß ansteigt. Man nimmt an, daß der bei allen Säugerspezies nachgewiesene myoelektrische Komplex des Dünndarms in dieser Hinsicht eine wichtige Funktion erfüllt. Wird der Transport des Darminhaltes infolge Ileus unterbrochen, so kommt es sehr rasch zu einem Anstieg der Bakterienkonzentration und zu einer Angleichung der Bakterienflora des Dünndarms an diejenige des Kolons.

Tabelle 19. Primäre Peritonitis

Krankheitsbild	Vorkommen/Grundleiden	Ätiologie und Pathogenese
Primäre bakterielle Peritonitis des Säuglings und Kindes	2 Altersgipfel: - Mädchen in den ersten 2 Lebensmonaten - Mädchen und Knaben von 5–9 Jahren Meist kein Grundleiden	Pneumokokkus, gelegentlich Meningokokkus, H. influenzae, Enterokokkus. Infektion: - aszendierend bei Besiedelung des weiblichen Genitaltraktes - hämatogen bei Bakteriämie (Infekt der Atemwege, Harnwegsinfekt) - Enteritis?
Primäre Peritonitis des Zirrhotikers	Meist fortgeschrittene äthylische oder posthepatitische Zirrhose mit Aszites	Oft Keime der Darmflora via Pfortader – Leberlymphe – Aszites Gelegentlich seltene Keime wie Vibrio fetus oder Pasteurella multocida
Primäre Peritonitis beim nephrotischen Syndrom	Vorwiegend Kinder	Meist in einer aktiven Krankheitsphase mit verstärktem renalem Proteinverlust und subklinischem Aszites auftretend
Primäre Peritonitis bei systemischem lupus erythematosus und anderen Kollagenosen	Meist unter Steroid- oder sonstiger immunosupressiver Therapie	Sterile Peritonitis (Serositis) oder Infektion mit „opportunistischen" Keimen
Hugh-Fitz-Curtis-Syndrom (Perihepatitis)	Fast ausschließlich bei Frauen	Gonokokkus, Chlamydien, aszendierend vom weiblichen Genitaltrakt

9.1.3 Ätiologie

Primäre bakterielle Peritonitis

Unter diesem Begriff fassen wir alle Peritonitiden zusammen, denen keine Perforation des Magen-Darm-Traktes und kein Trauma mit Eröffnung der Bauchhöhle zugrunde liegt (Tabelle 19).

Sekundäre bakterielle Peritonitis

Die hauptsächlichen Ursachen der massiven Kontamination der Bauchhöhle mit Keimen der Darmflora sind Perforation des Magen-Darm-Traktes bei entzündlichen Erkrankungen wie Appendizitis, Divertikulitis des Kolons, seltener Colitis ulcerosa und M. Crohn sowie Meckel-Divertikulitis, Perforationen peptischer Ulzera des Magens und Duodenums, Tumorperforationen, perforierte Cholezystitis, Perforationen bei Zirkulationsstörungen infolge Gefäßverschluß oder Strangulation von Darmanteilen sowie der Abdominalorgane bei stumpfem oder penetrierendem Trauma. Infektionen des weiblichen Genitaltraktes wie Pyosalpinx und Pyometra können ebenfalls auf die Peritonäalhöhle übergreifen. Eine besondere gefürchtete Form der sekundären bakteriellen Peritonitis ist schließlich die postperative Peritonitis nach Abdominaleingriffen, welche in etwa der Hälfte der Fälle durch Nahtinsuffizienz am Magen-Darm-Trakt bedingt ist.

9.1.4 Pathogenetische Prinzipien

Reaktion des Peritonäums auf bakterielle Besiedelung

Die Hauptmechanismen sind:

1) Abtransport der eingedrungenen Bakterien über die Lymphgefäße des Zwerchfells.
2) Die humorale und zelluläre entzündliche Reaktion des Peritonäums.
3) Die Lokalisation des entzündlichen Prozesses durch fibrinöse Verklebungen.

Werden Bakterien in die Bauchhöhle eingebracht, so beginnt ihre Konzentration bereits innerhalb weniger Minuten zu sinken. Dies ist ein Effekt des Abtransportes über die diaphragmalen Lymphgefäße. Die lokale entzündliche Reaktion des Peritonäums ist in Abb. 72 stark vereinfacht dargestellt.

Bakteriologie der sekundären bakteriellen Peritonitis

Entsprechend der unterschiedlichen Bakterienflora verschiedener Darmabschnitte hängt die initiale Kontaminationsflora von der Höhe der Perforation im Magen-Darm-Trakt ab. In der Peritonealhöhle nimmt der Artenreichtum der Kolonflora sehr rasch ab. Die Laktobazillen und die Bifidobakterien verschwinden. Schließlich überleben nur relativ wenige Spezies. Mit den üblichen Labormethoden können meist 2–5 verschiedene Spezies isoliert werden. Die Spezies, welche aus dem Exsudat am häufigsten isoliert werden können, stellen in der normalen Darmflora zahlenmäßig eine kleine Minderheit dar. In 75% der Fälle werden sowohl anaerobe wie aerobe Keime gefunden. Unter den aeroben findet man hauptsächlich Escherichia Coli, ferner Streptokokken, Enterokokken, Enterobakter/Klebsiella und Proteus, unter den anaeroben finden sich Bakteroides, Clostridien, Eubakteria, Fusobakterien, Propionibakterien und anaerobe grampositive Kokken. *Mikrobieller Synergismus* scheint in der Pathogenese der sekundären Peritonitis eine wichtige Rolle zu spielen. Die durch Einbringen von Fäzes in die Bauchhöhle ausgelöste experimentelle Peritonitis verläuft typischerweise in 2

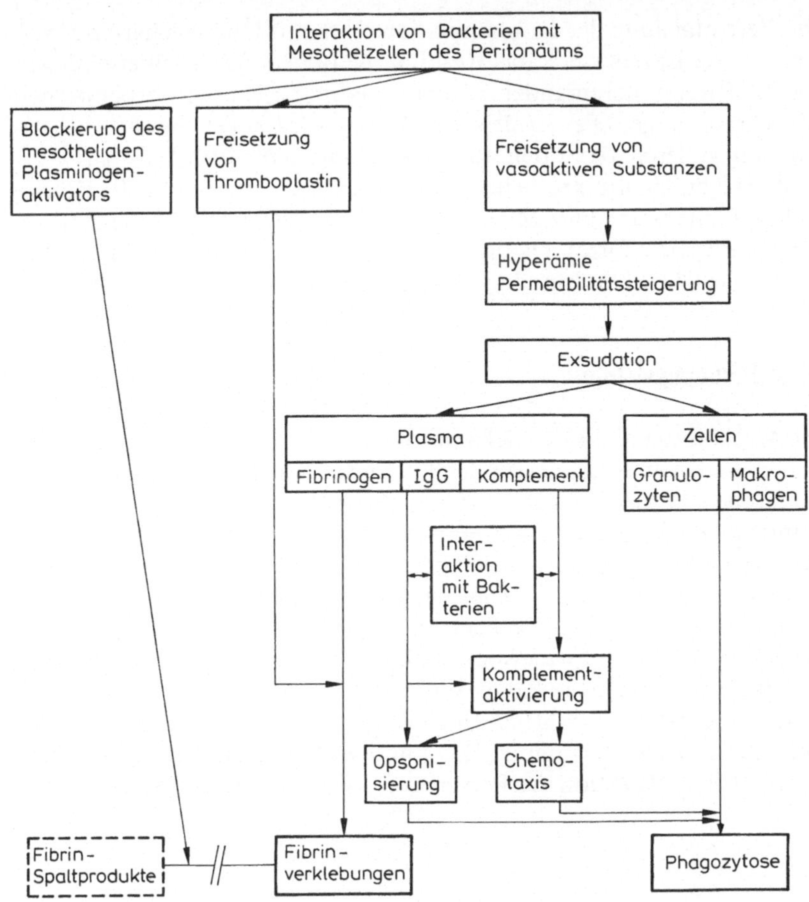

Abb. 72. Vereinfachtes Schema der entzündlichen Reaktion des Peritonäums

Phasen, einer *frühen peritonitischen Phase* und einer *späten Abszeßphase* [13]. In der peritonitischen Phase dominieren aerobe Keime, in der Abszeßphase Anaerobier. Die Behandlung mit Gentamicin, welches gegen die aeroben gramnegativen Enterobakterien wirkt, senkt vor allem die Letalität der frühen peritonitischen Phase, kann aber die Bildung von Spätabszessen bei den überlebenden Tieren nicht verhindern. Die Behandlung mit dem gegen die Anaerobier wirksamen Clindamycin beeinflußt die Letalität der peritonitischen Frühphase kaum, verhindert aber bei Tieren, welche diese Phase überleben, die Bildung von Abszessen. Die Rolle der aeroben und anaeroben „Infektionspartner" hängt allerdings auch von der Größe des bakteriellen Inokulums ab. Bei massiver Kontamination spielen sowohl die aeroben wie die anaeroben Keime in beiden Phasen der Krankheit eine Rolle [11].

Die Vereinfachung der Kontaminationsflora mit Überwuchern nur weniger Arten ist einerseits das Resultat vielfältiger Wechselbeziehungen der Bakterien untereinander, andererseits ein Effekt der körpereigenen Abwehrvorgänge. Die Virulenz der Keime wird außer durch Synergismus mit anderen Bakterien auch durch sog. *adjuvante Substanzen* erhöht. Solche nichtmikrobiellen adjuvanten Faktoren sind z.B. Hämoglobin, Gallensalze und Muzine aus dem Mageninhalt. Auch Barium und sterilisierte Fäzes haben einen adjuvanten Effekt. Hämoglobin hemmt die Chemotaxis und die Phagozytose der Granulozyten [6].

9.1.5 Pathophysiologie

Die Mechanismen, die der Bekämpfung der intraperitonäalen Infektion dienen, haben andererseits für den Organismus auch nachteilige Folgen: der rasche Abtransport von Bakterien und bakteriellen Toxinen über die Lymphgefäße kann zur Sepsis und zum septischen Schock führen. Massive Exsudatbildung führt zur Hypovolämie. Das Vorhandensein reichlicher Flüssigkeit in der Bauchhöhle ist für die Bakterien günstiger als für die körpereigenen Abwehrmechanismen: Phagozyten müssen sich auf einer Oberfläche fortbewegen können; frei im Exsudat schwimmende Bakterien können sie kaum angreifen. Ferner steht ihnen ein genügender Sauerstoffpartialdruck im massiv mit Bakterien kolonisierten Exsudat nicht zur Verfügung. Diese und weitere nachteilige Folgen der entzündlichen Reaktion des Peritonäums sind in Tabelle 20 zusammengefaßt.

Tabelle 20. Nachteilige Auswirkungen der peritonealen Abwehrvorgänge

Mechanismus	Nachteilige Folgen
Abtransport von Bakterien über die diaphragmalen Lymphgefäße	Bakteriämie, Endotoxinämie, Sepsis, Septischer Schock
Exsudation	Hypovolämischer Schock, Erschwerung der Phagozytose
Fibrinabscheidung und Hemmung der intraperitonealen Fibrinolyse	In Fibrin eingeschlossene Bakterien können nicht phagozytiert werden. Fibrinöse Verklebungen können zu abgekapselten Abszessen und zum Frühileus führen. Umwandlungen von fibrinösen Verklebungen zu fibrösen Adhäsionen: Gefahr des Spätileus
Einwanderung von Phagozyten	Extrazelluläre Freisetzung von Enzymen Gewebsschädigung → Abszeßbildung

Die Auswirkungen der Peritonitis auf den Gesamtorganismus entsprechen denjenigen anderer schwerer bakterieller Infekte. Die intraperitonäalen eitrigen Infektionen sind eine der wichtigsten Ursachen der gramnegativen Sepsis. Patienten, welche in Intensivstationen behandelt werden, erreichen heute oft das Stadium des *sekundären Versagens multipler Organe und Systeme*. Der ungenügend behandelte oder nicht unter Kontrolle gebrachte abdominale Sepsisherd stellt eine der wichtigsten Ursachen für die akute respiratorische Insuffizienz (ARDS) und das akute Nierenversagen dar [5]. Gastrointestinale Streßerosionen und Ulzera stehen ebenfalls in engem Zusammenhang mit einem bakteriellen Sepsisherd [9]. Hinzu kommen Störungen der Leberfunktion und des Gerinnungssystems.

9.2 Intraperitonäale Abszesse

Die Pathogenese und Pathophysiologie der intraabdominalen Abszesse entspricht weitgehend dem im Abschnitt Peritonitis Geschilderten. Der intraperitonäale Abszeß der chirurgischen Terminologie ist strenggenommen ein Empyem des Peritonäums, welches durch Verklebungen auf einen Teil der Bauchhöhle beschränkt ist. Intraperitonäale Abszesse entstehen entweder *per continuitatem* in Nachbarschaft zu einem entzündlichen Prozeß, z. B. einer Appendizitis oder Cholezystitis, oder sie stellen *Restabszesse* nach diffuser Peritonitis dar. Abgekapselte Restabszesse können an sich überall in der Bauchhöhle vorkommen, bevorzugen aber entsprechend den durch die Anatomie und die peritonäale Flüssigkeitszirkulation gegebenen Verhältnisse gewisse Prädilektionsstellen, nämlich das Becken sowie den rechten supra- und infrahepatischen Raum (s. Abb. 70 u. 71).
Die Bildung eines intraperitonäalen Abszesses beginnt mit der fibrinösen Abkapselung eines Exsudates. Die fibrinöse Kapsel behindert den weiteren Einstrom von Phagozyten, Komplement, Antikörpern und anderen Opsoninen. In der Höhle entstehen Bedingungen, welche das Überwuchern anaerober Keime ermöglichen. Ohne neutrophile Granulozysten gibt es keine Abszesse. Experimentell wurde gezeigt, daß ein bakterielles Inokulum, welches durch Antibiotika vor der Einwanderung der Leukozyten abgetötet wird, nicht zu einer Abszeßbildung führt. Werden aber die Antibiotika erst nach 4 h gegeben, wenn bereits neutrophile Granulozyten eingewandert sind, so kommt es auch dann zur Abszeßbildung, wenn alle Bakterien absterben. Leukozyten, die in einen Entzündungsherd eingewandert sind, kehren nicht mehr in die Zirkulation zurück. Wenn sie degranulieren oder absterben, werden die Enzyme

frei und können das körpereigene Gewebe angreifen. Die Enzymwirkung wird normalerweise durch plasmatische Inhibitoren wie das α-1-Antitrypsin verhindert. In Abszeßhöhlen überschreitet aber die Konzentration der Leukozytenenzyme die Neutralisationskapazität der Inhibitoren. Der Inhalt der Abszeßhöhle wird zunehmend hypertonisch. Infolgedessen wächst der Abszeß durch osmotische Flüssigkeitsaufnahme. Im hypertonen Milieu können Bakterien, welche unter normalen Bedingungen durch bakterizide Antibiotika abgetötet würden, überleben und als L-Formen persistieren [1].

9.3 Abdominale Fisteln

9.3.1 Definition

Eine Fistel ist eine abnorme Verbindung zwischen 2 Hohlorganen oder einem Hohlorgan und der Haut. Die ersteren werden als innere, die letzteren als äußere Fisteln bezeichnet. Viele Fisteln haben einen *Fistelgang,* welcher die innere und äußere Öffnung verbindet. Äußere Fisteln, bei denen ein Gang fehlt, werden als *Lippenfisteln* bezeichnet. Fisteln, bei denen ein einfacher unverzweigter Gang besteht, werden als *einfache Fisteln,* solche mit einem verzweigten Gangsystem mit oder ohne Abszesse als *komplizierte Fisteln* bezeichnet. Fisteln, deren innere Öffnung seitlich vom Ausgangsorgan abgeht, werden als laterale Fisteln bezeichnet, während Fisteln mit Unterbrechung der Darmkontinuität als terminal bezeichnet werden. Funktionell kann eine Fistel partiell oder total sein. Eine laterale Fistel kann funktionell endständig und damit total werden,

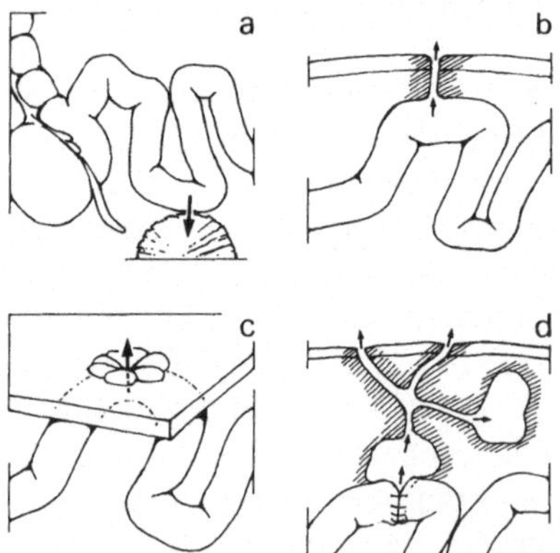

Abb. 73 a–d. Fisteltypen. **a** Einfache innere Fistel, **b** einfache äußere Fistel, **c** Lippenfistel, **d** komplizierte Fistel

wenn die Passage im Darm distalwärts behindert ist. Der Begriff der Fistel schließt auch eine bestimmte Dauer des Zustandes ein: bei Verlust von Magen-Darm-Sekreten durch eine Operationswunde oder einen Drainkanal spricht man erst dann von einer Fistel, wenn der Verlust über mindestens 48 h andauert (Abb. 73).

9.3.2 Ätiologie

Fisteln des Magen-Darm-Traktes:

Ätiologie

Kongenital
(z. B. persistierender Ductus omphalo-entericus).

Erworben
- entzündliche Darmerkrankungen (M. Crohn, Divertikulitis).
- Infektion (Abszeß)
  - vom Darmtrakt ausgehend,
  - extraintestinal, sekundär in den Darmtrakt durchbrechend.
- Trauma
  - stumpf,
  - penetrierend,
  - Fremdkörper (z. B. Drain).
- Chirurgischer Eingriff.
- Bestrahlung.
- Tumor
  - benigne,
  - maligne.

9.3.3 Pathogenetische Prinzipien

Die abnorme Verbindung zwischen 2 epithelisierten Oberflächen kommt auf verschiedene Weise zustande: bei angeborenen Fisteln ist es die Persistenz einer in der Embryonalentwicklung vorhandenen Verbindung (z. B. Ductus omphalo-entericus). Erworbene Fisteln entstehen durch penetrierendes Trauma einschließlich die chirurgische Operation, durch entzündliche Verklebung zwischen 2 Organen mit Auflösung der beiden miteinander verklebten Wände, durch Perforation des Magen-Darm-Traktes mit Abszeßbildung und sekundärem Durchbruch in die Nachbarorgane oder zur Körperoberfläche oder auch durch Einbruch eines außerhalb des Magen-Darm-Traktes gelegenen Abszesses in denselben.

Voraussetzungen der Fistelbildungen sind lokale Infektion und prädisponierende Wandschädigung. Fisteln treten viel häufiger nach Reoperationen und Notfalleingriffen auf als nach elektiven Erstoperationen. Darmblähung und peritonäale Infektion, welche diese Situationen häufig begleiten, sind wichtige prädisponierende Faktoren. Dazu kommt bei diesen Eingriffen die Notwendigkeit der Lösung von Adhäsionen mit der Gefahr zusätzlicher Darmläsionen. Eine wichtige Rolle spielt die Nahtinsuffizienz gastrointestinaler Nähte und Anastomosen, ferner der Bauchwandinfekt nach Laparotomie, v. a. wenn er zu einem Platzbauch führt. Die lokale Infektion führt über die aus den Phagozyten freigesetzte Elastase und Kollagenase zu einem Abbau des im Laufe der Wundheilung neu gebildeten Kollagens und begünstigt damit die Entwicklung einer Fistel. Ferner können auch Bakterien extrazelluläre Enzyme einschließlich Kollagenase produzieren. Lokale Veränderungen der Darmwand wie bei M. Crohn, Amöbiasis, Tumor, Durchblutungsstörungen und postaktinischer Schädigung schaffen ebenfalls günstige Voraussetzungen für die Entstehung einer Fistel [2].

9.3.4 Pathophysiologie

Die Folgen einer Fistel sind Korrosion, Flüssigkeits- und Elektrolytverlust, Infektion und Malnutrition. Bei äußeren Fisteln des oberen Magen-Darm-Traktes kommt es durch die Wirkung der in dem Fistelsekret enthaltenen Enzyme sehr rasch zur Erosion der Haut in der Umgebung der Fistelöffnung. Flüssigkeits- und Elektrolytverlust können massiv sein. Die resultierende Elektrolytstörung hängt von der Zusammensetzung der Fistelflüssigkeit und damit vom Ausgangsorgan der Fistelbildung ab. Infektion und Malnutrition hängen eng zusammen. Persistierende Infektion infolge schlechter Drainage von verzweigten Fistelsystemen mit Abszeßbildung ist die Haupttodesursache der Fistelkrankheit. Ist der Fistelbildung eine Peritonitis vorausgegangen, so kommen auch intraperitonäale Restabszesse vor, welche mit dem Fistelkanal keine Verbindung haben. Derartige Abszesse können auch von Läsionen der Darmwand ausgehen und abortive oder noch nicht durchgebrochene Fisteln darstellen.

Zusammenfassung

Die primäre Peritonitis ist selten und auf Patienten ganz bestimmter Risikogruppen beschränkt. Die sekundäre Peritonitis ist ein bakterieller Mischinfekt mit Keimen meist der Darmflora. Der Abtransport von Partikeln aus der Bauchhöhle erfolgt über spezialisierte Lymphgefäße vorwiegend des rechten Zwerchfells (sog. Lymphlakunen). Die anatomische Gliederung der Bauchhöhle in einen supra- und einen infrakolischen Raum, die über das Spatium parietocolicum lateral miteinander in Verbindung stehen, erklärt die Ausbildung von intraperitonäalen Abszessen an ganz bestimmten Prädilektionsstellen. Beim peritonitischen Infekt wird die artenreiche Darmflora rasch auf einige wenige aerobe und anaerobe Species reduziert. Die Reaktionen des Peritonäums auf bakterielle Besiedlung sind Abtransport der Bakterien über die Lymphgefäße des Zwerchfells, humorale und zelluläre Exsudation, Lokalisation des Prozesses durch Fibrinverklebungen. Die fortgeschrittene Peritonitis führt als Sepsisherd zum sekundären Versagen multipler Organe und Systeme. Abszeßbildung erfordert die Anwesenheit von Granulozyten. Leukozytenenzyme sind wichtige Faktoren der Abszeßbildung. Eine Fistel ist eine abnorme Verbindung zwischen 2 Hohlorganen oder einem Hohlorgan und der Haut. Voraussetzungen der Fistelbildung sind lokale Infektion und prädisponierende Wandschädigung. Die Folgen der Fistel sind Korrosion, Flüssigkeits- und Elektrolytverlust, Infektion und Malnutrition.

Literatur

1. Ahrenholz D, Simmons RL (1982) Peritonitis and other intraabdominal infections. In: Simmons RL, Howard RJ (eds) Surgical infectious diseases. Appleton-Century-Crofts, New York, pp 795–843
2. Alexander-Williams J, Irving M (1982) Intestinal fistulas. Wright PSG, Bristol London Boston
3. Allen L (1956) On the penetrability of the lymphatics of the diaphragm. Anat Rec 124:639–657
4. Costerton JW, Geesey GG, Cheng KJ (1978) How bacteria stick. Sci Am 238:86–95
5. Fry DE, Pearlstein L, Fulton RL, Polk HC (1980) Multiple system organ failure: the role of uncontrolled infection. Arch Surg 115:136–140
6. Hau T, Ahrenholz DH, Simmons RL (1979) Secondary bacterial peritonitis: the biologic basis of treatment. Curr Probl Surg 16:1–65
7. Hau T, Payne WD, Simmons RL (1979) Fibrinolytic activity of the peritoneum during experimental peritonitis. Surg Gynecol Obstet 148:415–418
8. Henderson LW (1973) The problem of peritoneal membrane area and permeability. Kidney Int 3:409–410
9. LeGall JR, Mignon FC, Rapin M, Redjemi M, Harari A, Bader JP (1976) Acute gastroduodenal lesions related to severe sepsis. Surg Gynecol Obstet 142:377–380
10. Meyers MA (1970) The spread and localization of acute intraperitoneal effusions. Radiology 95:547–554
11. Nichols RL (1977) Intraabdominal sepsis: characterization and treatment. I Infect Dis (Suppl) 135:54–57
12. Tsilibary EC, Wissig SL (1977) Absorption from the peritoneal cavity: SEM study of the mesothelium covering the peritoneal surface of the muscular portion of the diaphragm. Am J Anat 149:127–133
13. Weinstein WM, Onderdonk AB, Bartlett JG, Louie TJ, Gorbach SL (1975) Antimicrobial therapy of experimental intraabdominal sepsis. J Infect Dis 132:282–286

10 Iatrogene Störungen

10.1 Nebenwirkungen von Medikamenten

F. Halter

Definition

Bei der Charakterisierung von Nebenwirkungen gilt in diesem Kapitel die Definition der WHO, d. h. Nebenwirkungen sind schädigende und unbeabsichtigte Effekte eines Pharmakons, die bei der üblichen therapeutischen, prophylaktischen oder diagnostischen Arzneidosierung zustande kommen.

Einleitung

Nebenwirkungen von Medikamenten manifestieren sich am häufigsten an der Haut und dem Magen-Darm-Trakt. Über Art und Häufigkeit von Nebenwirkungen sind wir bei neueren Präparaten i. allg. durch kontrollierte, doppelblind durchgeführte Studien bereits zum Zeitpunkt, an dem das Medikament in den Handel kommt, gut orientiert. Dabei gilt es zu bedenken, daß für die Anerkennung von Nebenwirkungen viel weniger strikte Kriterien gelten als für die der eigentlichen Wirkung, die wir heute nur dann als gesichert akzeptieren, wenn sie die Hürde der doppelblind und randomisiert durchgeführten klinischen Studien mehrmals erfolgreich genommen hat. Deshalb basieren denn auch die Vermutungen über Nebeneffekte bei den meisten Pharmaka auf rein anekdotischen Beobachtungen. Es gilt aber zu bedenken, daß selbst schwere Nebenwirkungen erst nach jahrelanger Verbreitung realisiert werden können. Da bei etablierten Medikamenten im allgemeinen plazebokontrollierte Doppelblindstudien ethisch nicht mehr vertretbar sind, ist eine wissenschaftlich verwertbare Auskunft über Nebenwirkungen häufig nur über aufwendige epidemiologische Studien zu erhalten.

10.1.1 Mundhöhle – Ösophagus

Toxische und allergische Schleimhautschädigung

Durch lokale Hypersensitivitätsreaktion oder infolge toxischer Schädigungen durch den Kontakt des Medikaments mit der Mukosa können am Mund Enantheme, bzw. erosivulzeröse Läsionen, im Extremfall nekrotisierende und exfoliative Entzündungen entstehen (Tabelle 21). Bei Medikamenten, deren toxisches Moment im Vordergrund steht, können die gleichen Läsionen auch am Ösophagus auftreten. Es betrifft dies v. a. Emepromiumbromid [15, 17], ein Anticholinergikum vom Typ einer quaternären Ammoniumbase, das in erster Linie zur Behandlung der Pollakisurie eingesetzt wird, was die Patienten häufig verleitet, die Tablette mit möglichst wenig Flüssigkeit einzunehmen. Die Ösophagusläsionen treten v. a. an physiologischen Engen auf, vorzugsweise am unteren Ösophagussphinkter. Tabletten können über längere Zeit dort oder vor pathologischen Stenosen liegen bleiben. Die Größe der Tablette und die lokale Ätzwirkung der quaternären Ammoniumbase gilt als auslösender Faktor; das pH der Substanz liegt bei 7,2 und kann so für die Schädigung der Schleimhaut nicht direkt verantwortlich sein. Die durch Emepromiumbromid und anderen Medikamenten (s. Tabelle 21) bedingten Läsionen heilen meist nach wenigen Tagen ohne Residuen aus.

Tabelle 21. Medikamentös bedingte Schleimhautläsionen in Mundhöhle und Ösophagus

Medikamente	Mechanismus	Art der Läsionen	Bemerkungen
Aminophyrin Barbiturate Indomethacin Meprobomat Phenacetin Phenolphtalein Phenbazon Goldsalze Sulfonamide Antibiotika Zytostatika	Hypersensitivitätsreaktionen	Erythem, Ödem, Aphthen Ulzera bis Nekrosen in der Mundhöhle	Im Einzelfall ist es nicht immer möglich, zwischen toxischer und allergischer Schädigung zu unterscheiden
Emepromium bromid Tetracycline Ascorbinsäure KCl	Direkte lokale Schädigung durch prolongierten Kontakt mit Schleimhaut	Umschriebene Exulzerationen im distalen Ösophagus	Vereinzelt wurden ähnliche Läsionen durch diese Medikamente auch in der Mundhöhle beobachtet
Antibiotika Zytostatika Kortikosteroide	Gestörte Immunabwehr mit Überwuchern der Candidapilze	Typische Soorläsionen	Mundhöhle und Ösophagus häufig gleichzeitig befallen

Biologische Schädigung
Als Störung des biologischen Gleichgewichtes mit Überwucherung von Candida albicans ist die Soorerkrankung der Mundhöhle und des Ösophagus zu betrachten, welche als Folge einer gestörten Immunabwehr durch Therapie mit Antibiotika, Zytostatika (s. 10.2) oder Kortikosteroide auftreten kann. Das gleiche gilt für die seltenere Herpes-Virus-Ösophagitis [14].

Refluxösophagitis als Folge medikamentös bedingter Drucksenkung im unteren Ösophagussphinkter (s. auch 6.1)
Medikamente können theoretisch das Auftreten einer Refluxösophagitis begünstigen, wenn sie in normaler therapeutischer Dosierung eine Erschlaffung des unteren Ösophagus bewirken. In erster Linie gilt dies für die Anticholinergika. Als Ausnahme gilt hier der magenspezifische Muskarinantagonist Pirenzepin [11]. Daneben können aber auch β-Blocker, Morphine, Östrogene, Papaverin und Pfefferminzöl den Tonus im unteren Ösophagussphinkter herabsetzen [13]. Klinische Studien, die zeigen, daß durch eines dieser Therapeutika wirklich ein klassisches Refluxleiden ausgelöst werden kann, fehlen indessen.

10.1.2 Magen-Duodenum

Nausea und Erbrechen
Praktisch jedes Medikament einschließlich Plazebo kann Übelkeit oder Erbrechen hervorrufen. Die Medikamente, bei denen diese Symptomatik besonders häufig erfaßt wird, sind in Tabelle 22 aufgelistet. Es gilt allerdings zu bedenken, daß Nausea und Erbrechen v. a. bei Überdosierung beobachtet werden. Dies gilt insbesondere für Digitalis und Östrogene.

Tabelle 22. Medikamente, bei denen Nausea und Erbrechen häufig beobachtet werden

Medikamente	Mechanismus	Art der Läsionen	Bemerkungen
Antibiotika Digitalis Eisensulfat Kaliumchlorid Levadopa Metronidazol Östrogene Opiate	Zentrale Mechanismen mit Störung der Magenentleerung im Vordergrund	Im allgemeine keine. Erosionen möglich, Mallory-Weiss-Läsionen möglich als Folge von wiederholtem Erbrechen	Vor allem bei Digitalis und Östrogenen sprechen Nausea und Erbrechen für eine Überdosierung

Dyspepsie, Magenblutung und peptisches Gastroduodenalulkus
(s. auch 6.2 und 6.3)
Aspirin und andere, nichtsteroidale Antirheumatika (NSAR) bewirken zu einem hohen Prozentsatz Magen-Darm-Beschwerden, die sich v. a. in Dyspepsie und Säurebrennen äußern. Die Symptomatik wurde innerhalb einer Langzeitaspirinstudie (1 g/24 h) zur Prophylaxe des Myokardinfarktes doppelt so häufig beobachtet wie in der Plazebogruppe [2]. Zu Therapiebeginn führen Aspirin oder Indomethacin bei mindestens 70% aller Patienten zu hämorrhagischen Erosionen, die sich v. a. im Antrum manifestieren und einen intestinalen Blutverlust von etwa 5 ml/24 h (normal 1–2 ml/24 h) hervorrufen. Ein erhöhter intestinaler Blutverlust wird auch bei neueren NSAR-Präparaten beobachtet, scheint jedoch etwas weniger ausgeprägt zu sein [23]. Infolge des großen Adaptationspotentials der Magenschleimhaut [12], deren Grundlage wahrscheinlich eine gesteigerte Zellproliferation darstellt [5], kommt es bei den meisten Patienten rasch zu einer Abnahme des Blutverlusts, trotz Weiterführen der Antirheumatikatherapie. Das Risiko von schweren Blutungen unter Aspirin liegt nach Coggon et al. [8] bei etwa 1–5 Fällen pro 10 000 Patienten und dürfte etwa doppelt so groß sein wie das einer Normalpopulation. Es gilt dabei zu bedenken, daß nicht jede Blutung, die während der Medikation eines Antirheumatikums auftritt, die Folge dieser Therapie darstellt, da solche Medikamente wegen der Schmerzlinderung nicht selten von Patienten zur angeblichen Behandlung bereits vorhandener Magenbeschwerden eingesetzt werden.
Auch Kortikosteroide galten lange als Medikamente mit besonders hohem ulzerogenem Potential. Dies gilt höchstens für sehr hoch dosierte Medikation [9]. Insgesamt gesehen liegt das Risiko unter einer Kortikosteroidtherapie ein Ulkus zu entwickeln bei etwa 1–2 Fällen pro 100 Patienten und dürfte somit in einem ähnlichen Rahmen liegen wie bei der Therapie mit NSAR [20, 26].

10.1.3 Dünndarm

Ulzeröse Läsionen
In den 60er Jahren wurden Dünndarmulzera beschrieben bei Patienten, welche unter KCl plus Thiazinbehandlung standen. Lawrason und Mitarbeiter [19] beschrieben 1965 aufgrund einer Umfrage 484 solche Fälle. Aufschlußreich ist die Einzelbeobachtung von Payan und Blaustein [22], die in einem perforierten Dünndarmulkus eine nicht aufgelöste „enteric-coated“ Tablette eines Kaliumpräparates fand. Es wird vermutet, daß es sich, wie bei den Ösophagusulzera, um eine rein lokale toxische Wirkung handelt. Durch Verabreichung von Kaliumchlorid als Brausetablette

Tabelle 23. Ulzeröse Läsionen im Dünndarm

Medikamente	Mechanismus	Art der Läsionen	Bemerkungen
KCl	Direkte toxische Wirkung	Isolierte Dünndarmulzera mit oder ohne Blutung/Perforation eventuell Narbenstrikturen	Diese Läsionen kommen in Dünn- und Dickdarm vor
Indomethacin Salizylsäure Kortikosteroide	Hemmung der Prostaglandinsynthese, evtl. direkte toxische Wirkung		
Antibiotika Zytostatika	Änderungen der bakteriellen Besiedlung mit eventueller Überwucherung von Clostridium difficile	Diffuse erosivulzeröse Entzündungen, eventuell mit Bildung von Pseudomembranen	Diese Läsionen kommen v. a. im Kolon vor, das Ileum ist in schweren Fällen oft mitbetroffen
Vasopressin	Gestörte Zellproliferation bei Zytostatika		
Orale Antikonzeptiva	Durchblutungsstörung		

kann diese Komplikation vermieden werden. Es muß jedoch als wahrscheinlich betrachtet werden, daß nicht alle isolierten Ulzera, die beobachtet wurden, wirklich mit einer eventuellen KCl-Therapie ursächlich in Zusammenhang stehen, können doch solche Läsionen auch spontan bei Vaskulitiden oder, wie wir heute wissen, durch Kortikosteroide und NSAR-Präparate hervorgerufen werden (Tabelle 23). Letztere Assoziation wurde durch eine neuere epidemiologische Studie bestätigt [18]. Das Risiko unter NSAR eine lebensbedrohliche Komplikation zu entwikkeln, soll im Dünn- und Dickdarm überraschenderweise mindestens so hoch sein wie im Magen.

Malabsorption

Durch Schädigung der Zellproliferation können Zystostatika (s. 10.2) zu einer Zottenatrophie und Malabsorption (s. 3.2) führen. Eine ähnliche Zellschädigung bewirkt Neomycin bei hoher Dosierung. Zusätzlich bewirkt dieses Antibiotikum eine Ausfällung der Gallensäuren [16]. Dieser letzte Mechanismus ist verantwortlich für die Steatorrhö, die unter einer Behandlung mit Cholestyramin auftreten kann. Steatorrhö als Folge einer Laxanzientherapie wird nur bei Überdosierung beobachtet.

Eine Reihe von Medikamenten, z. B. orale Antidiabetika wie Phenformin oder Metformin sowie Paraaminosalicylsäure, orale Antikonzeptiva, aber auch Alkohol können die Absorption von Folsäure und Vitamin B_{12} ungünstig beeinflussen [27].

10.1.4 Kolon

Ulzeröse Läsionen

Eine ganze Reihe von Mechanismen können erosivulzeröse Veränderungen am Dickdarm hervorrufen (Tabelle 24). Die unter Abschn. 3 beschriebenen, isolierten blutenden oder perforierenden Ulzera findet man unter Therapie mit Indomethacin oder Salicylsäure auch im rechtsseitigen Kolon [18]. Als häufigste Ursache für medikamentös bedingte entzündliche Dickdarmveränderungen sind die Antibiotika- bzw. die Zytostatikabehandlung zu betrachten. Neben der Änderung der bakteriellen Besiedelung mit Überwucherung (s. 1.2) von Clostridium difficile [4, 10] spielt bei den Zytostatika sicher auch die Hemmung der Zellproliferation eine Rolle. Eine direkte toxische Schädigung der Darmschleimhaut (Prototyp Goldtherapie) [24] bzw. eine Störung der Schleimhautdurchblutung (z. B. Ergotamin) kann ebenfalls entzündliche Dickdarmläsionen mit oder ohne Bildung von Pseudomembranen bewirken. Ergotamin kann bei Applikation als Suppositorium im Rektum ischämische Ulzera hervorrufen (Ottenjann, persönliche Mitteilung). Proktitische Veränderungen können zudem durch Aspirinsuppositorien und durch rektal applizierte Laxanzien entstehen.

Tabelle 24. Ulzeröse Läsionen im Dickdarm

Medikamente	Mechanismus	Art der Läsion	Bemerkungen
Indomethacin Salizylsäure	Hemmung der Prostaglandinsynthese, evtl. direkte toxische Wirkung	Isolierte Kolonulzera mit oder ohne Perforation	
Antibiotika Zytostatika	Änderung der bakteriellen Besiedlung des Dickdarms, mit Überwucherung von Closteridium difficile	Diffuse erosivulzeröse Entzündungen, evtl. mit Bildung von Pseudomembranen	
Goldtherapie Alphamethyldopa D-Penicillamin Naproxen	Direkte toxische Wirkung		Besonders bei der Goldtherapie wird auch eine Hypersensitivitätsreaktion in Betracht gezogen
Ergotamin Theophyllin Antihypertensiva Vasopressin Orale Antikonzeptiva	Durchblutungsstörungen		

10.1.5 Syndrome, die den Dünn- und Dickdarm betreffen können

Diarrhö ohne entzündliche Darmschädigung exklusive Steatorrhö

Medikamente können Durchfälle auslösen durch Beschleunigung der Darmpassage, eine Verminderung der Flüssigkeitsreabsorption oder durch eine gesteigerte Flüssigkeitssekretion von seiten der Schleimhaut. Oft sind alle 3 Mechanismen beteiligt [s. 3.1)

Antazida mit hohem Gehalt an Magnesiumhydroxid können osmotisch bedingte Durchfälle erzeugen. Chenodesoxycholsäure, die zur Auflösung von Gallensteinen eingesetzt wird, kann im Dünndarm Resorptions- und Transportmechanismen hemmen und im Dickdarm die Absorption von Wasser und Salzen bremsen [6]. Glykoside können z.T. über eine verminderte Natriumresorption Durchfälle erzeugen. Ein ähnlicher Mechanismus dürfte für die nach Applikation von Ethacrinsäure beobachteten Durchfälle verantwortlich sein.

Die osmotischen und sekretorischen Durchfälle, die nach Behandlung mit Laxanzien auftreten, gehören zu den normalen Mechanismen dieser Medikamente und sind nicht als klassische Nebenwirkungen zu betrachten. Eine offensichtliche „Komplikation" der Therapie von Anthrachinonderivaten ist die im Prinzip reversible melanotische Pigmentierung der Kolonschleimhaut. In Extremfällen kann eine Laxanzientherapie zu Pseudostrikturen des Dickdarms führen (sog. cathartic colon). Antibiotika können auch Durchfälle hervorrufen, ohne daß bereits Schleimhautläsionen auftreten.

Obstipation

Medikamentös bedingte Obturation

Eine Reihe von Medikamenten können beim langen Liegenbleiben im Dickdarm nach erfolgter Wasserresorption zu kotsteinartigen Gebilden eingedickt werden und eine Obstipation hervorrufen, die gelegentlich zum Obturationsileus führen kann. Bariumsulfat, Laxative vom Typ der Mucilaginosa, Kalziumkarbonat, bzw. Aluminiumhydroxid und Cholestyramin sind in der Lage, solche Kotsteine zu bilden [25].

Findet die Obturation im Rektum statt, so kann sich das Krankheitsbild auch durch paradoxe Durchfälle (fecal impaction) im Sinne eines Überlaufmechanismus manifestieren.

Obstipation durch Darmparalyse – Pseudoobstruktionsileus

(s. auch 2.3 u. 2.5)

Eine Reihe von Medikamenten können via Paralyse des vegetativen Nervensystems eine Obstipation hervorrufen, die sich im Extremfall als eigentlicher Ileus manifestiert. Es sind v.a. die Anticholinergika (inkl.

trizyklische Antidepressiva), Ganglienblocker und Medikamente, die zur Behandlung eines M. Parkinson eingesetzt werden. Insbesondere beim Auftreten eines typischen Pseudoobstruktionsileus müssen diese Medikamente in der Differentialdiagnose in Betracht gezogen werden [25]. Es gilt hier auch zu bedenken, daß gerade bei alten Leuten dieses Krankheitsbild ohne diese Medikamente auftreten kann, v.a. bei Störung des Elektrolytgleichgewichtes sowie bei Vorhandensein einer Amyloidose und bei Neuropathien.

10.1.6 Schädigung des Pankreas (s. auch 5)

Nebenwirkungen am Pankreas sind selten, dürften am ehesten durch eine Hypersensitivitätsreaktion bedingt sein. Vereinzelt wurden solche Nebenwirkungen bei Sulfonamiden oder bei hochdosierten Diuretika beobachtet [21]. Obwohl keine klare Assoziation zu einer Kortikosteroidtherapie besteht, soll eine Kombination von Kortikosteroiden und Azathioprin, wie sie nach Organtransplantation eingesetzt wird, gelegentlich eine hämorrhagische Pankreatitis hervorrufen [7]. Auch eine Assoziation zwischen oralen Kontrazeptiva und Pankreatitis wurde beschrieben [33]. Vereinzelt wurde auch unter Cimetidintherapie [1] eine akute Pankreatitis beobachtet; die Pankreatitis gehört jedoch nicht zu den mittels Doppelblindversuchen gesicherten Cimetidinnebenwirkungen.

Literatur

1. Arnold F, Doyle PJ, Bell G (1978) Acute pancreatitis in a patient treated with cimetidine. Lancet I:382–383
2. Aspirin Myocardial Infarction Study Group (1980) A randomized, controlled trial of aspirin in persons recovered from myocardial infarction. JAMA 243:661–669
3. Bank S, Marks IN (1970) Hyperlipaemic pancreatitis and the pill. Postgraduate Med J 46:576–578
4. Bartlett JG, Chang TW, Gurwith M, Gorbach SL, Onderdonk AW (1978) Antibiotic associated pseudomembranous colitis due to toxin producing clostridia. N Engl J Med 298:31–34
5. Baumgartner A, Koelz HR, Halter F (1986) Indomethacin and the turnover of gastric mucosal cells in the rat. Am J Physiol 250:6830–6835
6. Bender HR, Rawlins CL (1973) Effect of conjugated dehydroxy bile salts on electrolyte transport in rat colon. J Clin Invest 52:1460
7. Bourke JB, McIllmurray MB, Mead GM, Langman MJS (1978) Drug associated primary acute pancreatitis. Lancet I:706–708
8. Coggon D, Langman MJS, Spiegelhalter D (1982) Aspirin, paracetamol and haematemesis and melaena. Gut 23:340–344

9. Conn HO, Blitzer BL (1976) Nonassociation of adrenocorticosteroid therapy and peptic ulcer. N Engl J Med 294:473–479
10. Cudmore MA, Silva J, Fekety R, Liepman MK, Kim KH (1982) Clostridium difficile colitis associated with cancer chemotherapy. Arch Intern Med 142:333–335
11. Denis P, Galmiche JP, Gibon JF, Colin P, Pasquis P, Lefrancçois R (1982) Effet de la pirenzepine sur la motricité oesophagienne chez l'adulte sain. Gastroenterol Clin Biol 6:27–31
12. Graham DY, Smith LJ, Dobbs SM (1983) Gastric adaptation occurs with aspirin administration in man. Dig Dis Sci 28:1–6
13. Halter F (1980) Wandel im pathophysiologischen Verständnis eines Organs. Z Allg Med 56:1898–1902
14. Halter F (1984) Infektionskrankheiten der Speiseröhre. In: L. Demling (Hrsg) Klinische Gastroenterologie, Bd I. Thieme, Stuttgart New York, S 237–239
15. Halter F, Scheurer U (1978) Verätzung des distalen Oesophagus durch ein Anticholinergikum. Z Gastroenterologie 16:699
16. Jakobson EE, Chodos RB, Falcon WW (1960) An experimental malabsorption syndrome induced by neomycin. Am J Med 28:524
17. Kobler E, Bühler H, Nüesch HJ, Deyhle P (1978) Medikamentös induzierte Ösophagusulza. Dtsch Med Wochenschr 103:1035–1037
18. Langman MJS, Morgan L, Worrall (1985) A Use of anti-inflammatory drugs by patients admitted with small or large bowel perforations and haemorrhage. Br Med J 290:347–349
19. Lawrason FD, Alpert E, Mohr FL, MacMahon FC (1965) Ulcerative obstructive lesions of the small intestine. J Am Med Ass 191:641–644
20. Messer J, Reitmann D, Sacks HS, Smith H, Chalmers TC (1983) Association of adrenocorticosteroid therapy and peptic ulcer disease. N Engl J Med 309:21–24
21. Nakashima Y, Howard JM (1977) Drug-induced acute pancreatitis. Surg Gynecol Obstet 145:105–109
22. Payan H, Blaustein A (1965) Potassium chloride and small bowel perforation. Gastroenterology 48:877–878
23. Pemberton RE, Strand LJ (1979) A review of upper gastrointestinal effects of the newer nonsteroidal antiinflammatory agents. Dig Dis Sci 24:53–64
24. Reinhart WH, Kappeler M, Halter F (1983) Severe pseudomembranous and ulcerative colitis during gold therapy. Endoscopy 15:70–72
25. Snape WJ: Pseudo-obstruction and other obstructive disorders (1983) Clinics Gastroenterology, 11/3:593–608
26. Spiro HM (1983) Is the steroid ulcer a myth? N Engl J Med 309:45–47
27. Waxman S, Corcino JJ, Herbert V (1970) Drugs, toxins and dietary amino acids affecting vitamin B_{12} or folic acid absorption or utilization. Am J Med 48:599–608

10.2 Nebenwirkungen tumorspezifischer Behandlung

H.-W. v. HEYDEN

Definitionen

Strahlentherapie: Anwendung von Gammastrahlung oder energiereicher Atomteilchenstrahlung (α-Partikel, Neutronen, Protonen, Pi-Mesonen) zur Behandlung bösartiger Tumoren. Die Bestrahlung erfolgt mit Hilfe eines Gerätes (externe/interne Bestrahlung) oder durch Applikation eines radioaktiven Isotops, das dank besonderer biochemischer oder physikalischer Eigenschaften am gewünschten Ort im Organismus eingelagert wird.

Tumorspezifische Therapie: Systemische Therapie (Medikament, Isotop oder Antikörper) einer Malignomkrankheit, die aufgrund besonderer biochemischer, biophysikalischer, immunologischer oder pharmakologischer Spezifitäten nur die gewünschten Tumorzellen angreift (zerstört, am Wachstum hindert, blockiert).

Zytostatische Therapie: Systemische oder lokale Anwendung von Medikamenten, die Wachstum und/oder Vermehrung von (Malignom-)Zellen hemmen.

10.2.1 Strahlentherapie [1, 2]

Ätiologie

Die Strahlentherapie im Bereich der Kopf-Hals-Region, der Thoraxorgane, des Abdomens und des Beckens wird bei Neoplasien der Schluckschlundstraße mit Anhangsorganen, Lungen, Vagina, Uterus, Ovarien, Prostata, Harnblase, Dickdarm sowie bei den malignen Lymphomen angewandt. Im Bereich des Abdomens werden die terminalen und fixierten Darmabschnitte des Sigmoids und Rektums von der Strahlentherapie besonders betroffen, weniger der sehr bewegliche Dünndarm. Lediglich bei den malignen Lymphomen kann der gesamte Dünndarm mit in das Strahlenfeld einbezogen werden („abdominelles Bad“).

Inzidenzen

Strahlendosen zwischen 40 und 50 Gy führen kaum zu Dauerschäden. Vorübergehende Nebenwirkungen wie Übelkeit, Brechreiz und Mattigkeit sind die Regel. Mittelschwere Nebenwirkungen wie leichte Diarrhöen, Obstipation, Tenesmen, gravierende Appetitlosigkeit mit Gewichtsverlust werden von jedem 2.–3. Patienten beklagt. Komplikationen wie Perforationen, Ileus, Blutungen, schwere Diarrhöen und Fistelbildung, Leukopenie, Thrombozytopenie und Anämie werden im Mittel bei 10% der Patienten registriert.

Pathogenese und Pathologie

Mögliche Strahlenschäden sind neben der anatomischen Lokalisation, Ausdehnung und Radiosensibilität des Tumors (tumorspezifische Faktoren) abhängig von radiotherapeutischen Faktoren: verabfolgte Gesamtdosis, Fraktionierung, Höhe der Einzeldosierung, Gesamtdauer der Therapie und Umfang des bestrahlten Volumens sowie von patienteneigenen Risikofaktoren (Wirtsfaktoren) wie Ernährung und Allgemeinzustand sowie internistische Erkrankungen.

Mit besonderer Behutsamkeit ist eine Strahlentherapie dann durchzuführen, wenn Zytostatika wie Adriblastin, Bleomycin, 5-Fluorouracil und Cisplatin vorher und/oder begleitend appliziert werden. Bei diesen kombinierten Therapiemodalitäten kann nicht nur die Wirkung den Tumor, sondern die Nebenwirkung überadditiv den Patienten treffen.

Als wichtigster prognostischer Risikofaktor gilt die gesamt zu applizierende Strahlendosis. Die Risikofaktoren 2. Ordnung müssen aber bei der Indikationsstellsung und Planung der Therapie mitberücksichtigt werden.

Von allen intestinalen Gewebselementen reagieren Epithelien und Endothelzellen der submukösen Arteriolen am empfindlichsten auf eine Strahlentherapie. Die ausbleibenden Mitosen der Stammzellen in den Krypten führen zur Zottenatrophie und zu Epitheldesquamationen. Der fehlende Epithelschutz begünstigt die Invasion von Darmbakterien. Reaktive entzündliche Veränderungen wie ödematöse Schwellung, Hyperämie, Ulzerationen, Kryptenabszesse und Blutungen können die Folge sein. Diese Nebenwirkungen treten schon unter der Bestrahlung oder kurz nach Beendigung der Therapie auf. Die vaskulären Veränderungen werden in der Regel erst nach Wochen oder Monaten beobachtet, wenn das Oberflächenepithel sich komplett regeneriert hat. Morphologischer Ausdruck der Gefäßschädigung sind die Proliferation der Endothelzellen, Fibrinablagerungen, Thrombosen, entzündliche Obliteration der Arteriolen und Venolen sowie eine subintimale Ansammlung von Schaumzellen, deren Erscheinen als pathognomonisch angesehen wird. Folge dieser progressiven Ischämie sind Spätulzerationen, Darmwand-

nekrosen, Blutungen und Abszesse. Schließlich kann der gesamte Darm hyalin degeneriert und fibrotisch umgewandelt sein. Die Haustrierung geht verloren, der Darmabschnitt wird starr, das Lumen neigt zu stenosierender Einengung. Die Funktion der Resorption kann nicht mehr aufrecht erhalten werden.
Entsprechend diesem 2phasigen morphologischen Verlauf kann die klinische Symptomatik in ein akutes und später einsetzendes chronisches Stadium unterteilt werden.

Pathophysiologie
Zu den Frühsymptomen der Mukositis, Enteritis bzw. Kolitis, die gegen Ende der Strahlentherapie bzw. kurz danach auftreten können, zählen Übelkeit, Mundtrockenheit, Geschmackverlust, Schluckbeschwerden, Durchfälle, Obstipation, Schleimabgänge, Tenesmen, Gefühl des unbefriedigten Stuhlgangs, Blutabgänge oder -auflagerungen. Patienten klagen häufig über große Müdigkeit oder Appetitlosigkeit. Gewichtsabnahme, Hinfälligkeit, Anämisierung durch Blutverlust und/oder mangelnde Neubildung erfordern nicht selten eine Unterbrechung der Therapie. Eine chirurgische Intervention wird erforderlich bei den sehr selten zu beobachtenden großen Blutungen, der Entwicklung eines akuten Abdomens durch Perforation der Darmwand oder eines Gefäßes und bei ausgeprägter Ileussymptomatik.
Spätsymptome (zunehmende Stuhlunregelmäßigkeiten mit Schmerzen, Durchfälle, Blutungen, alleinige Schleimabgänge, progressive Obstipation, zunehmend dünner werdende Stuhlkaliber, die nur mit Laxanzien zur Entleerung geführt werden können, Ausbildung von Fisteln in Blase oder Vagina sowie Abszesse) werden wenige Wochen bis 20 Jahre nach Beendigung der Strahlentherapie beschrieben, in der Regel jedoch meistens zwischen dem 1. und 3. Jahr. Früh- und Spätsymptome können fließend ineinander übergehen oder so deutlich voneinander abgesetzt sein, daß in Unkenntnis des möglichen 2phasigen Symptomverlaufes zunächst an ein Rezidiv oder an eine Zweiterkrankung wie Colitis ulcerosa oder Tumor gedacht wird.

10.2.2 Zytostatische Chemotherapie

Pathophysiologie der Chemotherapie
Die Indikation zur Chemotherapie wird in der Regel bei Systemerkrankungen (z. B. Leukämien) oder metastasierenden Tumoren gestellt. Zytostatika können je nach Tumorart in kurativer, palliativer oder adjuvanter Intention eingesetzt werden. Ziel einer potentiell kurativen Therapie ist die Heilung (z. B. Hodentumoren). Nebenwirkungen müssen

hierbei eher toleriert werden. Im Gegensatz hierzu liegt die Absicht der palliativen Therapie (z. B. bei Gastrointestinaltumoren) in einer Linderung der Beschwerden und damit einer Verbesserung der Lebensqualität. Der mögliche Therapieeffekt muß sorgfältig in Relation zu den Nebenwirkungen abgewogen werden. Bei der Diagnose von gewissen Primärtumoren muß bereits mit einer okkulten Metastasierung gerechnet werden (z. B. kleinzelliges Bronchialcarcinom). Mit der adjuvanten Chemotherapie sollen diese Mikrometastasen möglichst eliminiert werden. Der Wert einer solchen adjuvanten Chemotherapie ist unter Berücksichtigung der Nebenwirkungen und der Unsicherheit einer Verlängerung des rezidivfreien Intervalls bzw. der Überlebenszeit sehr schwer zu ermessen (z. B. Mammakarzinome).

Die für die zytostatische Therapie zur Verfügung stehenden Medikamente – ungefähr 40 an der Zahl, ohne Berücksichtigung der Hormone – können nach unterschiedlichen Stoffklassen und Wirkungsmechanismen unterschieden werden: Alkylanzien, Antimetabolite, Antibiotika, Spindelzellgifte, Schwermetallkomplexe und nicht näher einzuordnende Substanzen.

Mit allen Zytostatika wird letztendlich die DNA-Synthese, ihre Reduplikation und direkt oder indirekt die Proteinsynthese gestört. Klassisches Beispiel eines Antimetaboliten ist Methotrexat. Der zytostatische Effekt beruht auf der Hemmung der Dihydrofolatreduktase. Der Schritt von Dihydrofolsäure zu Tetrahydrofolsäure, das Substrat für die Synthese von Thymidin und Purinen, ist blockiert. Hiermit wird die DNS-Synthese unterbrochen, da ihr wichtige Bausteine entzogen sind. Bei Kontakt einer Zelle mit Methotrexat wird von der schon bestehenden DNS Dihydrofolatreduktase neu synthetisiert, wodurch der Methotrexateffekt langsam aufgehoben werden kann. Der zytozide Effekt des Methotrexat ist daher nicht nur von der Höhe der Methotrexatdosis, sondern auch von der Dauer der Exposition der Zelle gegen Methotrexat abhängig.

Alkylierende Substanzen binden vorzugsweise an das Stickstoffatom in Position 7 des Guanins von DNS-Ketten. Es bilden sich Brücken von N7- zu N7-Atom eines Guanins innerhalb einer DNS-Kette und zwischen 2 DNS-Strängen (cross linking). Endonukleasen brechen die Ketten an den alkylierten Basen auf. Diese Mechanismen erklären, warum die DNS-Reduplikation nicht mehr stattfindet, das korrekte Ablesen der gefälschten Basensequenz nicht mehr möglich ist und die Proteinsynthese blockiert wird.

Zytostatika wirken nicht selektiv ausschließlich auf Tumorzellen. Sie sind daher auch in der Lage, gesunde Gewebe wie das blutbildende Knochenmark, den Gastrointestinaltrakt und die Gonaden zu schädigen. Um die besonders empfindliche Hämatopoese vor toxischen Nebenwirkungen zu schützen und ihr Zeit zur Regeneration zu gewähren, wird in

der Regel die zytostatische Therapie auch aus praktischen Erwägungen auf möglichst wenige Tage konzentriert und alle 3 Wochen verabreicht. Dieses Verfahren schützt jedoch letztendlich bei mehrfacher Anwendung nicht vor einer kumulativen Spättoxizität. Zytostatika sind daher nicht nur unspezifisch zytotoxisch, sondern können auch teratogene, mutagene und karzinogene Wirkungen zeigen. Diese gravierenden Nachteile können vielleicht in Zukunft durch Kopplung der Zytostatika an monoklonale Antikörper zumindest teilweise umgangen werden.
Trotz großer wissenschaftlicher Anstrengung ist es bisher nicht gelungen, die Tumorsensibilität auf Zytostatika in vitro praktisch vorauszusagen („Antizytogramm"). Die individuelle Ansprechbarkeit eines tumorkranken Patienten auf Zytostatika ist daher nur durch klinische Empirie ungefähr voraussehbar. Jedes Zytostatikum hat bis zur klinischen Reife (vollständiges Wirkungsprofil) und breiten Anwendbarkeit eine genau festgelegte, sequentielle und klinisch rigorose Prüfung zu bestehen:

a) Dosisfindung gemessen an der Toxizität der Patienten (Phase I)
b) Identifizierung derjenigen Tumortypen, die durch das zu prüfende Zytostatikum erfolgreich behandelt werden (Phase II)
c) Vergleich auf Überlegenheit des neuen Medikamentes in der Mono- und schließlich in der Polychemotherapie mit einer Standardtherapie in randomisierten prospektiv angelegten Studien (Phase III).

Meistens werden heute mehrere Zytostatika zu einer Polychemotherapie mit dem Ziel kombiniert:

a) Steigerung der tumorziden Wirksamkeit durch simultane Hemmung mehrerer DNS-Syntheseschritte oder zellkinetisch betrachtet gleichzeitige Unterbrechung des Zellzyklus z. B. in der Synthese- und Mitosephase,
b) die Dosis der einzelnen Zytostatika zu reduzieren, wodurch die Gesamttoxizität durch Verteilung auf mehrere Organe tolerabler wird,
c) Resistenzentwicklungen zu verlangsamen bzw. zu verhindern.

Mit resistenten Zellen ist a priori in jedem größeren Tumor zu rechnen. Resistente Zellen entstehen durch Proliferation spontan und werden zudem zusätzlich durch Zytostatika induziert. Diese Zellinien können schließlich den Tumor dominieren und seine Zellbiologie neu charakterisieren.

Pathophysiologie des Erbrechens [5]
Die bedrohlichsten subjektiven Nebenwirkungen der zytostatischen Therapie sind neben dem Haarverlust Übelkeit, Brechreiz und schließlich Erbrechen. Es hat deswegen nicht an intensiven Bemühungen gefehlt, mit Hilfe von kontrollierten Studien, ein optimales antiemetisches Konzept zu entwickeln. Allen Studien mangelt es jedoch daran, daß deren Aussage durch die nicht abschätzbaren psychischen Störeinflüsse, z. B. in Form bedingter Brechreflexe, Verarbeitung der bedrohlichen Erkrankung, eingeschränkt ist. Die Phänomenologie dieser Nebenwirkung ist wegen der Überlagerung aus persönlichen und zytostatikabedingten Ursachen schwer zu differenzieren.
Als Brechzentrum wird eine umschriebene Region der lateralen Formatio reticularis der Medulla oblangata bezeichnet. Efferente Bahnen führen zur Muskulatur von Zwerchfell, Pharynx, Ösophagus, Magen und Darm. Umgekehrt leiten afferente Bahnen von den aufgezählten Organen, zusätzlich aus Vestibularis, Seh-, Riech- und übergeordneten kortikalen Bereichen, Reize in das Brechzentrum. Für die Auslösung des Brechreflexes ist ferner bedeutend die Chemorezeptor-Trigger-Zone am Boden des 4. Ventrikels, der über chemische Impulse aus der Blutbahn direkt das Brechzentrum stimulieren kann.
Die emetisch wirksamste Substanz ist Cisplatin. Es folgen DTIC, CCNU, Cyclophosphamid, Daunorubicin, Cytosin-Arabinosid, Adriamycin, hochdosiertes Methotrexat und 5-Fluorouracil. Beginn, Dauer und Stärke der Übelkeit und des Brechreizes sind abhängig von der Art der Medikamente, der Höhe der Dosis und wahrscheinlich von der Dauer und Art der Applikation.

Pathophysiologie der Schleimhautdefekte
Zusätzlich zur Suppression der Hämatopoese, die sekundär die Schleimhautintegrität verletzt, wirken Methotrexat, 5-Fluorouracil, Adriamycin, Bleomycin, Nitrosourea und Vinkaalkaloide (Actinomycin wird heute kaum mehr eingesetzt) direkt zytozide auf die schnell proliferierenden Epithelien der Schleimhäute. Die gefürchtetsten Nebenwirkungen entstehen durch Methotrexat und 5-Fluorouracil. Vorausgegangene, begleitende oder nachfolgende Strahlentherapien setzen in der Regel die Toxizitätsschwelle für die genannten Medikamente deutlich herab.
Bei Granulozytopenien unter 1 000/μl können durch die fehlende granulozytäre Barriere Keime des Digestivtraktes die Epithelwand durchbrechen. Lokalisierte reaktive, entzündliche Veränderungen mit Ulzerationen sind dann bevorzugte Eintrittspforten für systemische, bakterielle und/oder mykotische Infektionen. Zytostatikabedingte Thrombozyto-

penien unter 20 000/µl können an Petechien und Sugillation klinisch erkannt werden. Thrombozytopenien sind möglicherweise auch Ausdruck einer Verbrauchskoagulopathie. Selbst Blutungen kleineren Ausmaßes stören die Schleimhautintegrität und begünstigen somit die Invasion von opportunistischen Keimen in die Blutbahn.
Generalisierte Schleimhautentzündungen, -läsionen, -ulzerationen und -blutungen imitieren die Symptome einer Mukositis, Gastritis, Ulcus ventriculi und duodeni, Enteritis, Kolitis, Malabsorptions- und -digestionssyndrome. Diese Symptome sind bei einigen Patienten so gravierend, daß eine zytostatische Therapie unterbrochen werden und alle Maßnahmen der supportiven Therapie aufgeboten werden müssen. Hierzu zählen: Substitution mit isolierten Granulozyten, Thrombozyten und Gerinnungsfaktoren, Einsatz von Antibiotika, Isolierungsmaßnahmen, parenterale Ernährung, Elektrolytersatz und Schmerzmedikation.

Mundhöhle [3, 9]
Die Schleimhaut der Mundhöhle repräsentiert mit Einschränkung die innere Oberfläche des Magen-Darm-Traktes. Aufgrund der sensiblen Innervierung der Mundschleimhaut machen sich hier die kleinsten Läsionen bereits früh und unangenehm bemerkbar. Kau- und Schluckakt sind durch die Schmerzen häufig eingeschränkt und nicht möglich. Die Mukositis kann sich je nach anatomischer Lokalisation als Glossitis, Pulpitis oder Gingivitis bemerkbar machen. Nicht nur die von hier ausgehende Sepsis ist gefürchtet, sondern besonders eine phlegmonöse Invasion des Mundbodens. Bei supprimierter Granulopoese fehlen die klassisch pathologischanatomischen Entzündungszeichen. Es herrscht dann das Bild einer areaktiven Entzündung vor, die als Zellulitis bezeichnet wird.
Vinkaalkaloide können in Abhängigkeit von der Dosierung sensomotorische Neuropathien auslösen. Die am häufigsten betroffenen kranialen Nerven sind der N. Trigeminus und der N. Fazialis. Symptome sind einschießende neuralgische Kieferschmerzen, Parästhesien, Schwäche und Ausfälle der Mund- und Schlundmuskulatur. In der Regel ist diese Symptomatik nur vorübergehend.
Bei allgemeiner Abwehrschwäche, Antibiotika- und/oder Kortikoidexpositionen wird der Schleimhautbesatz mit Candida albicans oder gramnegativen Keimen makroskopisch erkannt. Latente Herpesinfektionen werden nicht selten durch eine zytostatische Therapie zum Ausbruch gebracht [10].

Ösophagus

Neu auftretende Schluckbeschwerden und Brennen hinter dem Sternum sollten als Zeichen einer Candidiasis gedeutet werden. Meistens verläuft der Schleimhautbefall jedoch stumm.

Zystostatikabedingtes Erbrechen führt nicht selten zu einem Mallory-Weiss-Syndrom. Ebenfalls kann hierdurch eine Refluxösophagitis mit den gefürchteten Komplikationen der Infektion und Blutung induziert werden.

Ösophagusstrikturen können unter einer Strahlentherapie allein, besonders aber in Kombination mit einer zytostatischen Therapie, z.B. bei Lungentumoren, beobachtet werden. Sehr selten sind Beschreibungen einer Muskelschleimhautdissektion durch Blutung in die Ösophaguswand.

Magen

Hämorrhagische Gastritis, Streßulkus, Blutungen aus vorbestehenden Ulzera und Perforationen können Begleiterscheinungen und/oder Folge einer zytostatischen Therapie sein. Sehr selten sind Schleimhaut- und Muskeldissektionen, bedingt durch Blutungen, und ein emetisch bedingter Magenvolvulus.

Darm [4, 7]

Motilität, luminale Digestion, die Aktivität zellgebundener, digestiver Enzyme und die Absorption sind in Abhängigkeit von Dosis, Dauer und Medikamentenkombination gestört. Durchfälle und Steatorrhö werden nur selten beobachtet, wohl auch deswegen, weil Patienten wegen Übelkeit und Erbrechen kaum Nahrung zu sich nehmen. Die Bestimmung von Folsäure, Vitamin B_{12}, Karotin, Kalzium im Serum, der Prothrombinzeit, des Schilling-Testes, der Stuhlfettausscheidung, des Xylosetestes werden nach SMITH et al. [11] nicht wesentlich von einer zytostatischen Mono- oder Polychemotherapie beeinflußt. Allerdings sind Funktionsuntersuchungen unter zytostatischer Therapie spärlich. Am auffälligsten war bei den simultan durchgeführten zellkinetischen Parametern die Reduktion der mitotischen Fraktion der in den Krypten lokalisierten Epithelien.

Die Zeichen der Malabsorption und -digestion sind nicht in jedem Fall zytostatikabedingt. Sie können allein Folge der Tumorkachexie sein (s. 1.1 u. 3.2).

Bekannt sind die 5-Fluorouracil-bedingten profusen und teilweise blutigen Durchfälle bei hohen kontinuierlichen Dosen über mehrere Tage. Die neurotoxischen Vinkaalkaloide führen zu degenerativen Veränderungen auch des autonomen Nervensystems. Obstipation (s. 2.3c) und Ileus (s. 3.1c) sind dem Kliniker geläufige Symptome. Es besteht keine

Korrelation zu einer peripher bestehenden Polyneuropathie. Eine operative Intervention ist meistens nicht erforderlich.
Bei gewissen intestinalen primären oder sekundären Lymphomen sollte die Chemotherapie einschleichend und mit reduzierter Dosis durchgeführt werden, da die langsamen Reparationsvorgänge des Darms den schmelzenden Tumorlysen nicht folgen können. Multiple inoperable Darmperforationen sind die Folge.

Lebertoxizität [8, 12]

Hepatotoxische Zytostatika
Die hepatotoxischen Medikamente und ihre morphologischen Toxizitätsmuster sind in Tabelle 25 zusammengefaßt.
Selten sind hepatische Nebenwirkungen durch 5-Fluorouracil, Cyclophosphamid, Thioguanin, Mitomycin und Azathioprim.

Pathogenese
Die meisten Medikamente wirken direkt toxisch durch Beeinflussung des DNS-Stoffwechsels. Bekanntestes Beispiel ist Methotrexat. Leberzellspezifische pathogenetische Mechanismen sind m. E. nicht beschrieben. Hierbei beruht die Toxizität auf der zytoziden bzw. antitumoralen Wirkung. Andere Medikamente wie z. B. Cyclophosphamid oder 5-Fluorouracil wirken indirekt über ihre Metaboliten (= metabolisch wirksame Toxizität). Solche Zytostatika, die überwiegend über den Gallefluß sezerniert werden, wie Adriamycin, Vinkaalkaloide oder VP-16, wirken auf andere Organe, z. B. Knochenmark, lebensgefährdend bei intra- bzw. extrahepatischer Cholestase. Adriamycin ist sowohl metabolisch hepatotoxisch als auch bei einer Cholestase hämatotoxisch. Ein hyperergischer Mechanismus wird für DTIC angenommen.
Das Ausmaß der Lebertoxizität ist abhängig von der kumulativen Gesamtdosis, Art der Applikation und ihrer Sequenzhäufigkeit. Neuerdings werden eine Reihe von Zytostatika über die Pfortader bzw. über die Leberarterie verabreicht. Ein klinischer Vorteil für diese Perfusionstherapie ist bisher nicht eindeutig erwiesen. In der Regel werden die Perfusionstherapien gut vertragen. Nebenwirkungen stärksten Ausmaßes sind jedoch Leberzellnekrosen mit Zerfallskoma, Gefäßobliterationen, Pankreatitiden und Ulcera ventriculi et duodeni. Reaktivierungen von Hepatitis-B-Virus wurden beschrieben [6].

Tabelle 25. Morphologisches Muster der Leberschädigung durch Zytostatika. (Modifiziert nach [12])

	Direkte Toxizität	Allergische Reaktion	Fettige Degeneration	Zellnekrose	Zentrolobuläre Nekrose	Intrahepatische Cholestase	Zirrhose	Venenthrombose
Methotrexat	×		×	×			×	
6-Mercaptopurin	×			×		×		
Mithramycin	×		×	×	×			
L-Asparaginase	×		×	×				
mAMSA	×							
Nitroso Urea	×			×	×	×		
DTIC		×	×		×	×		×
Chlorambucil	×		×	×		×	×	
Mitomycin C	×							
Anthrazykline				×	×			
Cytosin-Arabinosid	×		×	×				

Pankreastoxizität [12]

Pankreastoxische Zytostatika
Für Azathioprim und L-Asparaginase ist gesichert, daß sie eine Pankreatitis auslösen können. Dies gilt ebenso für Kortikosteroide, die jedoch im eigentlichen Sinne nicht zu der Klasse der Zytostatika gezählt werden. Über die Induktion eines Diabetes mellitus liegen keine Berichte vor. Streptozotozin ist offensichtlich nur bei gewissen Tierspezies diabetogen.
Das pathogenetische Prinzip der Auslösung einer Pankreatitis liegt in der Störung der DNS-Synthese. Pankreaszellspezifische Mechanismen sind jedoch nicht bekannt.

Inzidenzen
Pankreatitiden sind schätzungsweise 10- bis 20mal seltener als zytostatikabedingte Leberzellschäden. Über die häufigsten Kortikosteroidschäden wird bei Nierentransplantationen berichtet. Bei Tumorpatienten scheint dieses Krankheitsbild eher eine Ausnahme zu sein. Das Auslösen einer Pankreatitis ist offensichtlich unabhängig von Dauer und Dosis der Kortikoidbehandlung.
Patienten mit M. Crohn, die ausschließlich mit Azathioprim behandelt werden, entwickeln in ungefähr 5% eine Entzündung der Bauchspeicheldrüse.
L-Asparaginase, häufig zur Leukämietherapie besonders in Kombination mit Kortikosteroiden verwandt, kann schwerste hämorrhagische Pankreatitiden, nicht selten mit letalem Ausgang, verursachen. In 7–12% muß bei solchen Tumorpatienten mit einer Pankreatitis gerechnet werden. Im Vergleich mit anderen genannten Zytostatika scheint die Asparaginaseschädigung der Bauchspeicheldrüse sehr viel schwerwiegender zu sein.

Literatur

1. Frommhold W, Steidle B (1984) Strahlenschäden am Darm. In: Demling L (Hrsg) Klinische Gastroenterologie, Bd I: Diagnostische Übersicht, Mundhöhle und Rachen, Speiseröhre, Magen, Darm. Thieme, Stuttgart New York S 722–732
2. Lenner V, Kümmerle F (1983) Strahlenschäden des Dünndarms. In: Caspary WF (Hrsg) Verdauungsorgane 3 B: Dünndarm. Springer, Berlin Heidelberg New York S 598–608 (Handbuch Innere Medizin, Bd 3)
3. Dreizen S, Bodey GP, Rodriguez V (1975) Oral complications of cancer chemotherapy. Postgrad Med 58 (2):75–82

4. Ecknauer R (1983) Dünndarmveränderungen unter Zytostatika. In: Caspary WF (Hrsg) Verdauungsorgane 3 B: Dünndarm. Springer, Berlin Heidelberg New York, S 571–590 (Handbuch der Inneren Medizin Bd 3)
5. Hiller E, Gerhartz H (1984) Neue Aspekte der antiemetischen Therapie bei zytostatikainduziertem Erbrechen. Klin Wochenschr 62:441–445
6. Hoofnagle JH, Dusheiko GM, Schafer DF et al. (1982) Reactivation of chronic Hepatitis B-virus-infections by cancer chemotherapy. Ann Int Med 96:447–449
7. Mitchell EP, Schein PS (1982)Gastrointestinal Toxicity of chemotherapeutic agents. Seminars in Oncology 9 (1):52–64
8. Perry MC (1982) Hepatotoxicity of chemotherapeutic agents. Seminars in Oncology 9 (1):65–74
9. Petersen DE, Sonis ST (1982) Oral complications of cancer chemotherapy: present status and future studies. Cancer Treat Rep 66 (6):1251–1256
10. Rand KH, Kramer B, Johnson AC (1982) Cancer chemotherapy associated symptomatic stomatitis: rate of herpes simplex virus. Cancer 50:1262–1265
11. Smith FP, Kisner D, Widerlite L et al. (1979) Chemotherapeutic alterations of small intestinal morphology and function. J Clin Gastroenterol 1:203–207
12. Woolley PV (1983) Hepatic and pancreatic damage produced by cytotoxic drugs. Cancer Treatment Rev 10:117–137

Sachverzeichnis

Die *kursiv* gesetzten Seitenzahlen verweisen auf die Seiten, auf denen betreffende Stichworte ausführlich behandelt werden.